U0142324

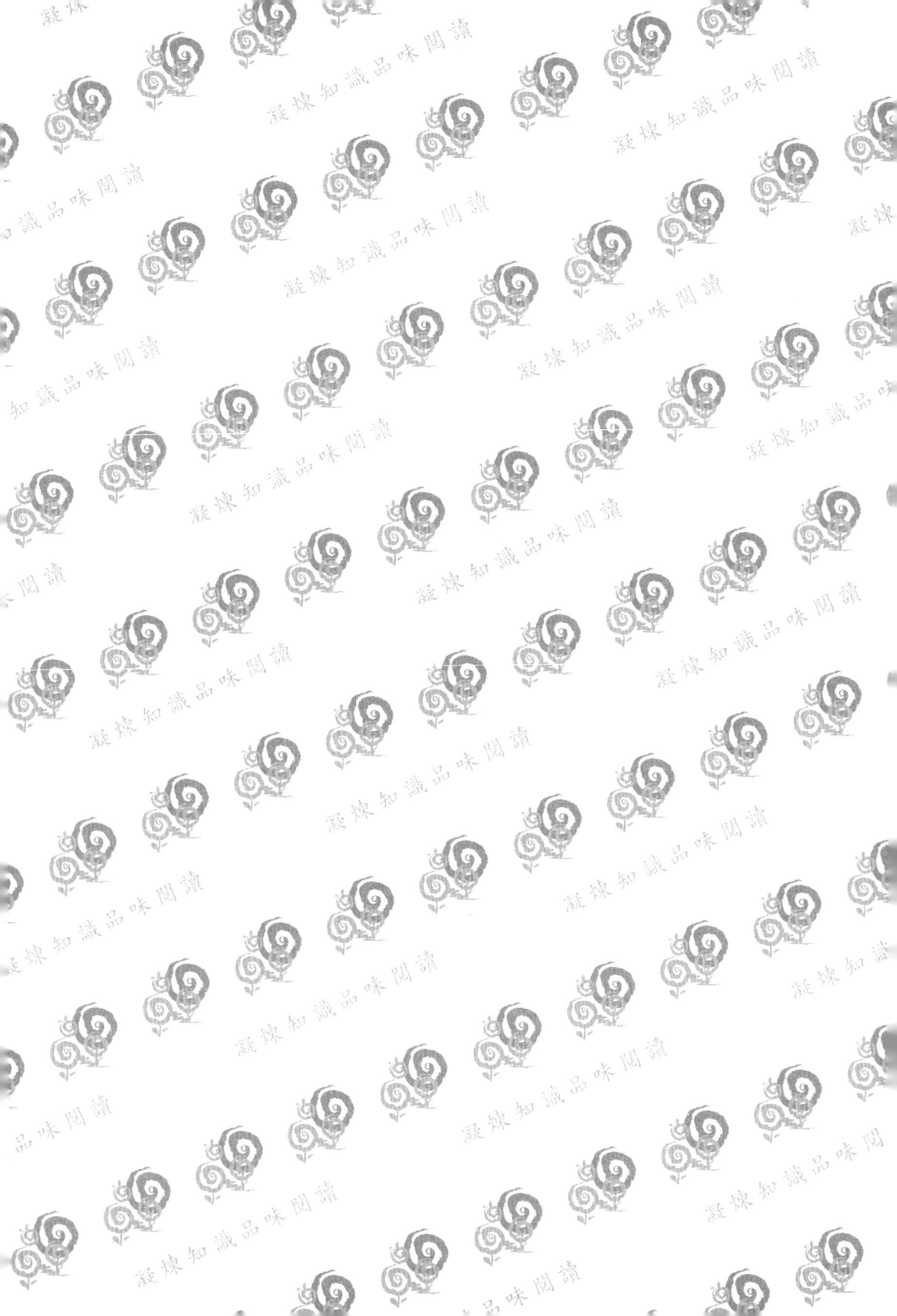

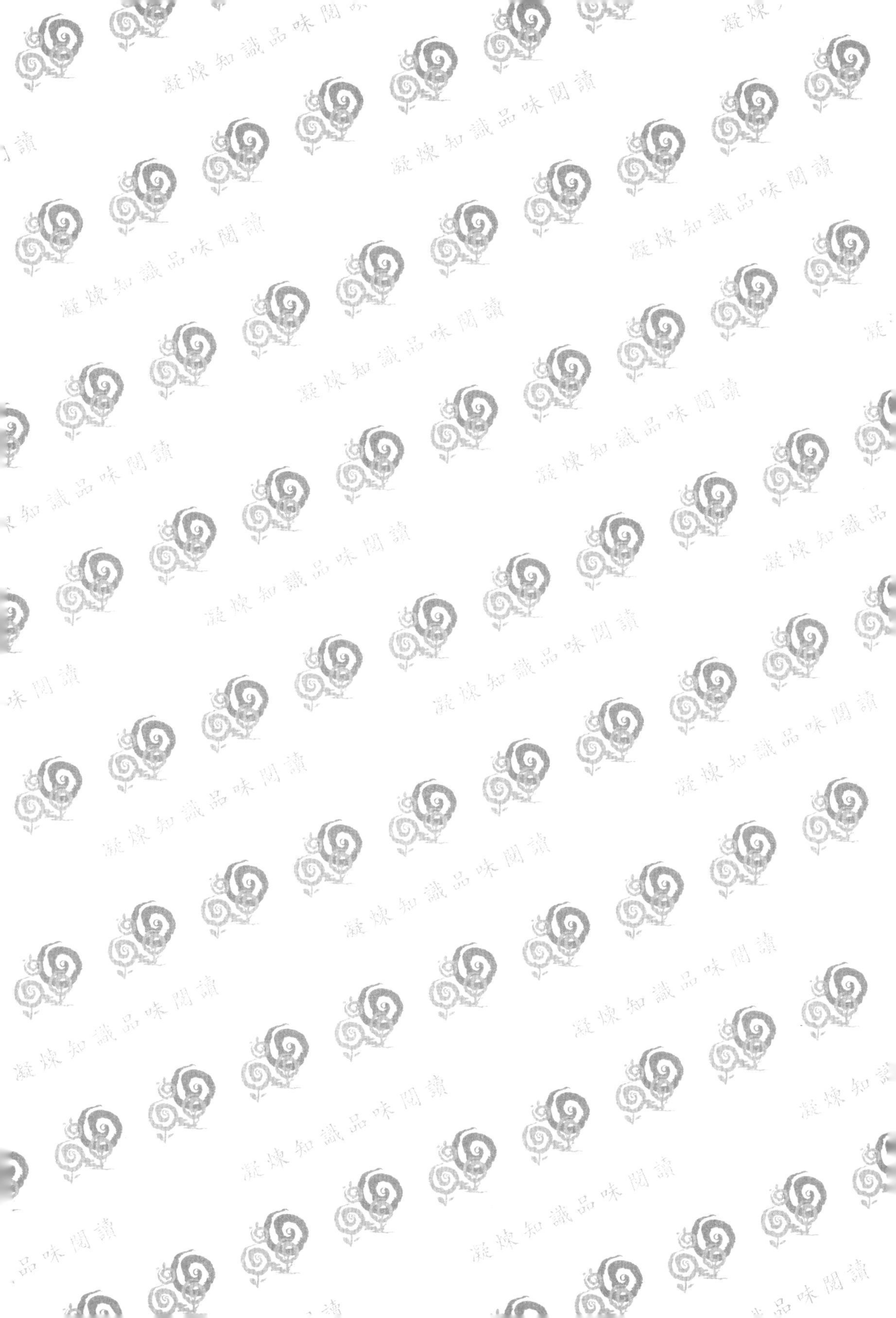

長照機構營運與品質管理

Operations and Quality Management of Long-Term Care Facilities

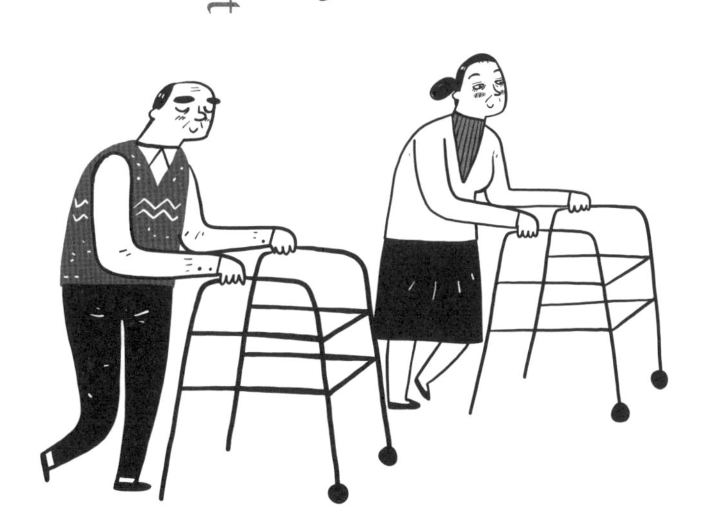

五南圖書出版公司 印行

推薦序一

長期照顧機構是照顧場域不可或缺的重要選項，然而，如何有效經營和管理並提供優質的照顧服務，更是一個最重要的課題。這本書能夠讓機構經營者及實務工作者了解如何將住民的照顧服務落實於日常化的照顧服務中。首先，一個好的組織經營管理是長期照顧機構成功的關鍵，這包括有效的人力資源管理，確保機構內的員工都具備專業知識和技能，並激勵他們對工作價值的認同，提供優質的照顧服務。其次，提供好的護理與生活照顧是長期照顧機構的核心任務，這不僅包括提供醫療護理和日常生活照顧，還包括提供心理和精神上的支持。

住民的權益保障也是長期照顧機構不可忽視的重要問題，一所良好的照顧機構應該能夠爲住民提供個別化的照顧方案，並尊重他們的參與權和自主性，建立有效的投訴機制，確保住民的權益受到保護。此外，機構應該重視環境安全，特別是消防安全，應制訂定期檢查、培訓及演練的計畫，以確保住民的居住安全。隨著社會的變遷和科技的發展，我們需要不斷尋求新的照顧模式，以提高照顧的效率和品質，這包括智能科技的應用，及個別化的創新設計，以滿足不同住民的需求。

長期照顧機構在面臨評鑑或督考準備時，往往因平日未落實日常化作業管理，花費非常多的時間在整理資料，導致事倍功半達不到效益，因此這本書從各個章節中詳細說明品管指標的精神及日常化管理及準備的重點，是值得推薦給長照機構經營者及跨專業團隊人員的一本工具書。

財團法人天主教失智老人社會福利基金會執行長

天主教耕莘醫院前院長

推薦序二

從事長期照護教學、評鑑、督考、和輔導的工作多年，一直在期盼一本好書的出現，能夠詳細說明住宿式長照機構經營管理和品質確保的五大構面，釐清每個構面的指標內涵、教導作業規範的擬定，和提供日常化的操作步驟，爲經營管理者和第一線工作者提供精準與詳細的實務指引。經過這麼多年的等待，卻一直盼不到。過去這類主題相關的書籍因爲涵蓋範圍過於廣泛（居家、社區、和住宿式機構），內容無法深入，有些書籍因爲作者臨床經驗不足，侷限於理論的闡述，與實務脫節，有些書籍無法闡明住宿式機構照護五大構面的環節，使得書本的實用性大打折扣。

本書突破過去書籍的限制，匯聚了一群我熟識和佩服，在教學、經營管理、臨床實務和評鑑督考等經驗豐富和厚實的作者群，從著作群的陣容之堅強、著作結構的嚴謹和簡練、內容的詳細和務實、理論和實務的創意整合、和精細的日常化操作指引，這些優勢的總和，可以鄭重的宣告：「住宿式機構經營管理和品質確保的寶典」已經出爐，擁抱它的經營管理者、跨專業人員、第一線工作者，和長照相關系科的學生，一定可以因爲深入閱讀、不斷討論和臨床實踐，入寶山滿載而歸。擔任評鑑委員多年的我，也需要這本「寶典」，強化自己在跨專業整合方面的知能。

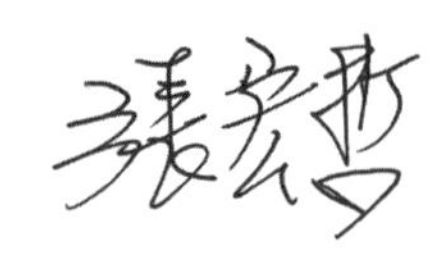

國立臺北護理健康大學護理系兼任副教授
國立臺北護理健康大學前長照系副教授兼系主任

推薦序三

參與評鑑 20 多年深深能體會機構經營者的辛苦，從設置地點的尋覓，到環境設備的布建，以及工作人力的招募等，都是耗費心力的過程；此外個案照護的細節更是每日 24 小時周而復始無法間斷的作業，我肯定住宿式機構經營者的勇氣與韌性。

隨著設置標準的規範以及消防建管法規的逐年更新，對業者更是一大考驗，評鑑指標其實是協助經營者檢視照護相關面向的優缺點，由不同領域的專家給予實質的回饋，但往往在短短的 3～4 個小時的評鑑過程，機構照護團隊能完整接收委員的指導是有困難的，藉由這本書的出版，眞的是機構經營團隊的福音。

本書內容就是以評鑑的架構分章節解析相關的服務過程重點，品質管理的方式以及相關佐證紀錄內容，作者們將他們多年評鑑經驗，用非常口語化的方式將評鑑指標與平常的照顧服務結合，日常化生活化就是實踐評鑑目的的最佳精神，非常推薦本書成爲機構的工具書！

王秈瑒

台灣長期照護專業協會前理事長

作者簡介

朱凡欣

亞洲健康智慧園區護理中心執行長

社團法人台灣樂齡健康促進協會秘書長

李莉

新北市雙連安養中心品質總監

社團法人台灣長期照護專業協會理事

李梅英

社團法人中華民國士林靈糧堂社會福利協會副執行長

社團法人台灣老人暨長期照護社會工作專業協會理事

社團法人台灣失智症協會理事

周矢綾

桃園市寬福護理之家院長

社團法人台灣護理之家協會理事長

林昱宏

國立臺灣大學醫學院附設醫院北護分院社會工作組組長

社團法人臺灣老人暨長期照護社會工作專業協會理事長

國立臺北護理健康大學健康事業管理系兼任講師

紀夙芬

桃園長庚紀念醫院護理督導

社團法人台灣長期照護專業協會監事
社團法人台灣長期照護專業學會理事

徐國強

中華民國紅心字會社區照顧服務部總主任
社團法人台灣老人暨長期照護社會工作專業協會理事
臺北醫學大學高齡健康暨長期照護學系兼任講師

梁亞文

國立臺中科技大學中護健康學院老人服務事業管理系教授
臺中市玉山醫務暨健康管理學會監事
社團法人台灣長期照護管理學會理事

陳維萍

台灣省私立台北仁濟院附設仁濟安老所所長
社團法人中華民國家庭照顧者關懷總會理事長
社團法人中華民國老人福祉協會常務理事

陳瑩琪

國立臺灣大學醫學院附設醫院北護分院附設護理之家護理長
社團法人台灣長期照護專業協會機構委員組委員

潘國雄

中央警察大學消防學系講師
社團法人美國消防工程師學會台灣分會理事
衛生福利部一般護理之家評鑑環境安全組召集人

主編序

民國 88 年擔任全國第一家醫學中心馬偕紀念醫院附設護理之家的護理長暨機構負責人，我正式踏入了充滿挑戰的長期照顧領域至今已 20 餘年。回想當初接任這個完全陌生又複雜的全新單位，沒有學習及效仿的對象，從無到有訂定各項照顧作業規範、流程、管理辦法、監測指標，靠著慢慢累積的照顧經驗一路跌跌撞撞，終在民國 98 年全國第一次護理之家評鑑中榮獲第一名（特優），這才讓我及團隊了解原來我們自己摸索出來的照顧方向是正確的。

編輯這本書的初衷，就是希望讓有心投入長照服務的夥伴們縮短摸索階段，藉由長照領域實務工作者的經驗，按步就班建置各項作業標準並落實於每日的照顧服務中。然而，個人擔任多年長照機構評鑑委員，看到許多機構非常積極準備評鑑，但是評鑑成績並不理想，主因住宿式長照機構的評鑑工作準備，應於日常化的照顧服務過程中，定期、持續的完成服務、記錄、檢討、追蹤及資料整理，而非評鑑前才急就章式的準備各項資料。

非常感謝本書的作者們，都是在長照領域深耕多年各專業類別的實務專家，亦是我在長照領域尊重及學習的老師，經由說明本書編輯的理念及相關規劃後，都義無反顧地同意參與，更將個人的專業及經驗毫無保留的與長照夥伴們分享。

衷心期盼這本書能成為長照夥伴們隨時查閱及參考的工具書，讓機構經營者有管理及品質維護的概念，讓各項作業落實於日常化照顧服務，更能讓有心加入長照服務的在學學子們，了解長照服務的精神及使命。

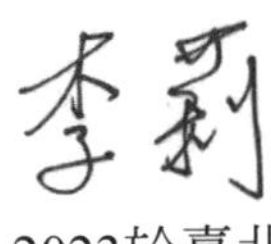

2023於臺北

目錄

第六章　營運創新／周矢綾

附錄　評鑑標準

第一章 長期照顧機構經營管理概論

梁亞文、李莉

前言

「管理」（management）可視爲機構內「管理者」的實際作爲，或稱爲「管理實務」（management practice）。機構管理者大致可分爲二類，多數管理者平日看似忙碌，參加許多會議、常有新點子，今天在意行銷，明天又要推動品管活動，實際上效率（efficiency）、效能 (effectiveness) 都不大，即生產力不佳；第二類管理者，專心面對問題、安靜思考，按部就班解決問題，作風穩健、講求方法，一次專注一個問題、一個計畫，只做該做的事，效率、效能都好。

近年，長期照顧機構（以下簡稱長照機構）的需求隨著家庭結構的改變、社會與產業發展，以及政策的演變，長照機構類型多元，包含居家式長照服務機構、社區式長照服務機構、機構住宿式長照服務機構。爲避免討論發散，本書內容係以住宿式長照機構爲討論主體，進行說明，討論內容亦適用於長期照顧服務法（以下簡稱長服法）施行前已存在的一般護理之家與老人福利機構。

住宿式長照機構床數不一，小型者少於 50 床，大型者可達 200 床，機構規模擴增，後端的管理者、前端的服務者與終端被照顧者之間，衍生許多照顧資料收集、照顧作業及流程標準化、系統整合、人力留任與發展、機構定位與發展的挑戰，長照機構管理者的角色與功能必須有所調整、與時俱進。

本章內容包含四節，依序爲第一節住宿式長照機構的變與不變、第二節住宿式長照機構的管理者們、第三節住宿式長照機構管理者的角色、第四節住宿式長照機構的品質管理與日常化作業，期能提供已身爲長照機構管理者，及未來有志將長照機構管理者，作爲職涯發展目標的長照人參考。

第一節　住宿式長照機構的變與不變

2017 年 6 月 3 日長服法施行之前，我國的長照機構泛指護理之家及老人福利機構。護理之家包括一般護理之家、精神護理之家與產後護理之家（護理機構分類設置標準，2022）；老人福利機構則依其照顧對象，分爲三類：長期照顧機構、安養機構、其他老人福利機構，其中，長期照顧機構再依照受照顧者狀況，分爲長期照護型、養護型與失智照顧型三類（老人福利機構設立標準，2022）。

2017 年 6 月 3 日長服法公布施行後，第 3 條明訂長照服務機構：指以提供長照服務或長照需要之評估服務爲目的，依本法規定設立之機構（長期照顧服務法，2021）。第 9 條明訂長照服務依其提供方式，區分如下：一、居家式：到宅提供服務。二、社區式：於社區設置一定場所及設施，提供日間照顧、家庭托顧、臨時住宿、團體家屋、小規模多機能及其他整合性等服務。但不包括第 3 款之服務。三、機構住宿式：以受照顧者入住之方式，提供全時照顧或夜間住宿等之服務。四、家庭照顧者支持服務：爲家庭照顧者所提供之定點、到宅等支持服務。五、其他經中央主管機關公告之服務方式（長期照顧服務法，2021）。長服法施行前之各類型長照機構仍受原有舊法管理，長服法施行後的長照機構籌設、特約則依照長期照顧服務法、長期照顧服務機構設立許可及管理辦法及長期照顧機構特約等相關辦法管理，前述法規內容請見各法內容。

截至 2022 年 9 月底止，全國已設立之住宿式機構達 1,669 家（包含老人福利機構（不包含安養床）、一般護理之家、榮民之家及住宿式長照機構），總供給床數爲 114,544 床，服務使用率爲 82%（衛生福利部，2022）。衛生福利部（以下簡稱衛福部）自 2018 年陸續推動「獎助布建長照住宿式服務資源試辦計畫」及「獎助布建住宿式長照機構公共化資源計畫」，已核定的住宿式長照機構達 56 家，可新增 6,477 床，全國 368 鄉鎮市區已有 296 鄉鎮市區設有住宿式機構，布建率達 80.4%（衛生福利部，2022）。衛福部另自 2019 年起獎助布建平價住宿機構，以達成「一鄉鎮一住宿機構」之目標，期改善長照住宿式機構分布不均之狀況（祝健芳，2023）。

國家發展委員會（以下簡稱國發會）推估，我國將於 2025 年邁入超高齡社會（國家發展委員會，2022）。政府雖自 2017 年開始實施「長期照顧十年計畫 2.0」（以下簡稱長照 2.0）（衛生福利部，2016），發揮社區主義精神、實現在地老化、提供多目標社區式支持服務；發展以社區為基礎的小規模多機能、整合型服務中心，以及培植以社區為基礎的健康照顧團隊等；政府並編列預算積極扶植居家式、社區式長照服務機構的成立，居家式、社區式長照服務的服務提供者，可以是營利型公司或非營利組織。歷年來，政府還逐步調高照顧服務費，並將「一鄉鎮一日照」擴大為「一國中學區一日照」，造成各方業者搶食長照資源的亂象。2017 年起推動長照 2.0 到 2020 年 4 月，長照經費已增加 10 倍多，長照 B 單位數量超出目標值 3,800 多處，居家服務成長幅度高達 189%，專業服務和喘息服務成長幅度也高達 150%，家庭托顧成長 115%、日間照護成長 77%（吳玉琴與台灣社會福利總盟，2020）。

理論上，市場競爭能為消費者帶來最大利益：即好的服務。但是，因為長照資訊的不透明、主管單位受到地方政府管理人力不足、地方民代對地方政府政策和經費的影響力等因素影響，導致長照資源配置失當、劣幣逐良幣等惡果，主管單位出現品質管理失靈現象。此外，雖然高齡人口數量續增、新生兒出生數持續減少、家人關係疏離化、長輩入住住宿式機構的主觀意願提高等內外因素的持續變化，高齡者對機構住宿式長照服務的需求關注卻始終未在政策上獲得應有的重視。

高齡者的居住安排是經濟議題，也是社會議題，高齡者生病、失能、失智可能導致鉅額的照顧費用，對高齡者日常生活帶來傷害性的影響，出現財務負擔或是財務困境（financial dilemma）。此外，家人囿於知識、時間、負荷無法提供照顧，或高齡者獨居或家庭關係呈現「疏離危機」（林如萍，2009），易衍生各種家庭或社會問題。機構住宿式長照服務雖非多數高齡者期待的居住模式，但卻是必要的選項，長輩對機構住宿式長照服務的需求是一種剛性需求，市場不會消失，且需要一定的量能，才能滿足超高齡社會長輩的照顧與居住需求。

長服法規定了機構住宿式長照服務的提供者需為長照機構法人，例如，財團法人、社團法人，也制定了相關的章程內容、社員及資本組成、資本額限制及財報簽證等規定。以往，住宿式長照機構受到規模或權屬別的限制，雖然弱化了供給者的市場壟斷力，但也降低了生產者投資的能力或誘因，又因職場環境問題無法吸引服務人力的進入，出現高品質服務供給不足與高素質人力短缺的困境（許碧峰，2020）。因此，國內住宿式長照機構業者多採「單體區域性經營」模式。長照 2.0 實施後，住宿式長照機構面臨住宿型機構間原有的各項不利經營的「推」力及政府布建居家式、社區式長照服務的「拉」力，管理者必須突破困境、重新布局、重整版圖，「連鎖全區性經營」的大型長照集團逐漸成形，各據一方。全臺服務量能超過 750 床以上的集團至少已有 8 家：青松健康股份有限公司、佳醫集團、恆安照護集團、皇家護理集團、祥寶尊榮長照集團、崇恩長期照顧集團、清福養老院、瑞光健康事業集團，其中青松健康股份有限公司更已於 2022 年 12 月 27 日登錄興櫃長照股。單一縣市之長照機構法人申設則超過百家，加上政府近年來對私立住宿機構業者以品質提升方案提供金額補助、對住民家屬新增長照扣除額等稅務抵免，長照產業發展後續可期。

近年，長照 2.0 的 ABC（A 單位指社區整合型服務中心、B 單位指複合型服務中心、C 單位指巷弄長照站）大幅成長，其中，B 單位籌設門檻低、利潤高、政府管理要求相對低，導致 B 單位快速成長，大量住宿式長照機構的照顧人力被吸納至 B 單位，長照產業內的人力產生磁吸流動效應，間接影響住宿式長照機構的運作及成長。此外，機構住宿式長照服務未列入長照 2.0 的給支給付項目，又因土地、建築、消防設備設施及價格天花板（price ceiling）等設置的高門檻因素，導致部分地區住宿式長照機構經營資源不足、一床難求；機構內人力亦因每班（shift）每一照顧人力的照顧負荷高，人員紛紛掛冠求去，影響機構住宿式長照服務的提供及經營。今年，政府雖然放寬了住宿式長照機構外籍工作人力的限制，短期內或許可能暫時紓解人力吃緊的燃眉之急，但長久視之，卻更令人擔心照顧品質。

住宿式長照機構管理者面對總體環境、產業環境的各種變化，及機構規模與內部結構的複雜議題，機構的投報率及永續經營成爲管理者最重要的任務。無論管理挑戰多麼艱鉅，管理者堅持不變的最重要使命，就是要持續的提供最好的照顧給每一位入住者、善盡照顧員工的責任，及實現機構的「環境保護（environment）」、「社會責任（social）」與「公司治理（governance）」（ESG）。

第二節　住宿式長照機構的管理者們

組織（organization）是以人爲基本構成要素的社會性實體，具有目標、行爲與活動的特性（Robbins & Judge, 2018）。長照機構因爲具有明確的目標，在特定的結構下組成一群人，執行工作，以達成組織目標，因此，長照機構屬於組織的一類。任何不同型態、規模的組織，其工作場所都需要管理，此即管理的普遍性，管理絕對是組織經營成敗的關鍵要素，也是組織永續發展的關鍵。

長照機構管理者擁有組織所賦予的特定正式、法定權力及獎賞權，以規劃各項作業，分配工作任務，並透過溝通、協調與監督他人的工作業務，期能有效率和有效能地完成工作，達成組織目標。簡單的說，管理者藉由管理的五大功能：規劃（planning）、組織（organizing）、指揮（commanding）、協調（coordinating）和控制（controlling），完成組織的目標。

住宿式長照機構以受照顧者入住之方式，提供全時照顧或夜間住宿等服務；服務項目包括：身體照顧服務、日常生活照顧服務、餐飲及營養服務、住宿服務、醫事照護服務、輔具服務、心理支持服務、緊急送醫服務、家屬教育服務、社會參與服務、預防引發其他失能或加重失能之服務、其他由中央主管機關認定以入住方式所提供與長照有關之服務。因此，住宿式長照機構依法需設置業務負責人、護理師（士）、社會工作人員、照顧服務員；另視業務需要設置行政人員、醫事人員或其他工作人員。行政人員包括會計、出納、保全、一般行政人員；醫事人員包括營養師、物理治療師、職能治療師、醫師；其他工作人員包括廚師／廚工等。

長服法施行後，住宿式長照機構的籌設需以法人或團體、醫療法人、私立學校、公司或商號爲申請人。故，住宿式長照機構的管理者類型及多寡與機構的權屬別、規模、屬性等特性有關。管理者一般分爲基層管理者（first-line managers）、中階管理者（middle managers）、高階管理者（top managers）；基層管理者負責非管理職員工工作的管理，職稱通常包括：領班、組長、股長；中階管理者管理基層管理者的活動，介於高階管理者與基層管理者中間，職稱通常包括：課長、主任；高階管理者負責全面性決策的制定，訂定全公司的計畫和目標，職稱通常包括：總裁、執行董事、營運長、執行長、執行副總。

然而，臺灣住宿式長照機構規模上限爲 200 床，且人力類別與人力數不及急性醫院或其他產業複雜，是以，住宿式長照機構的組織層級（指從最高的直接主管到最低的基層工作人員之間所形成的層次）多未呈現官僚管理型態（bureaucracy），組織層級也不多，管理者多由具院長、主任、執行長職稱者扮演之。長期照顧服務機構設立標準第 2 條明訂：長照機構應置業務負責人一人，綜理長照業務，除本標準另有規定外，應爲專任。因此，住宿式長照機構管理者係指業務負責人。當然，如果機構負責人與業務負責人非同一人，則住宿式長照機構管理者亦可能包含機構負責人。惟，需要考慮業務負責人是否有實質的決定權。

機構住宿式服務類長照機構業務負責人需符合長期照顧服務機構設立標準第 5 條規定資格之一及第 9 條（長期照顧服務機構負責人消極資格之規定），前述業務負責人之積極資格規定及消極資格規定，請見表 1-1。

管理者是管理行爲過程的主體，管理者泛指擁有相應的權力和責任，具有一定管理能力從事現實管理活動的人或人群組成。住宿式長照機構的管理者負有機構賦予的權力與職責，監督並確保機構內住民相關服務的持續及穩定提供，以確保住民每日都可以接受到穩定、有品質的照顧服務。因此，管理者的第一項任務是組成團隊，讓成員能力能夠發揮加乘作用；也必須充分發揮協調、整合的功能，如同樂團指揮一樣，引導機構在利害關係人不同的需求間取得和諧的平衡。管理者的第二項任務是「立足當前、放眼未來」，在機構目前與未來的需求間取得平衡，管理者爲確保住民所需全日服務的完整性及連貫性，需要具備宏觀視野，爲機構的未來發展預做規劃。

機構日常運作的管理上，管理者需要確保機構配置充足合適的人力、環境及硬體設備設施完善，並符合相關法規、評鑑、督考要求。因此，管理者的工作大致包含下列 5 項：(1) 組織和訓練；(2) 激勵和溝通；(3) 績效評估；(4) 提升員工發展；(5) 擬定中長程計畫。

表 1-1　機構住宿式服務類長照機構業務負責人之資格

長期照顧服務機構設立標準第5條	長期照顧服務機構設立標準第9條
一、師級以上醫事人員、社會工作師：具有 2 年以上長期照顧服務相關工作經驗。 二、護理師或護士： (一)護理師：具 2 年以上臨床護理相關工作經驗。 (二)護士：具 4 年以上臨床護理相關工作經驗。 三、專科以上學校醫事人員相關科、系、所畢業，或社會工作、公共衛生、醫務管理、長期照顧、老人照顧或教育相關科、系、所、學位學程畢業：具 3 年以上機構住宿式服務類長照機構相關工作經驗。 四、專科以上學校，前款以外科、系、所、學位學程畢業，領有照顧服務員技術士證者：具 4 年以上機構住宿式服務類長照機構相關工作經驗。 五、高級中等學校護理、老人照顧相關科、組畢業，或高級中等學校畢業領有照顧服務員技術士證者：具 5 年以上住宿式長照機構相關工作經驗。	一、有施打毒品、暴力犯罪、性騷擾、性侵害行為，經緩起訴處分或有罪判決確定。 二、曾犯詐欺、背信、侵占罪或貪污治罪條例之罪，經判處有期徒刑 1 年以上之刑確定。但受緩刑宣告或易科罰金執行完畢者，不在此限。 三、有本法第 44 條所定遺棄、身心虐待、歧視、傷害、違法限制長照服務使用者人身自由或其他侵害權益之行為，經查證屬實。 四、行為違法或不當，其情節影響長照服務使用者權益重大，經查證屬實。

資料來源：長期照顧服務機構設立標準。

第三節　住宿式長照機構管理者的角色

管理者戮力於規劃、組織、指揮、協調和控制五大管理功能時，被管理者則期待管理者的管理角色（managerial roles）展現具體的行動或展現被管理者所期待的言行，管理角色指特定的管理行爲類型。

Mintzberg（1975）研究組織中的高階管理者後，歸納出管理者的十種管理角色，該十種管理角色再依其特性歸類爲人際性角色（interpersonal roles）、資訊性角色（informational roles）和決策性角色（decisional roles）三類。

一、人際性角色

組織賦予管理人法定權力與地位，故管理者的工作內容需要建立對組織內、外的人際關係，此一角色再細分爲代表人（figurehead）、連絡者（liaison）、領導者（leader）三種。

代表人指管理者因其職務和地位，擁有組織的代表頭銜，扮演組織的精神領袖，也是組織的重要象徵，經常代表組織參加各種重要會議、接見重要訪客等，例如，台積電創辦人張忠謀、鴻海科技集團郭台銘、輝達（NVIDIA）黃仁勳等人。長照機構代表人參加公聽會或學協會代表大會或引導重要訪客參觀機構進行環境介紹等，均屬代表人之角色行爲。

連絡者負責組織內、外的溝通、協調，與建立關係，是組織重要人際網路的核心。近年來，因爲長照服務方式及型態的改變，連絡者角色更形重要，例如，出院準備服務、A 單位個案管理師等長照服務資源連結的整合與推展，機構管理者都扮演了服務連結的關鍵連絡者角色。

管理者在組織中透過領導者的角色，建構組織明確的發展目標與執行策略、激勵員工士氣、尋覓適當人才，使組織上下朝組織目標努力，例如，王永慶、比爾·蓋茲、史蒂夫·賈伯斯等人。

臺灣多數住宿式長照機構規模不大，組織架構多依人員與工作功能予以部門化（departmentalization），屬於功能性組織的呈現方式，且上下層級的督導關係（supervisory relationships）扁平。因此，管理者要運用影響力帶動同仁，以「指導」取代「命令」，透過「拉」而非「推」的學習模式，與不同世代、不同專業的同仁建立夥伴關係，吸引同仁主動學習。另外，管理者應力行走動管理，與住民、家屬、同仁面對面溝通，親自蒐集第一手資料，建立人際關係。

二、資訊性角色

管理者藉由組織內、外的人際關係網絡，蒐集、接收及傳播資訊，扮演組織資訊流通的樞紐，成為最了解機構整體狀況的人，因此，具有發言人（spokesman）、監督者（monitor）及傳播者（disseminator）三種角色。

發言人代表組織發言，將組織相關訊息和目標傳遞給組織內、外的相關利害關係人（stakeholders），確保他們了解組織的目標、策略、執行計畫和成效，以獲得更長遠的合作。例如，年度薪資調整幅度公告前，員工間經常出現各種耳語，造成人心浮動，管理者發揮發言人角色，適時的公開說明，有助降低人心浮動產生的問題。

監督者隨時注意內、外在環境變動、發掘問題，接收各方資訊、克服資訊焦慮，以因應內、外在環境的變化。例如，管理者隨時監測照顧品質，防範意外事件發生，預防照顧糾紛發生與化解危機事件等，即是扮演監視者的角色。

傳播者指管理者將蒐集的資訊，經過適當的解構、解讀和組合，將正確的資訊傳達給其他的成員。例如，當疫情指揮中心宣布新的防疫作業規定時，機構管理者依據新的防疫作業規定，即時研擬更新機構新的作業流程時，如何讓夜班人員即時獲得正確訊息與內容？並讓夜班人員配合採取必要的措施，阻絕疫情傳染。

住宿式長照機構管理者面對機構各類管理數據及報表，不能僅依靠系統產出的報表及圖像，要有將數據資料（data）轉換成資訊（information）以便決策的能力。例如，機構品質指標的蒐集，要能透過特性要因分析（cause and effect analysis）或魚骨圖（fishbone）找到眞正的問題及原因，確定同仁的工作範疇後，賦權同仁落實其工作職責，並鼓勵同仁發揮潛力，共同解決問題。

資訊角色除跨越發言人、監督者及傳播者三種角色，還需加入教練／指導者的角色，不但要能預先主動發現他人未能預見的問題，又能指導同仁，共同解決問題，一起共好。

三、決策性角色

管理者面對決策和抉擇時，有四種決策性角色，分別為企業家（entrepreneur）、危機處理者（disturbance handler）、資源分配者（resources allocator）及協商者（negotiator）。

企業家指管理者具有企業家精神與企業家才能，企業家精神就是創新、滿足顧客、追求利潤、善盡社會責任；企業家才能包括管理能力、領導能力、決斷力。住宿式長照機構管理者除面對住民及家屬的各式需求外，另需對環境的變與不變，機構是否需要進行組織再造或轉型，抑或聚焦於作業流程的精實，相關經營策略的選擇與推行，都需要管理者展現企業家精神與才能。例如，住宿式長照機構管理者面對大環境的改變與產業內的競爭，機構管理者必須研擬發展策略、強化服務專業、調整體質，審慎評估規模適當性，在新的照顧產業中，走出自己的路。

當機構面對危機，目標達成過程遭受阻礙時，管理者必須協調、統合工作，消除困難和危機，此乃危機處理者的角色。例如，住民及家屬意識抬頭，產生爭議、糾紛，或機構同仁因故曠職或同仁間產生糾紛，發生衝突、職場霸凌或暴力，管理者需介入協調、平息事端，機構管理者需要稱職的扮演危機處理者角色。

資源分配者指管理者必須將組織資源，進行妥善的分配與利用。例如，台積電面對全球半導體產業的競合及地緣政治的衝擊，快速重新擘劃其全球布局。住宿式長照機構管理者面對機構內、外環境的變化，例如，長照 2.0 積極扶植居家式、社區式長照服務單位的成立，住宿式長照機構如果選擇跨足其他類型長照服務，勢必面對資源分配的問題。

管理者為求工作之順利推展，常常要和外界關係人進行決定性的談判，組織成員或部門間有目標衝突、資源競爭或執行步調不一時，管理者也需要扮演協商者的角色，避免部門間產生衝突。

住宿式長照機構管理者面對機構內、外環境的變化、部門間衝突、同仁間摩擦、組織生命週期不同階段的各式挑戰，經常需要扮演企業家、危機處理者、資源分配者及協商者，方得以解決各式問題。

管理者若把前述十種管理角色中的任何一種角色單獨剝離、抽掉，其他角色就會受到影響。例如，如果管理者停止履行聯絡者的角色，他就無法得到外部訊息，也就沒辦法向組織內部傳遞消息，傳播者的角色也會隨之受到影響。顯見，住宿式長照機構的管理者角色多元，需具備十八般武藝。

第四節　住宿式長照機構品質管理與日常化作業

本節旨在說明住宿式長照機構品質管理與日常化作業間的關係，以下依序說明住宿式長照機構品質與日常化作業。

一、住宿式長照機構品質

住宿式長照機構照顧品質受到住民狀況，例如，身心狀況多不可逆、狀況改善不明顯、品質評量需具有長時期的敏感度等因素的影響，不同於一般急性醫療照護品質，故，不適合直接引用一般的急性照護品質指標評量其照顧結果。此外，住宿式長照服務多由不同專業照顧人員共同提供，例如，醫事人員、照顧服務人員、社會福祉／救助等人員，這些直接與間接服務互補、缺一不可，且互相影響品質，故評量方式需要更加多元。

鑒於上述特性，住宿式長照機構住民的照顧品質評量具有下列特性：(1) 需以住民需要、權益及負擔爲設計基礎；(2) 需能整體評估服務人員、個案、家屬及其他非正式照顧者的協調性；(3) 需能檢視健康照護、生活照顧與社會照顧系統的整合性、效率和成本效益；(4) 需能檢視服務提供者能否持續維持或增進個案舒適；(5) 需能檢視服務人員的照顧知能是否與時俱進。

然而，一般民眾對住民照顧品質的認知有其限制，因此，各國多藉由主管的行政機關、保險單位或第三方實施評鑑，透過評鑑的實施，確保服務品質。長照機構評鑑，指專門的機構或組織，依照事先訂定的基準或標準，檢視長照機構各方面的表現，再予以評定整體表現是否合格的過程。國外經驗顯示，接受評鑑的長照機構較未接受評鑑的長照機構有顯著較低的健康不良事件、較少的生命安全缺失、較少的用藥疏失、較少的抱怨、較佳的住民入住率及付費者組合，還可降低機構糾紛的產生風險、增進機構績效及競爭優勢。此外，評鑑結果有助消費者獲得充分的訊息，亦有助市場競爭進而提升品質。美國的護理之家在沒有星級評鑑前，機構間的競爭對護理之家的品質影響有限，但 2009 年後，護理之家的星級評鑑公告評鑑結果後，提升了護理之家品質資訊的透明度，促使護理之家重視品質管理，有助品質提升（Zhao, 2016）。

臺灣衛福部辦理住宿式長期照顧服務機構評鑑之目的包含：評量長照機構效能、提升長照服務品質、提供民眾長照選擇。「112 年度住宿式長期照顧服務機構評鑑基準」評鑑項目內容包含：(1) 經營管理效能；(2) 專業照護品質；(3) 安全環境設備；(4) 個案權益保障。評鑑指標則包含五大面向（含加減分項目）、66 項指標，評鑑項目內容如下：

1. 經營管理效能：包括行政制度、人員管理二大面向，共 9 項指標。
2. 專業照護品質：包括專業服務與生活照顧二大面向，共 29 項指標。
3. 安全環境設備：包括安全維護、災害情境緊急應變二大面向，共 16 項指標。
4. 個案權益保障：包括服務對象契約 / 資料管理、申訴意見與滿意度、緩和醫療與臨終照護三大面向，共 9 項指標。
5. 加減分項目：包括創新或配合政策執行（加分項目）、機構內空氣品質（加分項目）、評鑑期間之違規及重大負面事件紀錄（扣分項目）等，共 3 項指標。

住宿式長照機構評鑑指標基於「以住民為中心的持續性照顧」（resident centered care, RCC）理念，著重結構面、過程面及結果面指標的平衡及整合，評鑑作業也朝向專業化、資訊化發展。

住宿式長照機構評鑑除用以評量住宿式長照機構住民照顧品質外，另一功能是可作為管理者管理活動的重點。仔細檢視「112 年度住宿式長期照顧服務機構評鑑基準」，可以發現住宿式長照機構評鑑指標及基準說明具有下列特性：(1) 強調各項作業 SOP 的建立；(2) 重視各項作業 SOP「說」「寫」「做」的一致性及連結性的檢核；(3) 強調對接受照顧者之結果監測及公共安全；(4) 提供基準說明及明確的評核方式，另包含現場觀察及與個案 / 工作人員訪談；(5) 重視 PDCA 的精神：檢視作業規範、確認人員操作、複查結果紀錄、分析運用結果；(6) 部分基準得分有順序要求，作業規範、工作手冊、管理辦法多是第一個基準，故相關文件一定要完備，例如，機構雖然有執行轉介的工作，但若是缺少轉介的作業規範及流程，那麼評分就會是「E：完全不符合」了；(7) 重視不同指標的整合應用；(8) 融入政府政策目標。

唯，評鑑準備工作始於日常作業，應落實於平日各項照顧服務中，而非評鑑實地訪查前才開始準備。爲協助讀者了解住宿式長照機構品質管理與日常化作業間的關係，以下說明住宿式長照機構品質的日常化作業。

二、住宿式長照機構品質管理的日常化作業

住宿式長照機構服務項目與衍生的業務繁多，若沒有定期完成及追蹤成效，事後往往需要更多的時間與人力去追溯及整理資料，不僅錯失時效，也容易錯失即時解決問題的先機。因此，各項服務的常規業務應事先規劃主責人員並訂定各常規業務的完成時間表，再由各項業務主責人員依照常規業務的預定時間完成業務稽核及各類作業手冊整理，最後再由各項業務主責人員的上一階主管確認各常規業務的完成情形。

以下依照各項常規作業執行頻率，包括日、週、雙週、月、季、半年、年，整理住宿式長照機構管理及生活照顧的常規業務，提供管理者參考，落實於日常化作業中。

表 1-2　住宿式長照機構常規業務執行頻率、業務面向與紀錄

執行頻率	業務面向	紀錄
每日	經營管理	員工體溫監測紀錄、訪客登記等。
	專業照護	住民生命徵象（含疼痛評估）、護理紀錄、給藥紀錄、傷口評估紀錄、尿管移除訓練紀錄、鼻胃管移除訓練紀錄、吞嚥紀錄、如廁紀錄、藥用冰箱溫度記錄、巡診紀錄、門診及緊急就醫服務紀錄、灌食紀錄、日常生活照護紀錄、每日下床紀錄、簡易被動式肢體活動紀錄、身體清潔紀錄、翻身擺位紀錄、每日生活照顧服務紀錄等。
	安全環境	寢室及公共區域環境清潔紀錄、廚房環境清潔紀錄、餐廳環境清潔紀錄、食物檢體留存、冰箱溫度紀錄、倉庫溫溼度紀錄、食材進出貨管理紀錄等。
	個案權益	特殊個案適應及參與活動紀錄等。

執行頻率	業務面向	紀錄
每週	經營管理	人口密集感染通報、快樂餐等。
	專業照護	照護計畫評值等。
每雙週	專業照護	照護計畫評值、循環菜單訂定等。
每月	經營管理	更換分裝酒精乾洗手液、意外事件檢討分析等。
	專業照護	護理計畫評值、品質指標監測統計、逐案分析檢討改善、體重監測、新入住醫療診療服務、醫療巡診（長照個案）等。
	安全環境	用電設備安全自主檢查、飲水機定期檢查保養紀錄、危險物品保管安全檢查等。
每季	經營管理	服務品管會議等。
	專業照護	護理計畫評值、身、心、社會、認知及活動功能評估（如：ADL、IADL、SPMSQ、GDS、跌倒、皮膚、營養等）、專業聯繫會或個案討論會、家屬電訪、醫療巡診、藥物管理諮詢、壓力性損傷檢討分析、約束檢討分析、約束同意書、非計畫性住院檢討分析、照顧技術稽查等。
	安全環境	內外環境消毒、更換濾芯、水質檢測等。
每半年	經營管理	危機及緊急事件分析檢討改善及追蹤紀錄等。
	專業照護	修訂照護計畫、跌倒檢討分析、感染檢討分析、非計畫性體重改變檢討分析、膳食滿意度調查等。
	安全環境	委外病媒防治作業、消防安全設備設置及檢修申報、消防安全設備設置及檢修申報、委託用電設備檢驗、緊急災害應變演練、清洗水塔等。
	個案權益	家屬教育或家屬座談會或聯誼活動等。
每年	經營管理	年度計畫成效評值、年度業務成果、年度意外事件進行分析檢討、年度在職教育時數統計、工作手冊修訂、各類契約到期續約、入出機構辦法、年度業務計畫、年度缺失改善進度追蹤、年度班表及出勤紀錄、員工體檢、住民體檢、流感疫苗注射、社區關懷據點盤點更新、員工及住民體檢、個案基本資料統計分析、申訴意見分析、創新服務及計畫成果、訂定下年度短中長期計畫、訂定下年度在職教育訓練計畫、訂定下年度風險及危機計畫等。

執行頻率	業務面向	紀錄
	專業照護	品質指標監測年度統計分析、修訂品質指標閾值、照顧技術稽查年度統計分析、流感疫苗注射等。
	安全環境	儀器設備校正等。
	個案權益	服務滿意度調查、各類文康活動或團體工作年度計畫、家屬教育之年度計畫等。

住宿式長照機構品質管理除各項日常作業表單外，各類作業手冊亦應定期修訂或審閱整理，包括工作管理手冊、感染管制手冊、臨終關懷手冊、緊急災害應變手冊、照護技術操作標準手冊等。此外，部分紀錄可採年度資料方式整理成冊，包括年度在職教育資料冊、年度員工體檢報告冊、年度品質指標監測資料冊、年度照護技術稽核資料冊、年度手部衛生稽核資料冊、年度意外事件統計資料冊、年度活動成果資料冊、年度儀器設備及保養手冊、年度財產管理手冊、年度環境清潔消毒冊、年度冰箱溫度記錄冊、年度消防演習冊等。

本節提供各項常規業務項目供機構管理者參考，管理者可依照服務需求選擇需要的業務項目。唯，每項業務應有主責人員，並依照機構自行訂定的完成日期或查核日期落實完成，每月或每季追蹤完成情形，就能按時完成例行性業務，掌握現場照顧服務之品質。

結語

長照界對長照機構應以非營利爲動機，以「社會目的」爲宗旨，或是以營利爲動機，以「經濟目的」爲訴求的討論已有多年。唯，囿於專業領域，仍是各持己見、莫衷一是。但是，盱衡國內長照需求，長照產業化是趨勢，是以，管理者該在意的是，機構提供的照顧服務不應該對住民或家屬產生傷害。

住宿式長照機構管理者每日面對住民各項照顧服務的分工／整合、住民照顧安全、環境設備設施、照顧人力的充足與穩定、機構的定位與未來發展等問題，管理者要能理解並實踐「管理者角色」，帶領跨專業團隊，善用有限的時間與資源，落實各項常規業務及紀錄於日常，提供住民與家屬更好的照顧品質。

參考文獻

1. 衛生福利部（2022）。護理機構分類設置標準。
2. 衛生福利部（2022）。老人福利機構設立標準。
3. 衛生福利部（2021）。長期照顧服務法。
4. 衛生福利部（2022）。「長期照顧2.0政策檢討與策進規劃，及如何擴大服務態樣、維持服品質與滿足服務需求」專題報告。立法院第10屆第6會期社會福利及衛生環境委員會第10次全體委會議（2022/11/10）。
5. 祝健芳（2023）。長照2.0執行現況與住宿式機構資源布建推動策略。
6. 國家發展委員會（2022）。「中華民國人口推估（2022年至2070年）」。
7. 衛生福利部（2016）。長期照顧十年計畫2.0（106～115年核定本）。
8. 吳玉琴與台灣社會福利總盟（2020）。長照2.0通盤檢討系列公聽會：系列二B單位與支付制度檢討。引自：https://longtermcare.ntunhs.edu.tw/application/view/news_content.php?id=1445。
9. 林如萍（2009）。祖孫互動之現況全國民意調查報告書。教育部委託研究計畫。
10. 許碧峰（2020）。台灣住宿型長照機構之市場結構與品質誘因。商略學報，12(4)：269-284。
11. Robbins, S. P., Judge, T. A. (2018). *Essentials of Organizational Behavior* (14th ed.). England: Pearson.
12. Mintzberg, H. (1975). The manager’s job: Folklore and fact. *Harvard Business Review*. 53, 4, 49-61.
13. Zhao, X. (2016). Competition, information, and quality: Evidence from nursing homes. *Journal of Health Economics*, *49*, 136-152.

第二章 經營管理效能

梁亞文、陳維萍

前言

本章旨在討論住宿式長照機構經營管理效能指標，內容包含三節：第一節經營管理效能指標、第二節經營管理效能指標的解讀與日常化管理、第三節住宿式長期照顧機構的日常化管理，期能提供住宿式長照機構管理者、業務負責人，及對住宿式長照機構運營管理有興趣者，瞭解經營管理指標的屬性、精神與內涵，裨益後續的日常化管理工作，以下依序說明如後。

第一節 經營管理效能指標

一、經營管理效能指標對長照機構管理的重要性

「經營管理」（operating and management）是一個名詞、一個概念，抑或是二個名詞、二個概念？二者有無差異？爲何評鑑應該需要單獨列出經營管理效能指標？爲何評鑑委員要有管理背景的委員？在我們討論評鑑基準與日常化管理工作之前，應先對此有所釐清，方能一窺經營管理指標的意涵。

「經營」是選擇對的事情做（do the right thing），「管理」則是把事情做對（do thing right）。「經營」涉及機構的市場、顧客、產業、環境、投資等問題，「管理」則與制度的建立、人才的選用育留、績效與激勵等相關。簡言之，「經營」關切機構的生存和盈虧，「管理」在意機構的效率和成本。

因此，評鑑指標中的經營管理效能指標旨在引導及協助管理者，建立一個提供各類照顧服務的住宿式長照機構，應預先規劃的組織架構、人

力資源管理制度、照顧服務作業辦法與流程、照顧結果的紀錄與檢討機制等。從管理學的角度視之，「經營管理」是管理者對機構整個照顧服務活動進行規劃、組織、領導、控制，以實現任務和目標的一系列工作總稱。管理的結果最終具體表現在經營成果上，經營成果代表管理者的管理水平。

經營管理效能指標的制定精神源自「結構－過程－結果」理論（structure-process-outcome, SPO）（Donabedian, 1966）。「結構」指服務提供者（service providers）的特性，包括機構的硬體設備設施、床位數、人力類別、人力配置（住民與工作人員比例）、人員素質和組織特質等，強調機構特性對品質的影響。「過程」指服務者與住民之間的交流／互動過程，包括提供者與住民間的互動、技術的執行過程／頻率，和人際關係等，強調工作指引（guide line）、標準作業流程（standard operating process, SOP）的建立，及工作守則的重要性，監測服務過程的有效性，重視服務過程中的技術（skills）、適當性（appropriateness）與持續性（continuity），目的在確保照顧服務勿因作業執行者而異，且能有效完整執行減少變異性，確保服務過程品質。「結果」指住民接受照顧服務後，身、心、靈所產生的變化，包含最終呈現的狀態（status）。由於住民身、心功能直接影響照顧服務內容、頻率和強度，故「結果」多藉由死亡率、住院率、機構內壓傷、功能狀態的改變、體重減輕／增加、虐待、感染性疾病的發生率等指標予以評估（IOM, 1986）。

二、住宿式長照機構經營管理效能指標

衛福部公告之「住宿式長期照顧服務機構評鑑基準」評鑑項目包含：經營管理效能、專業照護品質、安全環境設備、個案權益保障，及加減分項目，共 66 項指標，各指標請見附錄一：「112 年度住宿式長期照顧服務機構評鑑基準」。

經營管理效能指標包括行政制度、人員管理二大面向，共 9 項指標，占總分 13%。專業照護品質指標包括專業服務、生活照顧二大面向，共 29 項指標，占總分 48%。安全環境設備指標包括安全維護、災害情境緊急應變二大面向，共 16 項指標，占總分 25%。個案權益保障指標包括服

務對象契約／資料管理、申訴意見與滿意度、緩和醫療與臨終照護三大面向，共 9 項指標，占總分 14%。加減分項目指標包括創新或配合政策執行（加分項目）、機構內空氣品質（加分項目）、評鑑期間之違規及重大負面事件紀錄（扣分項目），共 3 項指標，加減分項目指標之加減分外加於前述四大評鑑面向指標之總分。

三、住宿式長照機構評鑑結果

評鑑結果受到各評鑑指標得分、各評鑑項目占總分之百分比、指標不適用數等不同的分數計算狀況而有不同，各種狀況說明如下：

(一) 每項評鑑指標均為 4 分，得「A」者為得 4 分、「B」者為得 3 分、「C」者為得 2 分、「D」者為得 1 分、「E」者為 0 分。

(二) 依各大項評鑑項目之評鑑得分除以該大項之總分後乘以 100，再乘以該大項占總分之百分比，等於該大項之實際得分。例如，經營管理效能大項委員給分合計 30 分，該大項總分為 36 分（9 項合計分數），則機構在經營管理效能大項實際得分為：（30÷36）×100×13% ＝ 10.83 分。

(三) 評鑑指標若有不適用者，則以加權計算。例如，專業照護品質大項總分 116 分（4 分 ×29 項），某長照機構不適用項目 24 分，委員給分為 66 分，則實際得分為：66÷（116-24）×100×48% ＝ 34.43 分。

(四) 各大項實際得分之總數等於該機構實際評鑑所得分數。

(五) 按整體總評，評鑑結果分為合格及不合格。

1. 合格：分數 70 分以上者。（分數達 90 分以上，且特定一級必要指標項目及二級加強指標項目之評分達標情形符合下列第六項規定者，列為優等）。
2. 不合格：未達 70 分者。

(六) 一級必要指標項目及二級加強指標項目

(1) 9 項一級必要指標中，涉及下列之指標「A8 聘用工作人員含專任、兼任人員設置情形」、「C9 建築物公共安全檢查簽證申報及消防安全設備設置、檢修及防火管理情形」、「D6 住民隱私權及居家情境布置情形」未達「A」者、「C10 疏散避難系統及等待救援空間設置」未達「B」者，不得列爲優等機構。

(2) 除上述指標外，一級必要指標有 3 項未達 A 不得列爲優等機構。

(3) 8 項二級加強指標，有 4 項以上未達到「A」者，則不得列爲優等機構。

一級必要指標項目及二級加強指標項目之定義與指標項目數各有不同（見表 2-1）。一級必要指標項目需符合下列二定義：(1) 攸關機構及住民生命安全。(2) 有關設立標準、相關法規及照顧品質，含設施設備及人力（資格、人數）。二級加強指標項目需符合下列二定義：(1) 提供住民基本照護需求、服務需求及照護措施、照護品質及預防潛在不利住民健康安全。(2) 新近修法對機構要求事項或配合政策宣導，而提醒機構應執行或注意事項。

一級必要指標項目包含經營管理效能 2 項指標、安全環境設備 6 項指標、個案權益保障 1 項指標；二級加強指標項目包含經營管理效能 1 項指標、專業照護品質 2 項指標、安全環境設備 4 項指標、個案權益保障 1 項指標。

表 2-1　一級必要指標項目及二級加強指標項目

一級必要指標項目（共計9項）	二級加強指標項目（共計8項）
1. 業務負責人實際參與行政作業與照顧品質管理情形。	1. 入出機構之管理。
2. 聘用工作人員（含專任、兼任人員）設置情形。	2. 個案服務計畫與評值及管理情形。
3. 寢室及浴廁緊急呼叫系統設置情形。	3. 防疫機制建置情形。
4. 建築物公共安全檢查簽證申報及消防安全設備設置、檢修及防火管理情形。	4. 升降機（電梯）設置情形。
5. 疏散避難系統及等待救援空間設置。	5. 無障礙浴廁及洗澡設備之設置與使用情形。
6. 訂定符合機構特性及需要之緊急災害（EOP）應變計畫及作業程序，並落實演練。	6. 餐廳、廚房之設施設備與環境清潔衛生情形。
7. 訂定符合機構住民之疏散策略及持續照顧作業程序，並落實照顧人力之緊急應變能力。	7. 機構飲用供水設備安全及清潔情形。
8. 工作站設施設備設置情形。	8. 服務對象個案資料管理、統計分析與應用及保密情形。
9. 住民隱私權及居家情境布置情形。	

第二節　經營管理效能指標的解讀與日常化管理

評鑑委員由長照、醫護、管理、社會工作與環境安全之專家學者及具長照服務實務經驗者組成，前述委員依其專業背景分成經營管理效能、專業照護品質、安全環境設備、個案權益保障四組。各組委員再依當年度評鑑指標及委員共識會討論結果，劃分負責的評鑑指標。經營管理效能指標包括行政制度、人員管理二大面向的指標，此外，經營管理組委員需負責專業照護品質指標中的「定期召開服務品質會議及其辦理情形」、「工作人員及服務對象定期健康檢查及健康管理情形」二項指標。

表 2-2　經營管理指標項目

指標內容	基準說明
工作人員權益相關制度訂定及執行情形	1. 訂定工作手冊，內容應明列機構組織架構、各單位及人員業務執掌、重要工作流程、緊急事件求助與通報等聯繫窗口、電話等資料，以及住民及家屬防火衛教、針對吸菸及情緒不穩住民之防範措施、危險物品保管安全之定期查檢。 2. 訂定工作人員權益相關制度，包括：工作人員差假制度、教育訓練、薪資給付制度、退休撫恤制度、申訴制度、考核獎勵制度、勞健保之辦理及身心健康維護措施等。 3. 確實依據制度執行，並有佐證資料。 4. 至少每年 1 次修訂工作手冊及相關制度。
入出機構之管理	1. 收容個案類型符合主管機關許可立案時收案類型。 2. 機構收容人數符合主管機關許可立案床數。 3. 訂有服務對象入出機構辦法，內容至少包含服務對象、流程與評估機制、服務計畫及收費標準等，並有定期修訂。 4. 有專人辦理服務對象入出機構之業務並確實依據辦法執行。 5. 最近 4 年無違規收容紀錄。
業務計畫及營運或政策方針之擬定與執行情形	1. 應訂定年度業務計畫。 2. 各項業務依計畫確實執行，並應有紀錄及具體績效。 3. 應訂定短、中長程（3 年以上）工作營運發展計畫，並具可行性。 4. 法人機構除上述 3 款外，應有董、監事會議，並符合下列相關規定： (1) 董、監事會議，應依組織章程規定期間定期召開會議。 (2) 有關會議前及會議後相關資料之核定備查依主管機關規定辦理。 (3) 議題具體表達機構重要經營方針。

指標內容	基準說明
過去查核缺失及前次評鑑建議事項改善情形	1. 針對前次評鑑之改進事項擬定具體改進措施，確實執行並有成效或說明無法達成改善目標之原因。 2. 接受目的事業主管機關查核缺失改善情形（包含衛福、消防、建管、勞工等主管機關）。
機構內性侵害及性騷擾事件防治機制建置情形	1. 訂有性騷擾／性侵害事件處理辦法及流程（含通報流程、轉介）。若有發生相關事件均有處理過程紀錄。 2. 訂有性騷擾／性侵害預防措施並確實執行。若有發生的事件能分析檢討並有改善方案及執行情形。 3. 工作人員清楚處理流程。
危機或緊急事件風險管理情形	1. 訂有機構危機或緊急事件風險管理計畫，機構可視其機構特性或需求選擇 3 個含以上的風險及危機訂定計畫，如： (1) 策略風險；(2) 營運風險；(3) 財務風險；(4) 天然災害；(5) 意外事件；(6) 環境、設施設備安全事故；(7) 其他。 2. 有明確具體處理程序、措施。 3. 事件發生時依計畫確實執行並有處理過程之紀錄。 4. 每半年定期對發生之事件檢討有分析報告、檢討改善措施及追蹤紀錄。
業務負責人實際參與行政作業與照顧品質管理情形	1. 資格符合相關法規規定。 2. 專任且於機構投保勞健保、提撥勞退金。 3. 實際參與行政與照護品質管理。
聘用工作人員含專任、兼任人員設置情形	1. 護理人員設置及資格符合相關法規，且 24 小時均應有護理人員值班。 2. 照顧服務員設置及資格符合相關法規。若聘有外籍看護工，其人數不超過全數照顧服務員 1/2，且隨時保持本國籍照顧服務員至少一人上班。 3. 社會工作人員設置及資格符合相關法規。 4. 負責膳食廚工應有丙級以上餐飲技術士執照。 5. 最近 4 年內專任工作人員之聘用無違規紀錄〔違規紀錄請直轄市、縣（市）政府提供〕。 6. 兼任（特約）專業人員設置及資格符合相關法規，並依法完成支援報備程序。

指標內容	基準說明
工作人員教育訓練計畫訂定及辦理情形	1. 新進工作人員應於到職後 1 個月內至少完成 16 小時新進人員訓練，訓練內容應包括整體環境介紹、防災概論、勞工安全衛生教育（至少 3 小時）、感染管制（至少 4 小時）、個案權益保障（至少 2 小時）、緊急事件處理及實地操作等。 2. 對於新進人員訓練有效益評量，包含機構適任性考核與受訓人員意見調查或回饋表。 3. 依機構發展方向與服務內涵訂定員工教育訓練計畫（包括機構內部訓練及機構外部訓練辦法），訓練的內容必須包括：專業服務、服務對象安全、服務對象權益、急救、意外傷害、性別議題、性侵害或性騷擾防治、感染管制及危機管理、緊急事件處理等議題，依服務對象及工作人員需求安排相關課程，並有長照時數課程認可或積分採認。 4. 每位工作人員均每年至少接受在職教育 20 小時，其中感染管制至少 4 小時。負責膳食廚工每年至少接受 8 小時營養及衛生之教育訓練。 5. 每位護理人員及照顧服務員，具有接受急救相關訓練有效期之完訓證明。 6. 定期辦理勞工安全相關在職訓練（例如，作業安全衛生有關法規概要、職業安全衛生概念及安全衛生工作守則等）。 7. 機構內辦理教育訓練應有評值。 8. 參與各類機構外教育訓練之人員應有心得報告。
定期召開服務品質會議及其辦理情形	1. 定期（至少每 3 個月）召開機構內部服務品質相關會議，應包含服務品質及工作改善等內容，並針對提升服務品質內容做議題討論。 2. 會議決議事項需有執行及追蹤管考制度。
工作人員及服務對象定期健康檢查及健康管理情形	1. 新任工作人員及服務對象於到職前或入住前應提供體檢文件，體檢項目包括胸部 X 光、血液常規及生化、尿液檢查，並完整有紀錄。新進工作人員還應有 B 型肝炎抗原抗體報告。 2. 在職工作人員及服務對象每年接受 1 次健康檢查，至少包括胸部 X 光、血液常規及生化、尿液檢查，並完整有紀錄。 3. 廚工及供膳人員除上述檢查項目外，另需 A 型肝炎、傷寒（糞便）及寄生蟲檢查。 4. 有限制罹患皮膚、腸胃道或呼吸道傳染病員工從事照護或日常化管理飲食之規範。 5. 針對個別檢查結果進行追蹤處理與個案管理，且有紀錄。

以下依序逐一說明各指標之屬性、精神、內涵，及日常化管理重點。

一、工作人員權益相關制度訂定及執行情形

該指標在屬性上屬「結構」面指標，指標精神在於保護住民入住後能獲得應有的照護。指標內涵包含工作人員重要的工作辦法／流程，及工作人員權益相關制度；另，要確認機構工作人員依所訂辦法／流程落實執行，並定期更新內容。

日常化管理重點首先是確認機構的工作手冊與工作人員權益相關制度是否完整，該業務主責人員需留意，工作手冊與權益制度內容至少要包括基準說明中所列的項目，因爲評鑑指標是協助機構運作的最低標準，故機構的相關作業辦法／流程不該少於基準說明所述主題。人員工作職掌及工作項目如涉及需輪班人員，例如，護理人員、照服員，即應依照人員不同班別，分別訂定各班人員的工作項目。危險物品保管安全之定期查檢，機構應自訂危險物品之範圍（機構可能因爲住民特性不同，對危險物品的定義有所不同）、檢查作業辦法（包含檢查者、檢查頻率等），並有檢查紀錄及定期檢討。

工作人員權益相關制度中的人員差假制度、薪資給付制度、退休撫恤制度等不得低於《勞動基準法》（以下簡稱勞基法）所定之最低標準。多數機構慣以勞基法作爲工資認定與給付原則之說明，常以「不低於勞基法最低基本工資」作爲薪資給付說明，過於籠統也不易讓員工了解，建議機構應清楚呈現機構薪資結構、項目、各項目金額及計算方式等，勿以「符合法令最低基本工資」或以單一總金額呈現。因爲薪資給付制度要能協助工作人員了解機構如何核薪，否則不僅流於形式，也易造成員工間的比較。教育訓練應訂有機構新進人員及在職人員繼續教育的人員教育訓練辦法，並與「工作人員教育訓練計畫訂定及辦理情形」相互檢核，相關應注意重點見「工作人員教育訓練計畫訂定及辦理情形」之說明。退休係指人員離退職而言，撫卹則指在職死亡或於退休後死亡，機構基於矜卹之意，對死者之遺族施予物質上或精神上之撫慰措施，機構可依法令規定，或考量機構狀況，自訂退休撫恤制度。考核獎勵制度需說明員工考核進行方式、時間、考核項目、還有考核結果及獎勵方式之連動，徒有考核而無對

應之獎懲，將失去考核的精神。本指標中的申訴制度係指員工對機構的申訴制度，非住民或家屬對機構的申訴，申訴辦法及流程應至少訂有受理申訴的窗口、申訴處理期限（應視申訴事件類型分訂處理期限），另需有員工對機構處理結果不滿意時的其他申訴窗口與途徑。

機構至少每年 1 次修訂工作手冊及相關制度，機構既已訂定作業辦法／流程，即應有依照作業辦法／流程的執行結果紀錄，此即確實依據制度執行的佐證資料。因此，相關執行結果的表單及紀錄應確實、完整且即時記載，表單及紀錄還要有執行者及上一層監督者的簽名，落實管理者與被管理者的雙向責任。

二、入出機構之管理

該指標在屬性上屬「過程」面指標，指標精神在協助管理者確保機構與住民間的「合法性」、「專業性」、「權益性」。「合法性」指機構的住民類型必須符合機構設立許可時所載明的設立類型；另，收案人數不得逾越許可立案的床位數，因牽涉許可設立的法源，故有其合法性問題。「專業性」指收案住民如何依據一定的辦法與流程，透過何種具信、效度的專業評估工具及機制，以符合入住條件；一旦住民的意願或健康條件變化，影響契約存續，則提供轉介或退住的服務，該過程亦需有嚴謹的專業評估與退住標準。換言之，住民自入住到退住的過程中，每一環節都反映出機構的管理與對專業服務品質的要求。「權益性」指住宿式長照機構屬管制產業，收費基準或費用的調整，皆需事先報請主管機關核准，並需透過多元公開管道公告，以保障民眾的知情權與選擇權。

日常化管理重點首先是確認評鑑當日收住個案類型符合主管機關許可立案時的收案類型，且機構收住人數不得超過主管機關許可立案床數。收住個案類型若有不符主管機關許可類型，受評機構應主動出示主管機關核備的公文。其次，機構訂定的服務對象入出機構辦法，內容至少包含服務對象、流程與評估機制、服務計畫及收費標準等，並定期修訂。機構所訂的入出機構辦法及流程應完整，「入機構」指入住；「出機構」指「退住」，退住情形包含疾病改變、返家、轉介其他機構、往生等各種狀況，由於住民退住原因不同，後續衍生的對口機構或單位及處理方式自有不同，故機構應依不同的「出機構」狀況分訂作業辦法與流程。不論住民因何種原因退住，皆應有退住前的審愼評估與退住後追蹤關懷的完整紀錄留存。住民入住評估與跨專業措施向來爲專業照護品質的評鑑重點，經營管理委員的檢視重點是整體的個案管理流程，從機構住民收住的合法性、入住評估到入住後服務計畫擬定，攸關住民的權益保障，可參考圖 2-1。

再次，評估機制除了說明評估工具與方法，還應有跨專業評估結果的呈現，及入住後的服務計畫與收費標準等，住民入住 72 小時內應完成身體評估與日常活動評估、一週內應完成認知功能評估，入住後的首次服務計畫應與入住評估結果互爲呼應；住民入住後，應每 3 個月定期舉辦跨專業評估及擬定照護計畫，各專業人員應適時登載個案動態服務紀錄，且至少每 3 個月辦理跨專業個案研討，「跨專業」指至少包含三類人員；但若住民有任何身、心、靈變化，則應同步進行評估並調整服務計畫。

最後，該指標務必每月落實日常化管理與資料建檔。機構床位數的核可文及報核的收費標準來函，皆需留存在此指標的文件資料內；機構並應有專人依據辦法、流程，辦理住民入出機構業務，每月確實統計新入住與退住者名單。

三、業務計畫及營運或政策方針之擬定與執行情形

該指標在屬性上屬「過程」面指標，指標精神在於協助管理者能對環境及長照產業保持一定程度的了解，再依機構狀況，規劃未來的營運方針及業務計畫。換言之，這是協助機構由「現在」到「未來」的工作，此可顯示管理者參與機構管理所表現出的第一項管理功能（management function）（管理功能包含：規劃、組織、領導與控制）。指標內涵包含應訂定年度業務計畫、各項業務依計畫確實執行，並應有紀錄及具體績效、應訂定短、中長程（3 年以上）工作營運發展計畫，並具可行性。

目的在透過計畫的訂定，協助管理者預先設想可能面對的改變與衝擊，並發展因應行動來減低不確定性的風險；另，透過計畫減少資源的重疊與浪費並作爲控制之用的目標。因此，計畫的內容應包含定義組織的目

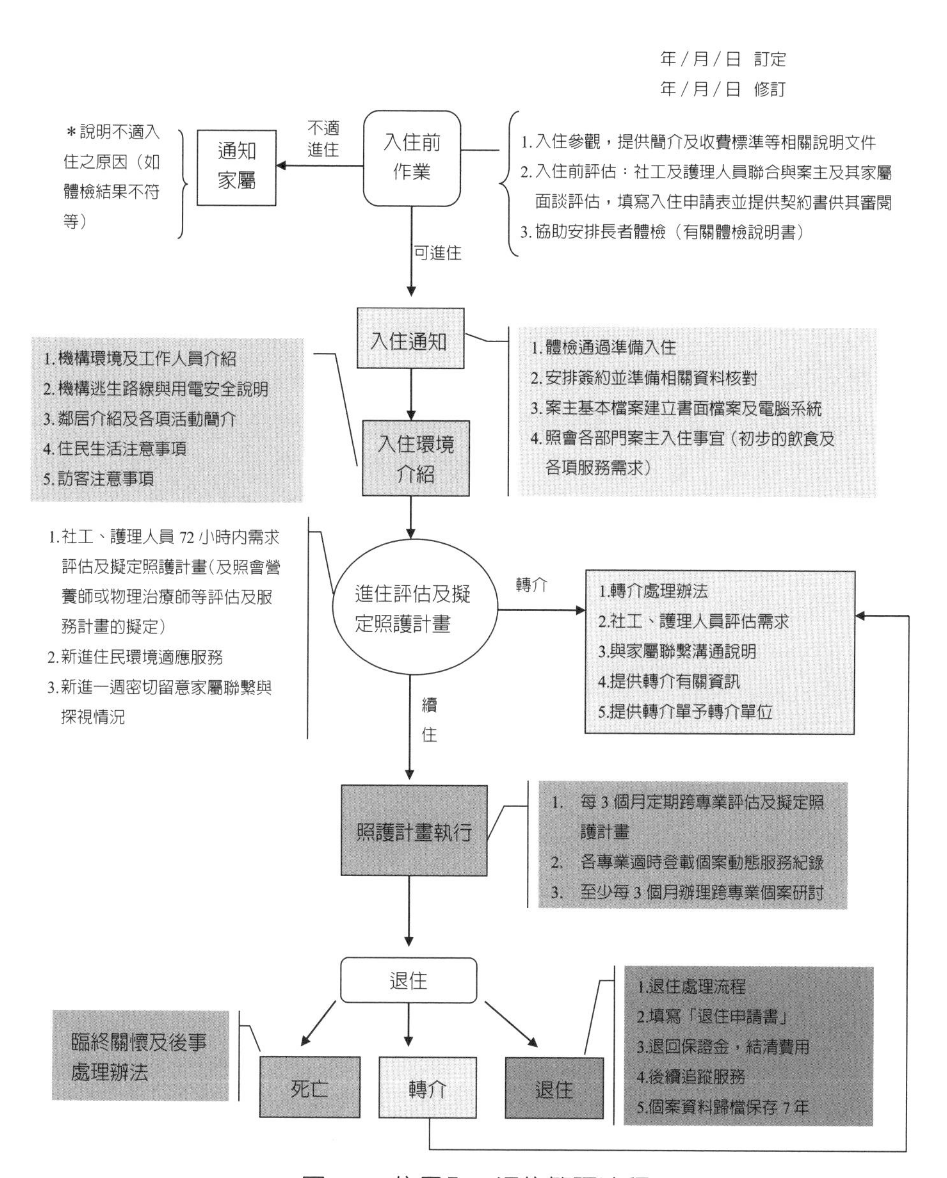

圖 2-1　住民入、退住管理流程

標、建立達成目標之整體策略，以及發展全面性的計畫，來整合與協調組織的活動。規劃的實施需包含明確的目標與期限，並應將目標形之於文字，公告所有組織成員，以減少模糊並達成共識。

日常化管理重點首先是釐清中長程計畫或是年度業務計畫何者應優先訂定？中長程計畫或是年度業務計畫是從計畫的時間幅度來區分，然而，制訂計畫時宜「先遠再近」，意即先訂中長程計畫再訂年度業務計畫。因爲，爲使中長程計畫與年度業務計畫密切配合且具連貫性，因此，中長程計畫應先制定，再據以轉換爲各年度之年度業務計畫，如此，中長程計畫目標方能透過年度業務計畫的實施，逐年落實完成。

其次，無論計畫期程長短，計畫目標應有可測量之目標值、執行策略及檢討機制，透過計畫目標—執行策略—檢討機制的連結，確保計畫可有效執行。管理者制定目標時應明確避免抽象，可考慮目標的「SMART」準則：S 代表目標的明確性（specific）、M 代表目標的可衡量性（measurable）、A 代表目標的可達成性（attainable）、R 代表目標的關聯性（relevant），及 T 代表目標的時效性（time bound）（Drucker, 1954）。

管理者必須了解規劃是一個持續的過程，其功能就好像地圖一樣，即使目的地會因市場變化而改變，但地圖絕對是必要的。因此，計畫執行時，應保有一定的彈性，易言之，管理者對於會影響計畫的相關變動，應保持警覺並做適當的回應，此即管理者的權變管理思維（contingency management）。持續性的規劃，才有辦法維持機構對環境的適應力，也才有辦法確保較佳的績效。此外，機構千萬不可以個別的獎補助計畫作爲年度業務計畫，二者的性質不同、範疇也不同。

最後，機構屬性若爲法人附設型機構，其年度業務計畫需於前一年度董事會中決議通過執行。

四、過去查核缺失及前次評鑑建議事項改善情形

該指標在屬性上屬「結果」面指標，指標精神在協助管理者能對前次評鑑或督導考核缺失及委員建議進行持續改善，避免評鑑結束後，機構未

對評鑑缺失進行後續追蹤及改善，此即管理者展現「控制」的管理功能。指標內涵包含針對前次評鑑之改進事項擬定的具體改進措施，確實執行並有成效或說明無法達成改善目標之原因。此外，亦需呈現目的事業主管機關（包含衛福、消防、建管、勞工等主管機關）定期及不定期查核後之缺失改善情形。

本指標的評核是以已改善項次占所有應改善項次的百分比率，分母是固定的，因此，目標是使分子（即改善項次）越大越好。故，日常化管理重點是管理者必須先完整整理過去查核缺失及前次評鑑的所有建議事項，逐一檢視各缺失的改善狀況，並整理各缺失改善狀況的佐證資料，例如，辦法／流程的增訂或修訂、各項服務結果的紀錄／分析等。缺失如確實無法改善，則需完整說明無法改善的原因，受評當日亦可引導委員至現場加以說明，提高委員對無法改善原因的了解，唯，無法改善原因需是「非能也」而非「不爲也」。

五、機構內性侵害及性騷擾事件防治機制建置情形

該指標在屬性上分屬「過程」、「結果」面指標，指標精神在協助機構預先制定防範機構內發生性侵害事件及性騷擾事件的辦法及流程。指標內涵包含訂有性侵害事件、性騷擾事件的處理辦法及流程（含通報流程、轉介），若有發生相關事件應有處理過程的紀錄；訂有性侵害、性騷擾預防措施並確實執行，若有發生事件，則需進行分析、檢討並提出改善方案；工作人員必須了解處理流程，相關性侵害事件、性騷擾事件，都應以保密方式處理，避免申訴人或受害者遭受二次傷害，所以機構對性侵害事件及性騷擾事件的防治規劃應完整，且應提供工作人員對此議題完整的相關教育訓練，提升人員對此議題的敏感度，避免事件的發生。

日常化管理重點首先是機構需先制定性侵害事件、性騷擾事件的預防措施，以建立友善的工作環境，例如，男、女住房的區隔及衛浴設施的安排；將性侵害、性騷擾、性別平等相關主題納入員工教育訓練內容；設立機構處理性侵害事件、性騷擾事件申訴之專線電話、傳眞、專用信箱或電子信箱，並指定適當的專人負責事件的處理；於機構明顯處公開揭示性侵

害事件、性騷擾事件防治措施、申訴及懲戒辦法等宣導海報；對調查屬實行爲人之懲戒處理方式；若機構聘有外籍工作人員，則機構應提供外語版之性侵害事件、性騷擾事件相關處理辦法及流程，且外語版應有翻譯者簽名，確保內容的正確性。

其次，性侵害事件、性騷擾事件二者情節不同、法源不同，處理過程中涉及之法律亦不同，因此，機構必須分別訂定防治辦法及流程。疑似性騷擾事件著重在申訴及補救措施；申訴可透過口頭、電話、傳眞、電子郵件等方式提出，機構受理人應完成書面紀錄，並向申訴者確認內容無誤後，由申訴人簽名或蓋章，申辦流程可參考圖 2-2。疑似性侵害事件處理辦法則著重在通報，即一旦發現住民、工作人員或家屬等疑似遭受性侵害，則無論如何需於 24 小時內通報處理，流程可參考圖 2-3，以便機構發生情事時，得以依正確的程序辦理，保護受害人。機構除提供電話、電子郵件信箱供申訴人申訴外，可參考衛福部制定之「性騷擾事件申訴書（紀錄）」（見表 2-3）、「性騷擾事件申訴處理摘要紀錄表」（見表 2-4）、「性侵害案件通報表」（見表 2-5），以便詳實紀錄事件發生原委。

機構若發生，性侵害事件、性騷擾事件，機構務必坦然面對，除了詳實記錄內容外，並能客觀的分析事件，檢討問題發生的原因是源自制度流程，抑或員工的認知、訓練不足，或是預防宣導措施有待加強，唯有深刻的檢討分析，方能後續有效擬定改善做法據以執行，並可透過追蹤，了解各層面的執行狀況，機構需要能自發生案例中學習，避免機構未來再發生類似事件。

最後，機構需要隨時掌握法規內容的變化，即時更新機構辦法與流程，並適時協助工作人員獲得正確的防治規範及通報流程，評鑑委員多透過與工作人員的訪談，確認工作人員是否熟稔性侵害事件及性騷擾事件的防治、申訴與通報流程。

表 2-3　性騷擾事件申訴書

<table>
<tr><td rowspan="8">被害人資料</td><td>姓名</td><td></td><td>性別</td><td>□男　女</td><td>出生年月日</td><td colspan="3">民國　年　月　日
（　歲）</td></tr>
<tr><td>身分證編號
（或護照號碼）</td><td></td><td>聯絡
電話</td><td></td><td>服務單位</td><td></td><td>職稱</td><td></td></tr>
<tr><td>住（居）所</td><td colspan="7">縣　鄉鎮　村　路　段
市　市區　里　街　巷　弄　號　樓</td></tr>
<tr><td>公文寄送地址</td><td colspan="7">□同住居所地址
□____________（請勿填寫郵政信箱）</td></tr>
<tr><td>國籍別</td><td colspan="7">□本國籍非原住民　□本國籍原住民　□大陸籍（含港澳）
□外國籍　□其他（含無國籍）</td></tr>
<tr><td>身心障礙別</td><td colspan="7">□領有身心障礙手冊或證明　□疑似身心障礙者
□非身心障礙者　□不詳</td></tr>
<tr><td>教育程度</td><td colspan="7">□不識字　□國小　□國中　□高中（職）　□專科
□大學　□研究所以上</td></tr>
<tr><td>身分</td><td colspan="7">□工作人員□住民□其他：________</td></tr>
<tr><td rowspan="5">申訴事實內容</td><td>加害人姓名</td><td>________
□不詳</td><td>服務或就學
單位</td><td colspan="5">職稱：________聯絡電話：________
□不詳</td></tr>
<tr><td>與被申訴人
兩造關係</td><td colspan="7">□同事　□上司／下屬關係　□陌生人　□照顧者與受照顧者
□其他</td></tr>
<tr><td>事件發生時間</td><td colspan="7">年　月　日□上午
□下午　時　分</td></tr>
<tr><td>事件發生地點</td><td colspan="7"></td></tr>
<tr><td>事件發生過程</td><td colspan="7"></td></tr>
<tr><td colspan="2">申（告）訴意願</td><td colspan="7">□提出申訴　□暫不提申訴　□提出告訴（第 25 條）
□暫不提告訴（第 25 條）</td></tr>
<tr><td>相關證據</td><td colspan="8">附件 1：
附件 2：　（無者免填）</td></tr>
<tr><td colspan="9">申訴人（法定代理人或委任代理人）簽名或蓋章：____________
申訴日期：　年　月　日
（依行政程序法第 22 條規定，未滿 20 歲且未婚之未成年者性騷擾申訴，應由其法定代理人提出。）</td></tr>
<tr><td colspan="9">以上紀錄經當場向申訴人朗讀或交付閱覽，申訴人認為無誤。
紀錄人簽名或蓋章：____________</td></tr>
</table>

表 2-4　性騷擾事件申訴處理摘要紀錄表

<table>
<tr><td rowspan="2">初次接獲單位</td><td>單位名稱</td><td></td><td>接案人員</td><td></td><td>職稱</td><td></td></tr>
<tr><td>聯絡電話</td><td></td><td>接獲申訴時間</td><td colspan="3">年　月　日□上午□下午　時　分</td></tr>
<tr><td>處理或移送流程摘要</td><td colspan="6">□ 1. 加害人資料未齊全，請申訴人於 14 日內補正資料，否則不予受理。
□ 2. 加害人資料完備，接案人員依性騷擾申訴事件詳予記錄。
□ 3. 本事件屬性騷擾防治法第 2 條，申訴人現暫不提申訴，已告知申訴人可依性騷擾防治法第 13 條於性騷擾事件發生後 1 年內，向加害人所屬機關或僱用人或直轄市、縣（市）主管機關提出申訴。
□ 4. 本案屬性騷擾防治法第 25 條：
□ 4-1. 申訴人現暫不提申訴，已告知申訴人可依性騷擾防治法第 13 條於性騷擾事件發生後 1 年內，向加害人所屬機關或僱用人或直轄市、縣（市）主管機關提出申訴。
□ 4-2. 申訴人現暫不提告訴，已告知申訴人可依刑事訴訟法第 237 條，應自得為告訴之人知悉犯人之時起，於 6 個月內提起告訴。</td></tr>
<tr><td colspan="7">上情經當場告知申訴人或交付閱覽，申訴人認為無誤。
訴人（法定代理人或委任代理人）簽名或蓋章：＿＿＿＿＿＿＿＿</td></tr>
</table>

備註：1. 本申訴書填寫完畢後，「初次接獲單位」應影印 1 份予申訴人留存。

2. 本申訴書所載當事人相關資料，除有調查之必要或基於公共安全之考量者外，應予保密。

表 2-5　性侵害案件通報表

<table>
<tr><td>密件</td><td colspan="6">請傳　　　縣（市）家庭暴力暨（及）性侵害防治中心
電話：　　　　　傳真：</td></tr>
<tr><td rowspan="5">通報人</td><td>通報單位</td><td colspan="5">＿＿＿＿＿＿＿＿長照機構　□其他：</td></tr>
<tr><td>通報人員身分</td><td colspan="5">□長照機構人員　□其他：＿＿＿＿＿＿＿＿</td></tr>
<tr><td>單位名稱</td><td colspan="2"></td><td colspan="3">受理單位是否需回覆通報單位：□是　□否</td></tr>
<tr><td>姓名</td><td></td><td>職稱</td><td></td><td>電話</td><td></td></tr>
<tr><td>通報時間</td><td colspan="2">民國　　年　月　日
時　分</td><td>受理時間</td><td colspan="2">民國　　年　月　日
時　分</td></tr>
</table>

<table>
<tr><td rowspan="12">受保護／被害人</td><td>姓名</td><td></td><td>代號</td><td></td><td>性別：□男　□女
□其他</td><td colspan="2">出生日：民國　年　月　日
（___歲）</td></tr>
<tr><td>身分證編號（或護照號碼）</td><td></td><td>婚姻狀態</td><td colspan="4">□未婚　□已婚　□離婚　□喪偶</td><td></td></tr>
<tr><td>國籍別</td><td colspan="4">□本國籍（□非原住民□原住民）
□大陸及港澳籍　□外國籍　□無國籍
□不明</td><td>是否為外籍勞工</td><td>□是　□否</td></tr>
<tr><td>身分</td><td colspan="6">□工作人員　□住民　□其他：____</td></tr>
<tr><td>是否為身心障礙者</td><td colspan="6">□是，障別：____　□疑似，障別：____
□非身心障礙者　□不詳</td></tr>
<tr><td colspan="7">◎戶籍地址：　縣（市）　鄉（鎮、市、區）　村（里）　鄰　路（街、道）　段　巷　弄　號之　樓</td></tr>
<tr><td colspan="7">◎居住地址：　縣（市）　鄉（鎮、市、區）　村（里）　鄰　路（街、道）　段　巷　弄　號之　樓
居住地址是否須保密：□是□否</td></tr>
<tr><td colspan="7">◎電話：【宅】　【公】　【手機】</td></tr>
<tr><td colspan="7">方便聯絡時間：　方便聯繫方式：</td></tr>
<tr><td colspan="7">安全聯絡人姓名：　電話：【宅】　【公】　【手機】
與受保護（被害）人關係：____</td></tr>
<tr><td rowspan="2">父母／監護人／主要照顧者</td><td>姓名：</td><td colspan="2">出生日：民國
年　月　日
（___歲）</td><td colspan="3">國籍別：
□本國籍（□非原住民　□原住民）
□大陸及港澳籍　□外國籍
□無國籍　□不明</td></tr>
<tr><td>與被害人關係：</td><td colspan="2">聯絡地址：</td><td>電話</td><td colspan="2">【宅】　【公】
【手機】</td></tr>
<tr><td rowspan="3">施虐者／相對人／嫌疑人</td><td>有無施虐者／相對人／嫌疑人</td><td colspan="3">□有，___人
□無（以下欄位略過）</td><td colspan="3">是否共同居住：□是　□否</td></tr>
<tr><td>姓名：</td><td>性別：
□男　□女
□其他</td><td colspan="2">出生日：民國
年　月　日
（___歲）</td><td colspan="3">身分證編號（或護照號碼）：
____</td></tr>
<tr><td>現屬國籍別</td><td colspan="6">□本國籍（□非原住民　□原住民）　□大陸及港澳籍　□外國籍
□無國籍　□不明</td></tr>
</table>

<table>
<tr><td rowspan="6"></td><td>是否為身心障礙者</td><td colspan="5">□是，障別：＿＿＿＿＿ □疑似，障別：＿＿＿＿＿
□非身心障礙者 □不詳 □其他：＿＿＿＿＿</td></tr>
<tr><td colspan="6">戶籍地址： 縣（市） 鄉（鎮、市、區） 村（里） 鄰 路（街、道）
段 巷 弄 號之 樓</td></tr>
<tr><td colspan="6">居住地址： 縣（市） 鄉（鎮、市、區） 村（里） 鄰 路（街、道）
段 巷 弄 號之 樓</td></tr>
<tr><td colspan="6">電話：【宅】 【公】 【手機】</td></tr>
<tr><td colspan="6">其他可聯絡之親友： 電話：【宅】 【公】 【手機】</td></tr>
<tr><td>兩造關係</td><td colspan="6">□同事□上司／下屬關係□陌生人□照顧者與受照顧者□其他</td></tr>
<tr><td rowspan="7">具體事實</td><td>發生時間（最近一次）</td><td colspan="5">民國 年 月 日 時 分</td></tr>
<tr><td>案發地區</td><td colspan="5">縣（市） 鄉（鎮、市、區）</td></tr>
<tr><td>發生場所</td><td colspan="5">□辦公室／工作場所 □住民住房 □機構內其他空間：＿＿＿＿
□其他：＿＿＿＿＿＿＿＿</td></tr>
<tr><td>案情陳述</td><td colspan="5">簡述事發原因、經過……及其他補充事項</td></tr>
<tr><td>傷亡程度</td><td colspan="5">□有明顯傷勢：＿＿＿＿（敘明部位）（是否住院治療：□是 □否）
□無明顯傷勢
□未受傷</td></tr>
<tr><td>施暴手法（工具）（複選）</td><td colspan="5">□持凶器或物品脅迫：＿＿＿＿（請敘明）□言語脅迫 □徒手
□誘騙／誘拐 □趁被害人熟睡 □使用藥物 □使用酒精
□假宗教之身分、場域或話術（□佛神道教 □基督教 □天主教
□其他）
□運用網際網路（含 APP），平台：＿＿ □其他，請敘明：＿＿</td></tr>
<tr><td>加害人是否有自殺企圖</td><td>□否
□是</td><td>被害人是否有自殺企圖</td><td>□否
□是</td><td>是否涉及公共危險案件</td><td>□是
□否</td></tr>
</table>

<table>
<tr><td rowspan="4"></td><td colspan="2">是否已提供相關協助（複選）</td><td>□是，已協助事項：
□驗傷或採證　□報案（警察局：　　　　　）
□陪同偵訊（社工員姓名：　　　　　）
□緊急送醫　□聲請保護令　□緊急安置／庇護　□自殺通報
□完成臺灣親密關係暴力危險評估表（TIPVDA），____分（屬親密關係暴力必填）
□其他：____________________
□否</td></tr>
<tr><td colspan="2">有無需要立即提供協助事項（複選）</td><td>□有：
□驗傷或採證　□就醫診療　□緊急安置／庇護　□聲請保護令
□自殺通報
□其他：____________________
□無

被害人需立即救援、就醫診療、驗傷、陪同偵訊、取得證據之緊急情形，除進行本通報，請立即電話連繫當地防治中心處理。</td></tr>
<tr><td colspan="2">被害人後續是否願意社工介入協助</td><td>□是　□否</td></tr>
<tr><td>受暴類型（複選）</td><td>□性侵害</td><td>□告訴乃論案件
□未滿 18 歲之人對未滿 16 歲之人為非強制性交
□未滿 18 歲之人對未滿 16 歲之人為非強制猥褻
□夫妻間強制性交
□夫妻間強制猥褻
□非告訴乃論案件</td></tr>
</table>

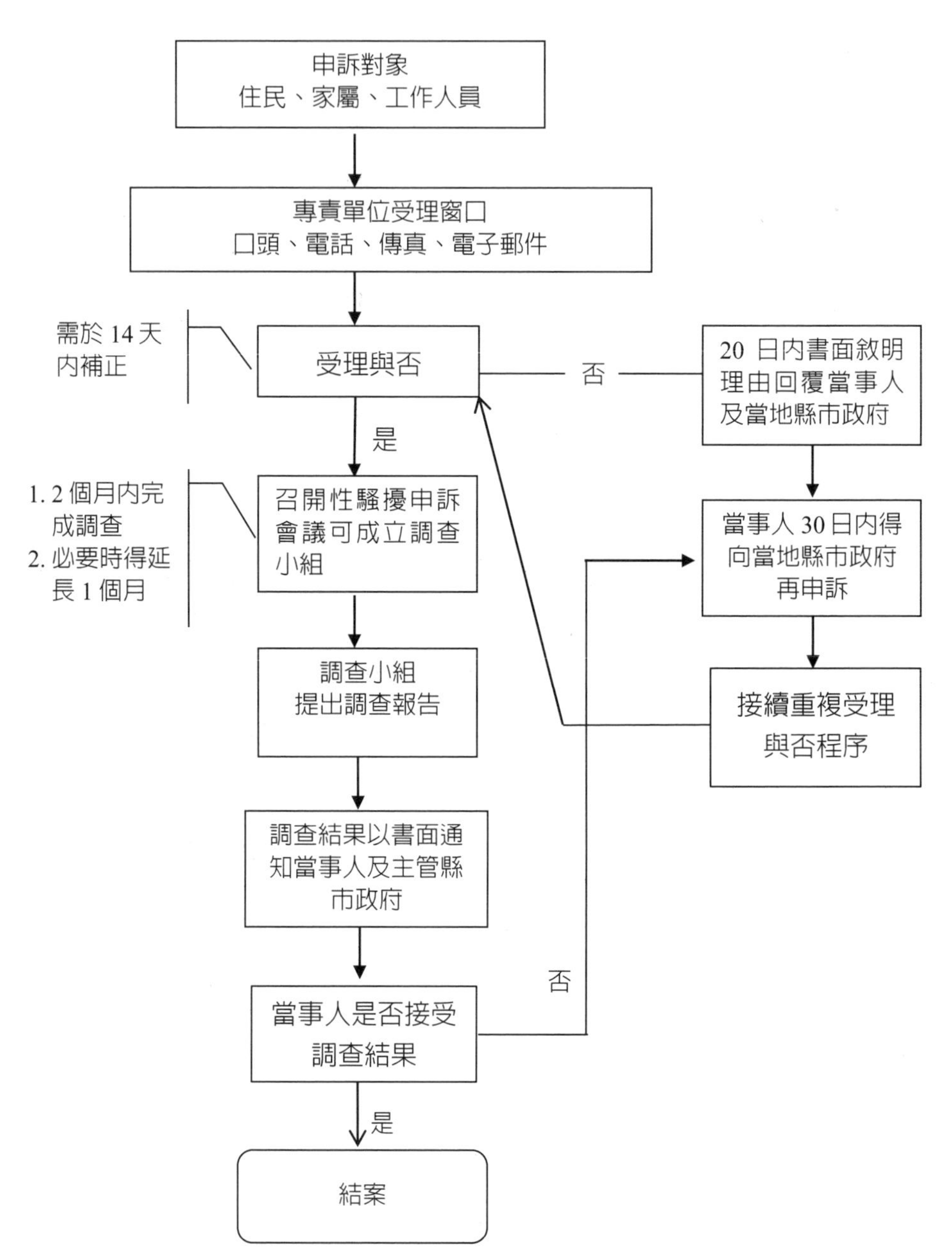

圖 2-2　000 長期照顧機構疑似性騷擾事件處理流程

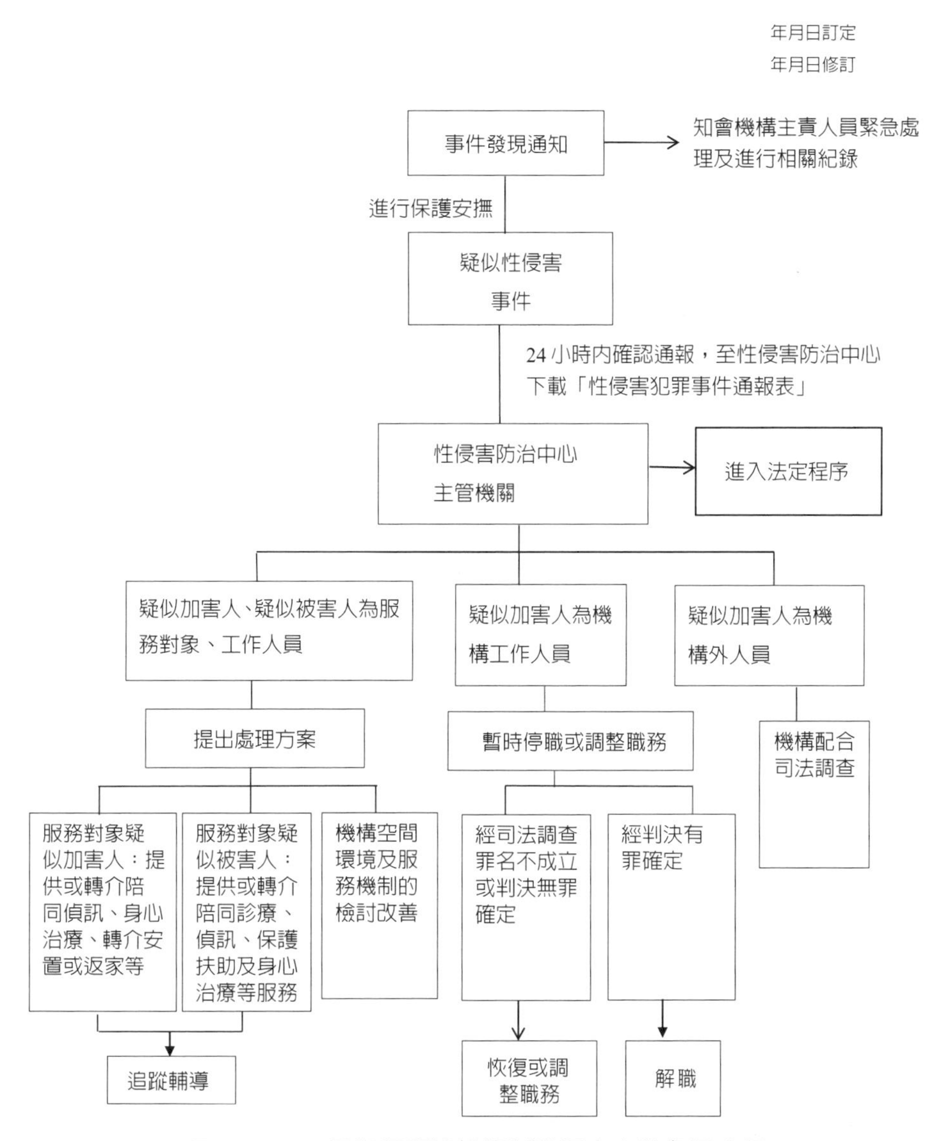

圖 2-3　000 長期照顧機構疑似性侵害事件處理流程

資料來源：財團法人台北市私立愛愛院。

六、危機或緊急事件風險管理情形

該指標在屬性上屬「過程」、「結果」面指標，指標精神在協助管理者預先針對機構可能發生的危機或緊急事件，制定事件發生時同仁現場反應作爲的指引，顯示管理者發揮「規劃、組織、指揮、協調、控制」五大管理功能。勞動部職業安全衛生署的風險評估技術指引指出，「風險評估可協助事業單位有效控制危害及風險，以預防或消減災害發生的可能性或後果嚴重度」。所以，風險管理即是對於未來不確定性可能的風險，藉由辨識、評估、因應策略、執行分析及溝通訓練等，進行全方位的管理措施（Enterprise-Wide Risk Management, EWRM），見圖 2-4。

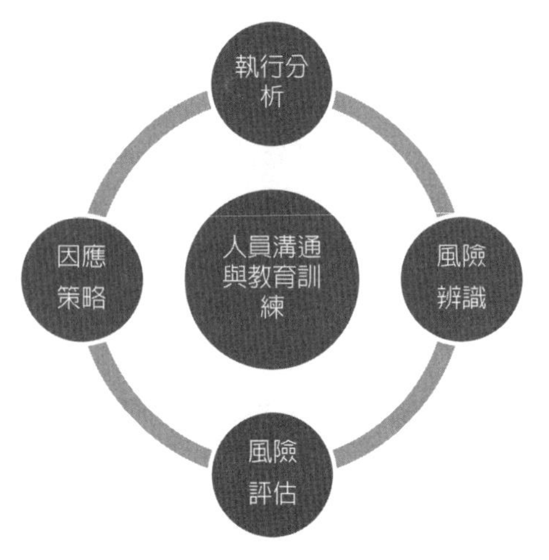

圖 2-4　全方位風險管理（EWRM）過程架構

內涵包含自住宿式長照機構易發生的七類危機或緊急事件類型中，自選三類自訂處理辦法及流程；機構發生危機或緊急事件時，是否依照計畫確實執行並有處理紀錄；機構每半年是否對發生的危機或緊急事件進行檢討分析與追蹤？因此，呈現的佐證資料必須要能反映機構對危機或緊急事件的預防、處理及檢討。

日常化管理重點，首先是機構可視自身的規模、屬性及人力資源等，自策略風險、營運風險、財務風險、天然災害、意外事件、環境／設施設備安全事故、其他選擇中，自選 3 個（含）以上的危機或緊急事件訂定計畫。危機或緊急事件泛指可能影響「住民安全」與「機構運作」的危機或緊急事件，故不侷限於前述七類，自然災害、人爲災害、新興災害都可納入「考量」訂定之。

唯，管理者需留意，自選的 3 個風險或危機，係經過完整的危害鑑別風險評估程序評定後再進行選擇，完整的評估程序可藉由「重大因子評估法」，將「嚴重度分類」與「危害發生機率」相乘，即可得「風險等級分級」。

「嚴重度分類」指機構發生危機或緊急事件時，在最壞的情況下，可能造成人員傷害／財產損失、負面形象、家屬抗議等的最嚴重後果（見表 2-5）。意即，機構發生危機或緊急事件時，機構自身可承受的最大耐受度。

表 2-5　嚴重度分類表

等級	影響程度	人員傷害或財產損失	負面形象	家屬抗議	可能的風險
3	嚴重	人員死亡／財損 300 萬以上	3 家以上的無線及有線媒體報導負面新聞	大規模遊行抗議	例如，財務風險、火災
2	中度	人員重傷／財損 100 萬—300 萬	1 家媒體報導負面新聞	家屬至主管機關抗議	例如，感染
1	輕微	人員輕傷／財損 100 萬以下	區域媒體報導負面新聞	家屬抗議	例如，跌倒

「危害發生機率」指機構過去一段時間內及未來的一段時間內，某一項危機或緊急事件的發生機率（見表 2-6）。

表 2-6　危害發生機率

等級	可能性	定義	可能的風險
3	非常可能	1 年內大部分的情況下會發生	例如，疫情導致的財務風險、住民的跌倒
2	可能	1 年內有些情況下會發生	例如，地震、火災、感染、電梯故障
1	不太可能	1 年內只有在少數情況下會發生	例如，水災、住民嗆咳

「風險等級分級」指將機構某一項危機或緊急事件的「嚴重度分類」與「危害發生機率等級」相乘得到的乘積，該乘積值最小為 1，最大為 9，乘積值越大表示風險等級越高（見表 2-7）。「風險等級分級」代表機構應依照本身風險及機構特性，建構機構的災害管理能力。

表 2-7　風險等級分級表

嚴重度／危機發生機率	低(1)	中(2)	高(3)
大 (3)	R=3 中度風險	R=6 高度風險（火災）	R=9 極度風險（財務風險）
中 (2)	R=2 低度風險	R=4 中度風險（感染）	R=6 高度風險
小 (1)	R=1 低度風險	R=2 低度風險	R=3 中度風險（跌倒）

機構透過上述步驟，可清楚算出需訂定的危機或緊急事件風險管理的優先順序。其次，管理者擬定的機構危機或緊急事件風險管理計畫必須完整，指標評核方式中所陳述的不同類型風險及危機中的各種不同狀況分別訂定作業辦法及流程。若是經營有關的策略、營運與財務風險，此部分的風險定義尚有可能因為外部法規、政策的的變化，例如，長服法、勞動法規、消防法規或無障礙設施規範等，或外部經濟變動，通貨膨脹、呆帳的增加等、導致機構營運困難或是經營者內外部形勢判斷錯誤，導致策略失

誤，增加機構營運或財務風險。定義後接著評估影響程度，及機構可容忍的目標值，尤其計畫的擬定在於因應策略上對住民的影響及資源的安排尤爲至關重要。

天然災害指的是地震、風災、水災、土石流、短延時強降雨及極端氣候的高溫或低溫等狀況。前述天然災害的風險評估，機構可先至國家災害防救科技中心的 3D 災害潛勢地圖網站，查詢機構所在地區有關淹水、土石流等災害的潛勢圖，據以了解風險等級及後續的因應策略。天然災害的因應策略目標爲減災，將機構的災害傷亡及災損降至最低，評核重點包含爲了達到減災目標，機構所規劃的可預防工作整備、災害發生時的應變作爲，及復原工作等相關的作業辦法與流程。

人爲有關的意外事件定義包括住民跌倒、噎到、食物中毒、感染、給錯藥、燒燙傷及急症死亡等；環境、設施設備安全事故則包括住民溺斃、走失、環境造成的跌倒、瓦斯中毒、電梯故障及火災等。這些意外事件看似只影響個人，對機構可能只是局部短暫的影響，但若分析有誤而處理不當，可能一個事件就可造成新聞的負面報導，對機構的形象與後續經營造成很大的衝擊，所以此部分不可過於樂觀而忽略因應作爲中平時環境、設備的落實檢核、用電安全的察查等及員工教育的重要性。這些措施在計畫中都需要清楚的呈現，俾利員工的溝通與遵循。換句話說，計畫與程序必須符合機構所處環境、特性與現狀，一旦機構發生危機或緊急事件時，即應按計畫或是程序啓動因應做法，並留存紀錄。

最後，所有的紀錄，應每半年定期分析與檢討，以引領機構進行改善、提升機構整體服務品質，機構追求的不是「零」事件的發生率，而是能將事件發生的前因後果眞實的分析，降低危機或緊急事件發生風險才是經營之道。

七、業務負責人實際參與行政作業與照顧品質管理情形

該指標在屬性上屬「結果」面指標，指標精神在確認管理者「確實」參與機構日常管理，避免名不符實的狀況產生，亦可顯示管理者展現「領導」的管理功能。指標內涵除消極的檢視業務負責人是否符合資格、是否

專任且於機構投保勞／健保、提撥勞退金，更在意的是業務負責人是否實際參與行政與照護品質管理。因此，呈現的佐證資料必須要能反映業務負責人實際參與行政與照護品質管理。

日常化管理重點是佐證資料必須完整呈現業務負責人於機構投保勞／健保、提撥勞退金的官方證明資料，如果雇主兼具業務負責人身分者，可選擇不在機構提撥勞退金。若受僱之業務負責人已領取勞保老年給付，或年逾 60 歲以往無參加勞工保險紀錄，但已領取其他社會保險養老給付之退休人員，再受僱工作，得辦理參加職業災害保險。

評鑑每 4 年舉行 1 次，評鑑委員無法時刻在機構觀察業務負責人是否「實際」參與行政作業與照顧品質管理，是以，機構呈現的佐證資料是否能呈現業務負責人實際參與機構作業便顯其重要。評委多透過業務負責人是否主持會議、引導議題討論、裁示執行方案等，判斷業務負責人（主任／院長）是否實際參與；另，委員亦常透過負責人簡報及與業務負責人的對談，例如，「工作人員權益相關制度訂定及執行情形」、「業務計畫及營運或政策方針之擬定與執行情形」、「過去查核缺失及前次評鑑建議事項改善情形」、「危機或緊急事件風險管理情形」、「業務負責人實際參與行政作業與照顧品質管理情形」等，藉以了解業務負責人對機構重要業務或作業的了解程度。

八、聘用工作人員（含專任、兼任人員）設置情形

該指標在屬性上屬「結構」、「結果」面指標，指標精神在確保機構視住民需要所聘用各類專、兼人員的合法性，避免機構人力不足，所用非人。爲滿足機構住民的多元需求，機構應依住民需求提供住宿服務、醫護服務、復健服務、生活照顧服務、膳食服務、緊急送醫服務、社交活動服務、家屬教育服務、日間照顧服務及其他相關之機構式服務。故機構依上述所需服務聘用有關人力，例如，醫師駐（巡）診、藥師提供用藥安全及諮詢、護理師從事日常的保健與護理服務、物理治療師或職能治療師提供復健服務、照服員從事第一線的日常生活照顧及協助緊急送醫服務、營養師設計菜單交由取得證照的廚師烹調料理提供膳食、教育服務現行機構

皆交由社工專業人力規劃執行住民活動計畫等。如此多類別的工作人員，實務上的分工要很清楚方能留住人才，後續的跨專業合作也才得以順暢進行，此充分展現管理者「組織」的管理功能。指標內涵包含檢視各類服務人力的資格、人力是否合乎設置標準，及兼任（特約）專業人員是否依法完成支援報備程序。因此，呈現的佐證資料必須要能完整呈現機構工作人員名冊、工作人員的學經歷證明、兼任（特約）專業人員的支援報備佐證資料等。

日常化管理重點，第一是完整呈現機構工作人員名冊，依照不同人員類別依序排序，並佐以各人員的學經歷證明及證書。第二，提供機構工作人員班表，且 24 小時均應有護理人員值班，除依住宿式長照機構設立標準計算護理及照服人力外，還需依法辦理執業登記，在日常排班上更需符合《勞動基準法》的規定，如不能連續上班 7 日，例休假日的排班原則等，且班別與病歷紀錄者需一致；另照顧服務員需隨時保持本國籍照顧服務員至少一人上班。第三，若聘有外籍看護工，其人數不超過全數照顧服務員的二分之一，意即外籍看護工與本籍照顧服務員人數比例為 1：1，本籍照顧服務員指具有國民身分證者，外配及陸配有居留證明者亦列計為本籍照顧服務員。第四，全數照顧服務員人數以實際工作人數計算，「實際工作人數」指不列計以照服員聘用但非專職從事照顧服務工作者，實際工作人數需與日常照護記錄一致。第五，社會工作人員如非機構聘用之專職工作社工人員，無論其為個人至機構兼職或是社會工作師事務所的派遣人員，都應呈現社會工作人員服務簽到紀錄及個案紀錄。第六，負責膳食廚工應呈現丙級以上餐飲技術士執照。第七，機構凡有兼任（特約）專業人員（包括營養師、物理治療師（生）、職能治療師（生）、藥師、醫師等），機構即應呈現主管機關核定支援報備之公文或與機構簽訂之合約；另外，兼任（特約）專業人員的排班表、服務簽到紀錄及照護紀錄等資料，需與核定支援報備公文或合約書上載明的日期、時間一致；兼任（特約）專業人員的服務簽到紀錄，應由人員親自簽名，並呈現人員實際進、出機構的時間。

九、工作人員教育訓練計畫訂定及辦理情形

該指標在屬性上屬「結構、過程、結果」面指標，指標精神在確保機構各類人員教育訓練執行架構、過程及執行結果的完整性，以期機構新進人員與已在職工作人員均能獲得完整的教育訓練課程及急救相關訓練，展現管理者「規劃、控制」的管理功能。指標內涵包含機構應分別針對新進工作人員與已在職工作人員，規劃提供機構同仁應接受的教育訓練課程時數與課程主題；新進人員的教育訓練完成後還應有效益評量；機構自辦的教育訓練應有評值；另，機構應訂有人員接受機構外教育訓練辦法，且參與機構外教育訓練之人員應有心得報告。

日常化管理重點，第一是針對新進工作人員與已在職工作人員，分別制定教育訓練課程主題與各課程主題單元的最低時數。基準說明 1 顯示：新進工作人員應於到職後 1 個月內至少完成 16 小時新進人員訓練，訓練內容應包括整體環境介紹、防災概論、勞工安全衛生教育（至少 3 小時）、感染管制（至少 4 小時）、個案權益保障（至少 2 小時）、緊急事件處理及實地操作等，指標所訂項目爲大方向的訓練概要，細部內容機構可依自身屬性與強調的重點來規劃新進員工的職前訓練，例如，整體環境介紹，可包括機構的服務宗旨與理念、員工的編制、福利及激勵措施、行政規定及工作守則等；防災概論方面，包括機構內各式災害應變計畫內容、避難空間及動線、自衛編組及應變流程、有關設施設備的維護與安全性操作等；勞工安全衛生教育部分可先就職業安全衛生概念及安全衛生工作守則、標準作業程序及緊急事故應變處理等；感染管制一直以來是住宿式機構日常行政管理重中之重的要項，不僅關乎機構的專業形象，更因牽涉住民人身安全，所以是日常衛生主管機關查核重點，也是評鑑會嚴加審視現場與資料比對的重要項目，內容包括機構內可能發生的感染情事、感染管制措施、空間消毒與洗手時機等機構的防疫機制，尤其近年來新冠肺炎的影響嚴峻，機構在此部分的防疫資料更不容忽視；另外個案權益保障部分，在法定評鑑構面有其重要的角色，內容包括老人保護、個案資料與肖像權的維護、住民自主權與隱私權的尊重與做法等；最後有關緊急事件處理及實地操作部分，新進人員針對機構所擬定的緊急傷病或意外事件的

處理辦法與流程需熟稔，例如，住民發生嚴重自殘、跌倒情事或是電梯故障等該有的標準化作業流程，透過實地操作以防發生事故時能減少傷害或降低影響層面到最低等。

第二，新進人員訓練後應有效益評量，包含機構適任性考核與受訓人員意見調查或回饋表。長照服務所需要的人力不應僅具有專業知識，還包括人員的其他技術能力、特質和態度（knowledge, skill, ability, KSAOs），何況專業知識也非一成不變，而且尚重視跨專業領域間的討論。組織及工作都可能影響員工的工作態度及行爲，因此，新進人員適任性考核目的在找出與機構、工作較爲「適配」（fit）之新人。

個人—組織適配（person-organization fit, P-O fit）指員工的價值觀或特質與組織文化、理念相符的程度（Bowen, Ledford, & Nathan, 1991; Bretz, Ash, & Dreher, 1989; Rynes & Gerhart, 1990），當員工處於與其個人價值相契合的組織或能適配其工作的要求時，其績效表現較好，且有較低程度的離職意願（Kristof-Brown, Zimmerman, & Johnson, 2005）。個人—工作適配（person-job fit, P-J fit）則是指員工與其工作的適合程度，包含能力、工作特性、興趣或人格上的適合。因此，如何篩選出與組織適配度（P-O fit）及與工作適配度（P-J fit）高之員工，都可能是影響員工到職後能否爲組織發揮最大綜效、創造附加價值及提升競爭力的主要關鍵。機構透過新進工作人員適任性考核，找出相對最佳適任人選，其一可滿足人員遴選效度和效率的原則；其二，可作爲新進人員未來繼續適任各項工作相關訓練發展、升遷、績效考核等之參考；其三，可提醒管理者未來對於新進人員日後如有持續不適任工作情事，可有改派職務到終止雇用關係等管理對策可用。最後，機構應提供受訓人員意見調查或回饋表，作爲機構修訂新進人員教育訓練制度參考。

第三，依機構發展方向與服務內涵訂定員工教育訓練計畫（包括機構內部訓練及機構外部訓練辦法），訓練的內容必須包括：專業服務、服務對象安全、服務對象權益、急救、意外傷害、性別議題、性侵害或性騷擾防治、感染管制及危機管理、緊急事件處理等議題，依服務對象及工作人員需求安排相關課程，並有長照時數課程認可或積分採認，以符合「長期照顧服務人員訓練認證繼續教育及登錄辦法」之規定。是以，機構呈現的資料應包含在職工作人員教育訓練辦法及各年度執行結果。機構可先以總表方式呈現個別年度所有人員接受前述各主題教育訓練時數的統計，該各年度統計總表可將每一同仁所接受教育訓練總時數，進一步區分爲實體課程、線上課程及機構內課程、機構外課程，有利機構檢視人員教育訓練時數達成率及不同教育訓練形式達成狀況的管控。所有工作人員均每年至少接受在職教育 20 小時，其中感染管制至少 4 小時。《照長期照護矯正機關（構）與場所執行感染管制措施及查核辦法》第 5 條第 2 項規定，機關（構）及場所新進員工應於到職後 1 個月內接受至少 4 小時感染管制課程；在職員工每年應接受至少 4 小時感染管制課程，專責人員每年應接受至少 8 小時感染管制課程。工作人員接受之在職教育都需檢附相關佐證資料，建議依照各年度總表上工作人員及課程主題順序，依序呈現。負責膳食廚工每年至少接受 8 小時營養及衛生之教育訓練，膳食廚工應在證書有效期間內接受各級主管機關或其認可之公會、工會、高級中等以上學校或其他餐飲相關機構辦理之衛生講習，每年至少 8 小時。

第四，首先，機構需依照工作人員清冊，呈現每位護理人員及照顧服務員（含外籍看護工），接受急救相關訓練（包含 BLS+AED 或 CPR 或 ACLS）有效期之完訓證明，缺一不可，且機構需要留意前述工作人員完訓證明均在有效期限內；其次，完訓證明需由合法的發證單位核發，機構可自當地衛生局官網公告之合格訓練機構名單，尋求合作的訓練機構；最後，建議機構分批實施工作人員急救相關訓練，避免所有人員完訓證明皆在同一天到期，而機構或訓練單位又因故，例如，疫情而無法順利安排急救相關訓練，導致工作人員急救訓練資格有效期中斷。

第五，機構定期辦理的勞工衛生安全教育課程項目需包括下列主題：(1) 作業安全衛生有關法規概要。(2) 職業安全衛生概念及安全衛生工作守則。(3) 作業前、中、後之自動檢查。(4) 標準作業程序。(5) 緊急事故應變處理。(6) 消防及急救常識暨演練。(7) 其他與勞工作業有關之安

第六，凡機構內辦理的教育訓練應有評值，評值指對上課人員的考試，是否進行前、後測，機構可依狀況決定，唯至少要有後測，以檢視員工受訓後知識的了解或是概念的轉變等，另外也可設計簡單的滿意度調查了解參訓對於工作的可運用性，或是實作的檢核等來評定教育訓練辦理目

標的達成狀況，而非只是簽到表或是照片佐證資料等當作評值的方法。

第七，參與各類機構外教育訓練之人員應有心得報告。首先，參與各類機構外教育訓練之人員不應侷限於少數人員，尤其是具主管職者，目的是在協助機構多派人員至其他機構上課，增加與其他機構人員交流的機會、開拓視野，學習其他機構的優點；其先，接受機構外教育訓練之人員，機構可安排於機構相關會議中，進行心得分享，除可達到共學、共好的目標外，另可藉以觀察受訓人員的學習態度、資料整理能力及表達能力，作爲人員考核及人員培育目標人選的參考。

十、定期召開服務品質會議及其辦理情形

該指標在屬性上屬「結果」面指標，指標精神在維持或提升機構品質，顯示管理者「控制」的管理功能。指標內涵在確認管理者定期召開機構內部服務品質相關會議，並有執行及追蹤管考制度，以維持或提升機構品質。

日常化管理重點在定期召開服務品質會議，且會議內容應包含服務品質及工作改善等內容，並針對提升服務品質內容進行討論；此外，會議決議事項需有執行及追蹤管考制度。機構因業務需求舉行各類會議，需留意不同名稱的會議，其會議主題、參加對象等即應有所不同，且會議的舉行應有一定的程序與內容，例如，會議主題、參加對象、參加人員簽到表、前次會議決議事項的追蹤、本次會議宣布事項、本次會議的討論主題（應符合會議宗旨）、重要討論的發言、討論後的主席裁示、臨時動議等，都必須完整呈現於會議紀錄中。

建議機構可制定各式會議的議事規則於機構工作手冊中，議事規則可包含下列相關條文：會議次數、會議時間、會議地點、主席／出席／列席者之姓名、紀錄之姓名、報告事項之案由及決定、討論事項之案由及決議、其他應行記載之事項等。除可明確各式會議的參加人員、舉行頻率等，亦有助確保各式會議的舉行，不致疏漏。

十一、工作人員及服務對象定期健康檢查及健康管理情形

該指標在屬性上屬「結果」面指標，指標精神在確保工作人員完成預

先規定的健康檢查項目，機構並對健康檢查異常者提供適當的健康管理，顯示管理者「控制」的管理功能。指標內涵包含新任工作人員及在職工作人員，包括廚工及供膳人員，是否每年接受1次健康檢查，且檢查項目至少需符合所訂項目；另，機構需訂有從事照護或日常化管理飲食員工之健康條件規範；最後，機構需提供個別檢查結果異常者的追蹤處理與個案管理紀錄。

日常化管理重點如下：第一，各類人員的健康檢查項都必須符合指標所規定的項目，新任工作人員於到職前應提供體檢文件，體檢項目包括胸部X光、血液常規及生化、尿液檢查、B型肝炎抗原抗體報告等完整紀錄。第二，在職工作人員每年接受1次健康檢查，至少包括胸部X光、血液常規及生化、尿液檢查，並完整有紀錄。第三，廚工及供膳人員除上述檢查項目外，另需有A型肝炎、傷寒（糞便）及寄生蟲檢查。第四，有限制罹患皮膚、腸胃道或呼吸道傳染病員工從事照護或日常化管理飲食之規範。第五，工作人員包括自行聘用、兼職及外包之人力，不得以勞工檢查代替，因該檢查不符合感染管制要求，健康檢查報告書應由醫師判讀後核章而非醫檢師核章，醫師章內容應完整呈現醫師字號。第六，針對個別健康檢查結果異常者，機構需進行追蹤處理與個案管理，並有紀錄，除了進行醫療上的提醒及記錄外，可透過機構內、外多元的健康促進活動，協助員工進行健康管理。

第三節　住宿式長期照顧機構的日常化管理

一、日常化工作的日常管理

評鑑是平日工作的落實程度展現檢視，機構應有日常化管理的意識、了解管理項目的內涵，機構平日進行的各項事務就是機構日常化工作管理的源頭，日常管理可以分由3個方面進行日常化管理。

第一，有關適法部分，例如，人力的合理編制及勞動條件、符合收案條件等評鑑項目，日常即合法性管理，避免主管機關的日常查核有所缺失影響評鑑成績。

第二，攸關專業品質管理部分，管理者除建立並逐年修訂結構面指標要求呈現的相關辦法與作業流程外，平時則應加強日常照顧作業中的過程面及結果面基準資料管理。平日的管理即應將管理工具融入日常作業中，管理者可藉由文件標準化、標準作業流程（standard operation procedure, SOP）的建立、流程管理、專案管理（project management）、指標管理、部門日常作業管理、會議管理等管理工具的運用，將評鑑指標所需的佐證資料，透過例行性活動的實施，具體呈現實施結果；另，可運用 PDCA（plan, do, check, action）的邏輯，使用資料分析所發現的異常狀況，計畫性的訓練同仁對異常狀況或不良事件的敏感度，進而提出解決對策。

其次，推動品質管理活動與品質指標監測。評鑑發展朝向以住民照顧結果為重點，機構推行品質管理活動是必要的作為。但是，長照機構囿於規模及人力，應衡量自身條件，選擇適合機構實施的品質管理活動，例如，品管圈（quality control circle, QCC）、品質指標監測（quality indicator project）、標準作業流程（SOP）等。多數長照機構人力緊繃且住民照顧單位單純，不易也無需同時實施多圈的品管圈，以全機構為「圈」再推動品管圈，執行成功的機會較大。另外，機構進行品質指標監測的分析與改善，對機構照顧服務品質的提升及滿足評鑑指標的要求，亦有助益。是以，管理者需要對機構各類品質指標的操作型定義及閾值訂定的掌握及資料收集具有相當程度的了解，另需具備資料分析與解讀的能力，方能對症下藥，提出有效的改善措施。

第三，結果面資料的呈現，日常文件／檔案管理不可缺，2020-2022 年，受到新冠肺炎疫情影響，多數長照機構評鑑暫停或延後辦理，未停止或延後辦理的受評機構日常化管理時間較有限，需要預先上傳或日常化管理的資料，以過去 2 年為主。但是，新冠肺炎疫情漸緩，也終將會過去，未來接受評鑑的機構仍需以 4 年為週期，於平日即逐步建立及保存資料。

住宿式長照機構管理事涉機構照顧服務的方方面面，包含日常服務的例行性運作及評鑑等非例行性作業。唯，管理者不應因評鑑效期為 4 年，直至效期到期前 1 年方開始日常化管理工作，管理者將日常化管理工作內化於機構的日常照顧服務中，不僅可以減少機構日後不必要的文書作業，也無需為評鑑而作假或委外製作資料，且可落實以住民為中心、住民為導向的照顧，強化團隊合作。

二、評鑑專案作業日常化管理

機構的日常化管理作業可以專案管理（project management）方式進行，第一，可成立日常化管理小組，由管理者（業務負責人）統籌所有評鑑作業，成員必須包括業務負責人、各部門主管、防火管理人、相關同仁等；第二，時程與內容的規劃，受評機構於確定接受評鑑年的前一年，可借助「由後向前繪製法」（backward mapping），由評鑑日往前回推，配合重要時點，訂好檢核點。重要時點，例如，基本資料表、自評表上傳／寄回日期、機構預先自評時間，以便參與者依照進度日常化管理。最後，管理者應列出待完成事項，以及各項工作的主要負責人及協助者，再委由各主要負責人管理各項工作進度。

以下依評鑑前 1 年的年底、當年實地評鑑前 2 個月、當年實地評鑑前 1 個月、評鑑當日 4 個重要時點，說明各階段的重點日常化管理工作。

評鑑前 1 年的年底，衛福部即會公告隔年的評鑑程序及指標後，供地方政府及受評機構預先參酌期程規劃與評鑑指標。機構管理者應先詳讀評鑑指標、注意事項及相關資料的填寫及資料呈現起訖與上傳時間；進行機構人員評鑑指標資料的分工；確認各評鑑指標基準及一級必要項目、二級加強項目、跨專業項目；各評鑑項目負責同仁依分配之指標進行日常化管理；試填基本資料及自評表。

當年實地評鑑前 2 個月，機構即應完成相關填表日常化管理工作，進行機構的自評作業，邀請自聘的外部專家進行預評及輔導，再次補正各類作業辦法及佐證資料等書面資料。

當年實地評鑑前 1 個月，所有應呈現資料均完備並確定其正確性；進行火災緊急應變演練；檢視相關海報、公告及標示是否完整，並清楚張貼於適當處；完成評鑑當日之簡報製作，業務負責人並完成簡報練習；規劃委員實地訪視動線；確認評鑑當日的環境及簡報場地的設備功能正常。

評鑑當日，同仁提早就位，再次確認場地清潔及設備功能正常，所有人員全力以赴。

結語

住宿式長照機構透過不同專業的人員，提供住民全年無休的照顧及住宿服務，內容包含食、衣、住、行、育、樂、健康保健及權益保障等各類服務，可說涵蓋了住民生命旅程中的身、心、靈全人照顧服務。評鑑經營管理效能指標旨在透過評鑑指標的評量，期能引導機構管理者以宏觀角度視之，從日常小處著手，深化機構服務的量能，有助於機構的永續經營。故機構人員可正面看待長照機構評鑑，而非將其視之爲洪水猛獸，通過評鑑很重要，但背後爲提升住民照顧品質的努力實更值得肯定。

參考文獻

1. Donabedian, A. (1966). Evaluating the quality of medical care. *Milbank Memorial Q*. *44*(3): Suppl:166-206.
2. Institute of Medicine. (1986). Improving the quality of care of nursing homes. Washington, DC: National Academies Press.
3. Bowen, D. E., Ledford, G. E., Jr., & Nathan, B. R. (1991). Hiring for the organization not the job. *Academy of Management Executive*. *5*(4): 35-51.
4. Bretz, R. D., Jr., Ash, R. A., & Dreher, G. F. (1989). Do people make the place? An examination of the attraction-selection-attrition hypothesis. *Personnel Psychology*. *42*: 561-581.
5. Kristof-Brown, A. L., Zimmerman, R. D., & Johnson, E. C. (2005). Consequences of individuals' fit at work: A meta-analysis of person-job, person-organization, person-group, and person-supervisor fit. *Personnel Psychology*. *58*(2): 281-342.
6. Rynes, S., & Gerhart, B. (1990). Interviewer assessments of applicant "fit": An exploratory investigation. *Personnel Psychology*, *43*: 13-35.
7. 行政院國家發展考核委員會（2009年1月）。風險管理及危機處理作業手冊，頁31-42。
8. 宋明哲（2021）。新風險管理精要（出版四刷）。五南圖書。
9. Drucker, P. F. (1954). *The practice of management*. Sydeny: Harper Collis.

第三章 專業照顧品質

紀夙芬、陳瑩琪、朱凡欣

住宿式照護機構整合各領域專業人員，包含醫師定期巡診、護理、社工、營養、復健等醫療專業服務，提供機構式照護（institutional care），以滿足住民身、心、靈、社會各層面需求。護理師及照顧服務員爲主要提供服務人力，服務內容涵蓋護理專業服務、營養服務、多元化飲食、復健服務、跨專業整合性服務、照護品質、感染控制、舒適與清潔等項目。故，評鑑指標中與專業照顧品質相關之指標，特於此章節中逐一說明。

第一節　專業照顧品質指標相關作業規範擬訂

本節依專業照顧品質指標、鼻胃管及留置導尿管管路移除照護、灌食照護、失禁照護、疼痛照護，分述其相關作業規範。

一、專業照顧品質指標

(一) 專業照顧品質指標對長照機構營運及品質管理的重要性

專業照顧品質指標的好壞，是機構評價的重要依據，良好的照顧品質有助於機構具市場競爭力（Kim, 2016），亦能促使機構持續提升品質及降低照護成本（Dulal, 2017），得以永續經營。機構建置各個專業照顧標準與流程，可引領工作人員熟知照顧基準並作爲實務執行之依據，提升照顧一致性與服務品質。另，透過品質管理資料分析，可了解機構服務品質的優缺點，作爲在職教育設計、持續改善方向，品質保證依據。而專業照護品質指標結果之優劣，不僅是選擇入住機構之考量；也是地方政府各項照護委託、補助及公費安置個案的核定標準，及未來長期照顧保險政策相關給付之考量（張淑卿、許銘能、吳肖琪，2010）。

故，機構經營者與管理者應能了解各面向專業照顧品質指標，建置機構完善的服務流程與未來發展策略，並有效評量服務品質與營運績效成果，以帶領照護團隊提供完好的照顧品質，提升管理與經營效能。

(二) 住宿式長照機構專業照顧品質項目及內涵

長期照顧涉及龐雜人、事、物、場域、供需，還有相關之協調、分配、整合，以及深度永續之社會人文價值；其品質有一定之概念、意涵與實務之定位（李世代，2015）。住宿式機構提供包含住民整體生活參與及健康服務等多元龐雜綜合服務，專業服務品質指標包含：住民權益、入住、轉介及遷出、住民行為、生活品質及機構執行相關住民評估、照護品質、護理服務、餐飲服務、醫師服務、復健服務、牙醫服務、藥物服務、感染控制、物理環境、行政作業等多元面向。

品質指標著重以住民 ADLs 導向的基本生活照顧需求，及以 IADLs 導向的參與融入周邊之社區生活需求，並能回應基本健康醫療，進而探究包含活動力、膳食營養、體位、口牙吞嚥、自我封閉或社會退縮、認知與憂鬱等潛藏功能性問題或風險等問題（李世代，2015）。

美國建置 MDS（The Minimum Data Set）資料庫共有 466 項品質監測指標，有 18 個評估面向，包含：住民身分、聽力／言語／視力、認知模式、情緒、行為、習慣性日常活動和活動偏好、功能狀態、膀胱和腸道、積極診斷、健康狀況、吞嚥／營養狀況、口腔／牙齒狀況、皮膚狀況、用藥、特殊處置／程序和計畫、約束、參與評估和目標設定及住民年齡。作為照顧機構服務品質與政策制定參考（Zimmerman, 2003），以及五星品質評鑑制度之部分品質衡量指標資料之來源。

(三) 臺灣住宿式長期照顧機構品質指標建構由來

臺灣住宿式長期照顧機構品質指標於 1999 年由財團法人醫院評鑑暨醫療品質策進會引進美國馬里蘭州醫院協會所主導的醫療品質指標計畫，包括：非計畫性體重改變、壓瘡、跌倒、轉出／出院至急性住院照護、院內感染及身體約束等 6 項，採付費使用。有鑑於多數的住宿式照顧機構經營規模小，經營者欠缺品質管理概念不願付費採用；衛福部顧及品質指標推行的重要性，於 2002 年委託台灣長期照顧專業協會透過教學型護理之家護理主管討論提出本土版長期照顧品質 6 項指標。經歷多年的試用與修正，於 2006 年納入老人福利機構評鑑加分題，引導長期照顧機構對品質指標的運用；自 2007 年起更陸續納入全國老人福利機構評鑑、一般護理之家評鑑、心理及口腔健康司轄下的精神護理之家評鑑、榮譽國民之家評鑑及住宿式長期照顧機構評鑑之指標。

台灣長期照護專業協會並於 2009 年出版機構品質指標監測操作手冊，配合教育訓練之推動，引導全國住宿式長期照顧機構投注於品質指標之監控與提升；並不斷精益求精，依據臨床照護與監控之議題與意涵進行修訂，以符合實務需求與時代照護之趨勢，促使住宿型長期照顧機構的品質指標監控能與學術、實務與時俱進，增進機構品質指標監測之可讀性與易操作性（朱凡欣等人，2023）。

(四) 專業照顧品質指標的準備

住宿式長照機構品質指標可反映住民在特定時間之照顧過程或結果狀況，可代表接受機構長期照顧對象健康狀況的特性，或反映照顧結果與發生原因之特徵（朱凡欣等人，2023）。住宿式長照機構應建立系統性的品質指標和制度化的品質監控機制，品質與品質管理，從無到有先求有，再求完善精進。臨床實務之推動與檢討，應全體動員，鼓勵通報，指定專人定期收集與分析檢討品質指標資料，進而採取行動進行改善，以提升品管資料的應用性（李世代，2015）。

(五) 機構品質指標類別與監控計畫建構作業

機構應依據機構的個別性與獨特性，參考長照人員應有核心能力及住宿式長照機構督考／評鑑基準，以專業服務與生活照護為要項納入考量。專業服務面向包含：個案服務計畫與評值及管理、用藥安全與管理、預防跌倒、壓瘡監測與處理、疼痛偵測與處置、約束處理與監測、感染預防及監測與處理、非計畫性住院處理與監測、非計畫性體重改變處理與監測、移除管路鼻胃管、導尿管機能照護增進計畫、侵入性照護正確性稽核（抽痰、換藥、換管路）等等。生活照護面向則包含：提供服務對象下床、翻身、拍背、定時如廁、清潔服務、自我照顧能力協助與促進、重度失能臥床日常活動等等。

另可依據機構實務收治住民之特性，分析出提供高風險、高頻率照顧作業別，確立機構在長照服務提供之結構面、過程面及結果面三層面的品質議題，進而建立機構專屬的品質指標項目，並擬定品質監控計畫作爲機構團隊監控執行指引。品質監控計畫可包含：目的、作業項目、標準作業、頻率（週期）、對象、工具與閾值等內容。

機構組織規模會影響品質指標監控與管理之推動，建議可依據機構組織差異，組成機構之品質管理小組，成員可包含：各照護單元之護理師及護理長、感控護理師、主任、機構負責人及跨專業人員。並可考量進行不同層級之監控方式，例如，由機構品質管理小組檢討擬定監控計畫，各照護單位依排程如期完成之自主監控。或安排機構內其他部門（含主管）進行定期或不定期之外部稽核作業。

品質監控執行與檢討時程及流程亦應有所規範，例如，訂定固定週期執行上月各項監控項目之彙總及分析（例如，每月 1 日，每 1、4、7、10 月 1 日……），品質監控彙總及分析結果呈報主管之期限（例如，每月 5 日前，每 1、4、7、10 月 10 日前……），及呈報主管之順序等，以作爲機構團隊據以執行。並應明定將品質指標監控結果，定期安排於機構之特定會議中進行例行性檢討，例如，機構行政會議、品質管理會議、跨團隊整合討論會議等等，以爲機構品質管理與提升之日常化推動。

機構品質指標監控計畫擬定後，管理者除透過教育訓練及會議向照顧團隊說明監測與通報收案執行作業外，應設定相關專責窗口推動執行作業內容，包含檢核：機構資料取時間週期的正確性與完整性、監控與提報表單設計之合宜性，資訊系統建置正確性、人員執行與提報收案或排除對象之正確性等等。另，應建立指標資料正確性以及完整性確認機制，例如，進行交叉比對、抽審病歷審查、機構分層（照護單元或照護區域）或全面普查等。以防止監控過程錯誤，提升機構品質監控之有效性。最後於每月／每季／每半年／每年定期彙整分析監控結果，異常案例及未達閾值者，應讓照顧團隊共同參與分析與檢討，提出具體改善措施，並且留有執行紀錄，以提升機構品質監控與管理之效益。

(六) 品質指標閾值設定與檢討

有關臨床照顧品管指標閾值可分爲正向閾值與負向閾值，閾值可作爲該指標未來一年中每月、每季、每半年及整年度之監測、檢討改善基準。品管指標爲正向項目時，閾值應爲正向表列，例如，洗手正確率、洗手遵從率、各種照護技術執行正確率、管路移除率、服務滿意度等等。品管指標爲負向項目時，閾值則應爲負向表列，例如，各種照護異常發生率、管路滑脫率、機構投訴案件數等等。故，當正向指標監控結果低於閾值時，及負正向指標監控結果高於閾值時，即應進行相關檢討分析，以監控及提升機構品質。

閾值的訂定應具機構之照護特性及個別性差異，建議可參酌下列方法訂定：機構新設立監控閾值可參考同儕機構前 1 年平均值或中位數、或參考評鑑基準或對應之醫療協會、學會建議數值擬定；或依本機構實務執行的前 1 年指標平均值或中位數。當指標收集的數據及管控已趨穩定，可以管制圖進行本機構指標分析，依指標設定本機構前兩年或30個有效點（排除極端值）後之平均值，$\pm1\sigma$、$\pm2\sigma$ 或 $\pm3\sigma$ 進行閾值設定。

(七) 長照六大品質指標監測作業推動實務

國內現已納入評鑑項目之重要品質管理指標包含：跌倒、壓力性損傷、約束、感染、非計畫性住院、非計畫性體重改變等六大指標，以及鼻胃管、留置導尿管管路移除指標與疼痛照護指標。機構應依文獻與機構實務特性擬定完整的作業標準，以指引照顧團隊能依作業基準於實務中落實執行收案、留有完整之執行紀錄與定期分析執行成果，並能提出相關改善對策，以維持續改善。

當機構推動跌倒等六大品質指標之預防、處理與監測情形時，機構需建立對服務對象六大指標相關之評估措施、處理辦法及流程。前述之評估措施、處理辦法及流程，應都能依據機構之收案對象特性、團隊機能與職掌、組織架構等具體擬定。機構如無建置相關作業指引之經驗，可參酌相關出版品或研習會資料，再內化修擬建置自己機構之作業內容，注意避免直接引用文獻內容爲機構執行指引，造成作業辦法、監控表單或作業內容及流程與機構實務作業之說、寫、做不一致之問題。

機構所有作業指引完成應進行照顧團隊相關人員之教育訓練，包含目的、操作定義、執行與提報流程等；並能顧及機構照護團隊成員之國際性，提供國際文字或語言（例如，印尼文、越文、泰文等）之檔案爲教育學習基準，以取得臨床執行共識，提高收案條件等執行作業認知與做法之正確性與一致性。另應安排專人負責或分派人員專責執行指標資料收集與分析，機構人員應依住民評估結果，依其高危因子及特性擬定具個別化之預防照護措施，落實執行機構之照護標準，包含相關表單效期正確性與內容之完整性，例如，各項健康或高危評估表、照護執行紀錄表、約束同意書等等。並鼓勵人員落實通報，遇發生事件，應在時效內進行相關資料提報，檢討分析與提出改善對策。

(八) 逐案與定期分析執行實務

機構推行品質指標監控過程中，需帶領機構團隊正向認同犯錯是人性的一部分，不應將錯誤的癥結和改善侷限在個人的行爲和表現上，透過系統化的思考和改變，才能眞正達到預防錯誤的效果。冰山理論指出，每一件嚴重的意外傷害背後，可能存在 30 件的輕微或無傷害的意外、600 件的異常事件，因爲嚴重傷害事件的發生機率並不高，若僅依賴嚴重事件的揭露才有進行改善的機會，機構、住民、家屬都將付出慘痛的代價（梁亞文，2018）。

遇有異常事件或通報案例發生，應進行相關逐案分析。有關事件分析，宜依到現場、看現物、了解現實、現場實（操）作及現場查證之五現原則，及 5W（What／何事、When／何時、Where／何地、Who／何人、Why／爲何）、2H（How／如何、How much／多少）1B（Benchmark／標竿）進行資料收集，掌握詳細清晰之發生情境，就該事件發生的可能因素，包含從機構提供服務之結構面、過程面進行檢討分析，以提出改善對策。並可透過品質管理檢討會議中，從作業流程、表單設計到跨專業合作機制等構面，建置機構的品質監控與改善追蹤機制，以爲持續提升。

以非計畫性轉出急性住院爲例，機構執行逐案或定期分析時，結構面上可研議：硬體（照護空間距離、空調）、人員（護理師、照顧服務員配置與資質）、洗手設備、輔具（翻身移位／下床）設施等相關影響因素。

過程面則可研議在提供照護服務之執行過程中之適當性與正確性，例如，收案條件／篩檢作業標準、日常生活照護技術標準、管路照護技術標準、評估與交班作業、環境清潔執行基準、儀器設備清潔與保養作業基準及監測流程等。

再以壓力性損傷爲例，機構執行逐案或定期分析時，結構面上，應研議硬體硬體〔床墊、空調、輔具（翻身移位／下床／支拖擺位）〕與傷口照護設施，及人員（護理師、照顧服務員配置與資質）等相關影響因素。過程面則可檢討團隊之日常生活照護技術標準、管路照護技術標準、評估與交班作業、傷口換藥技術標準、營養照護標準作業等提供服務之正確性；另床位擺設動線是否影響到人員提供照護服務之落實性與正確性等因素。並運用原因樹或 PDCA、RCA 等手法，抽絲剝繭確認眞正導因，以提出有效之改善對策。

改善措施是以住民爲中心，透過跨團隊討論，提出針對眞正導因之具體照護措施，並同步連結到住民之個別性照顧計畫及措施內容，且能進行追蹤評量改善措施之合宜性及正確性。

品質監控作業除前述異常事件或案例之逐案分析檢討外，機構亦應定期每月、每季、每半年、每年進行各項品質管理指標之全面性檢討與分析。依據逐案分析手法進行機構整體面之定期彙整與分析，及未達閾值之檢討分析，讓照顧團隊共同參與分析與檢討，掌握機構品質指標是否爲照護流程系統性之問題，或有住民個別性照護之特性，以提出整體之改善策略，並且留有執行紀錄，以佐機構落實推動與執行實務。

各定期監控結果之呈現方式，可依機構特性或作業流程自行擬定，或可參酌相關出版品或研習會資料內化修擬建置，建議建立相關提報表（見附件一）、每月及每季等定期整合性報告與分析作業（見附件二、附件三），有助管理者與照顧團隊洞悉機構之品質監控結果，即時藉由相關改善措施提升高風險指標監控成效，以達監控閾值之目標。

另，建議將相關改善措施，納入機構每年定期修訂例行性預防照顧措施之內容，以達從錯誤中學習與修正，避免相同因素重複發生相關事件作業，及落實執行機構照顧標準定期修訂更新之行政管理作業。另可規劃有系統的全面品質管理課程，強化團隊對機構照顧品質的了解，提升長期照顧的品質。

二、鼻胃管及留置導尿管管路移除照護

住宿式長照機構之照顧對象多爲高齡、腦中風或慢性退化疾病所致身體活動功能障礙者，高慢性病失能及管路留置比例，容易造成反覆住院。文獻指出鼻胃管長期留置的住民容易出現疼痛、不適、嘔吐、拒絕放置、鼻翼病變、慢性鼻竇炎、胃食道逆流和吸入性肺炎（Chilukuri et al., 2018; Gomes Jr et al., 2015; Motta et al., 2021）。

長者與長期照顧機構最常見的住院診斷爲泌尿道感染，年齡、管路留置時間與發生率均成正比，每多使用 1 天，感染機率會增加 3～10%，管路留置在 15 天以上者，感染機率更高（陳清惠、胡方文，2015；Griffiths & Fernandez, 2009），感染住民 80% 均有於導尿管留置（Gokula et al., 2004）。導尿管長期留置也會造成住民之生活不便及自尊衝擊，讓住民感到憂鬱、困窘、不舒服、疼痛及活動限制（Darbyshire et al., 2016; Giles et al., 2020）。故，避免不必要之鼻胃管及導尿管置入是預防相關感染的重要觀念，應儘早拔除或改以造瘻口照護，以維持住民生活品質。

有關機構提供管路移除（鼻胃管及導尿管等）之增進照護計畫及執行情形，與前述六大品管指標推動一樣，機構應訂有完整的鼻胃管及導尿管移除作業規範與照護計畫，且作業規範內容需包含目的、護理對象、執行方法、評值方法等才屬完整。相關之評估、照護措施流程，應能呼應時勢文獻之運用，倡導實證照護，並能符合機構實務可行性具體擬定。臨床實務中，應確實依機構之管路移除（鼻胃管及導尿管等）增進照護計畫執行，且留有執行移除訓練住民之逐案服務紀錄，具體評值執行成效。僅以住民之照護計畫呈現措施與評值內容，不足以完整呈現逐案服務紀錄；應能具體呈現機構提供移除照護起訖日期、時程、計畫內容、實際每日執行具體成果，且能以數據呈現以提升客觀性。管路移除指標，亦需明確擬定操作定義、計算公式與成功標準移除條件基準，以作爲監控指引。

機構執行管路移除（鼻胃管及導尿管等）之增進照護計畫，宜與六大指標納入每月及定期監控與檢討，就日常的品質管理作業及時準備督考或評鑑之完整資料，包含機構之管路移除（鼻胃管及導尿管等）增進照護計

畫執行作業標準、表單、個案實際執行之完整紀錄（評估、擬定計畫、執行過程進展與評值）、定期每月、每季、每半年、每年品質管理分析檢討報表等。

三、灌食照護

住民鼻胃管留置期間，除腸胃健康問題的住民依醫囑需採連續性灌食外，一般住民多使用重力滴注及推注方式進行間歇式鼻胃管灌食。林淑華（2017）指出，連續性管灌食的胃殘餘容量、腹脹及嘔吐盛行率高於間歇性管灌食；研究也指出管灌住民所使用的連續性灌食袋，經 24 小時的連續性灌食後，有普遍受汙染的情形，開袋子的次數越多及未依規定更新袋子等有較高的感染率（呂明娟、黃燦龍，1994；）。故，若經醫師評估住民腸胃健康問題而需要連續性灌食時，應有醫師醫囑並敘明每小時灌食的滴數、定期評估使用之必要性；機構也應備有連續性灌食作業標準規範，載明灌食袋更換頻率、清洗及保存方式等。

灌食技術與照顧亦爲品質管理之一環，正確操作與否影響到住民營養提供需求，並可能造成肺炎感染、反覆性非計畫性轉急性醫院住院異物哽塞意外事件。機構應訂有灌食照顧技術標準以作爲人員執行之依據，包含：灌食前的翻身扣背照護、抽吸、擺位、手部衛生、備物、沖泡品類與濃度、溫度之正確性、鼻胃管功能位置評估、回抽技術、消化情形評估及異常處理、灌食高度與流速之適當性、與住民之互動關注、住民之反應與緊急應變處理措施、灌食後管路暢通維持等。透過定期職前、在職教育及回覆示教，定期、隨機稽核工作人員管灌技術，並加強評估管路移除時機適當性等，以減少因長期留置易發生鼻腔與喉部損害、吸入性肺炎等合併症，影響生活品質。

針對管灌注民應有其個別使用之灌食空針，規範人員灌食前後均能正確執行灌食空針之清潔，並有適當之獨立存方容器。而前述之相關技術建議可納入機構定期評核及日常生活照護品質監管項目中，並可爲機構例行性教育訓練之議題，最後透過持續性之監控考核以助於日常管理之落實與成效。

四、失禁照護

失禁雖不是老化的必然現象，但為老年人常見的功能障礙，影響老年人身體、心理、社會、經濟及生活安全與品質，在機構照顧中也是一個重要課題。對於有失禁之虞服務對象應能提供相關防治與定時如廁等服務，機構可藉由相關文獻探討，建置機構實務可行的大、小便失禁照護指引，以引領團隊如何提供適切的照護，避免引發相關合併症。

機構相關指引之建置，宜清楚說明該指引之定義、建制背景及該作業指引之相關作業內容，如：目的、適用對象、照護目標、照護評估、照護措施與成效評值等。失禁包括尿失禁（urine incontinence）與大便失禁（fecal incontinence），相關評估應包含與失禁之相關病史收集，以了解住民之失禁情形，例如漏尿（滲便）的量、尿（大便）失禁的特性、相關的症狀、漏尿（滲便）的型態、過去及現在病史與排尿（便）習慣、用藥情形、食物及液體攝取情形，及生理相關系統評估、餘尿量評估及相關性檢查檢驗結果等。

照顧措施除了基本的協助定時如廁外，亦應考量如何提升住民之如廁能力，例如，相關運動訓練，包括凱格式運動、骨盆底肌肉的運動及訓練，以強化肌肉控尿及排便功能；或如膀胱再訓練和排尿習慣的重建、藥物與其他治療介入策略。相關照顧措施應符合機構實務可行性，考量設備儀器之設置、照護人力與時段、照護團隊之資源介入與整合照護，並能兼具住民評估結果與照護目標之個別性。

失禁住民可能感到羞愧或難以啓齒、無法接受，機構應提供安全無障礙且具隱私性的居住環境，以提升安全與尊嚴照護，亦應針對照服人員進行相關照顧技術技巧的評量、品管稽核，以確保團隊能以正向同理心鼓勵住民表達感受，給予心理支持及提供完善的照顧技術。

臨床實務作業中，建議機構可將失禁照顧計畫列為必要執行指標之一，依收治對象之評估結果列為重要照顧目標監控，列為跨團隊討論之對象，依照護計畫落實執行相關照顧措施，並具體留下照顧過程之紀錄，建立機構此特殊照顧之實務經驗。此外，建議臨床照護督導者或管理者，應行走動式勘查與管理，以了解照顧過程之困難或需求，再藉由跨專業討論會議或機構品質管理會議等，進一步檢討照護流程、設備或教育訓練之改善，以助臨床照護品質持續精進或創新。

五、疼痛照護

疼痛的導因複雜多元，含括生理、心理及靈性層面，並具主觀性，爲住宿式照護機構住民常見健康照顧問題，影響住民的生活品質。機構應關注疼痛相關評估與照顧議題，以提供以住民爲中心的適切、多元、安全、有效之照顧措施，增進舒適與生活品質。

(一) 疼痛評估量表

機構之照顧作業標準制定，應包含依機構收治對象特性，擬定符合服務對象年齡及能力之疼痛評估措施、處理辦法及流程。相關流程應包含：疼痛評估、照顧處置、再評估作業流程、跨專業合作的緩解或治療疼痛照顧策略方案，以作爲機構團隊提供住民個別化的疼痛控制計畫指引。文獻可搜尋到多種不同的疼痛評估量表，以應用在不同認知程度之住民評估，例如常見的 10 分數字計分量表（Numeric Rating Scale, NRS），讓住民口述或於線上標示自己的疼痛強度，0 分代表不痛而 10 分代表最高疼痛強度；讓住民直接口述不痛、輕微痛、中度痛或嚴重疼痛的語言描述量表（Verbal Descriptor Scale, VDS）；Wong-Baker 臉譜量表（Wong-Baker FACES Scale），以開懷大笑到哭泣流淚共 6 個卡通圖依序排列代表疼痛狀況。

針對認知障礙住民的評估工具則包含 DOLOPLUS-2 疼痛評估量、重度失智疼痛評估量表（Pain Assessment in Advance Dementia, PAINAD）及溝通障礙長者之疼痛評估檢核表（Pain Assessment Checklist for Seniors with Limited Ability to Communicate, PACSLAC）等等。

建議機構評估量表之制定宜能依據機構收治對象特性，並注意量表使用之授權合法性研議建立，並依評估量表建立評估執行作業標準，說明評估結果之意涵及對應之可行照顧措施或醫療處置內容，以供人員正確執行指引，並能依照評估結果提供住民個別性的相關照顧介入措施，依基準執行追蹤評值，確認照顧之效能。

(二) 疼痛照護處置執行與紀錄

疼痛評估應能落實納入機構每日之生命徵象評估項目，當住民評估有疼痛問題時，需依照護基準進行疼痛之進一步評估，包含疼痛開始時間、位置、嚴重度、持續時間、緩解及加重因素，並依評估結果提供相關照護介入措施，例如，非藥物處置（如：分散注意力、放鬆技巧、靈性支持、按摩、穴位指壓、芳香療法、音樂治療、物理／職能治療、適當支托擺位及冷熱療法等）、藥物處置（如：非鴉片止痛劑、鴉片止痛劑、輔助用藥、肌肉鬆弛劑、類固醇等）、跨團隊轉介等；且依照機構明訂之評值時機進行再評估追蹤，以確認照護措施調整之需求，達緩解民疼痛，增進其舒適之照護目標。另應考量長時間持續疼痛住民之照護需求，界定評估結果應建立健康照護計畫之時機，以適時建制住民之疼痛照護問題，讓跨團隊共同關注其照護需求，提升給予符合住民個別需求之照護計畫。

管理者可依此照護管理需求，評估建制機構之疼痛照護品管監控指標，以客觀了解機構住民之疼痛發生密度、疼痛強度分布與照護成果之情形等，並檢核人員使用疼痛工具與評估結果之正確性，同時喚起照護團隊對疼痛照護議題之重視，監控提升照護團隊執行指引及一致性，確保住民之照護與機構之品質持續提升。

第二節　防疫機制建置與感染管制

住宿式機構的住民大部分罹患慢性病且經常為多種共病，甚至合併有衰弱症現象。大多數住民依賴照護，也有部分是認知障礙或失智症住民，因此在照顧上預防感染是住宿型機構首要的任務。如何做好感染管制，首先要依照機構的規模、收住住民的特性等，制定適合的「感染管制手冊」；有了作業規範，工作人員執行照顧才有依據。另，可藉由年度計畫及時程表，提醒按時做好感染管制，方能確保住民安全及提供優質照顧品質（Dyer et al., 2022）。

以下依硬體環境、設備及執行業務，例如定期健康檢查、侵入性照顧技術稽核、定期完成疫苗接種及落實日常照顧等作業說明。

一、環境及設備

近幾年傳染病造成全球疫情，機構照護空間及動線規劃越顯重要。以下分別說明環境及設備的重點。

設立機構若能從照顧需求的觀點，規劃時即應加入感染管制概念，譬如空間規劃，優先考量人員、物品出入口、電梯進出或動線管制規劃、隔離病室的位置、洗手台設置、汙物運送路線等，亦可參考科技整合思維，例如物聯網，導入智慧科技，以科技方式減少門禁監控人力等，勢必能節省照顧流程及人力，有助降低感染風險。

二、建置隔離室空間

住宿式長照機構如何因應新興傳染病流行，防堵病毒或細菌進入機構，首要是配置「隔離空間」。「隔離空間」設置地點，要考量住民感染後就醫運送的動線，必須遠離公共活動區，最好設在最靠近出口的房間。至於該設幾間「隔離空間」，自 2019 年起，全世界經歷 COVID-19 的疫情，機構可檢視設定的「隔離空間」房間數是否足夠？另，應以照護分區、分艙的照顧需求及工作人員動線爲考量。「一艙」是以分區空間及照顧人力不跨區、不重疊的思維爲單位，若每艙都能預留一間「隔離空間」，方便彈性運用，當社區疫情升溫時，方便彈性調整。

另外，隔離空間應以單人床爲主，若礙於空間限制，隔離房爲多人房，需以疑似相同感染症狀的住民集中照護。因「隔離空間」必須是立案床位，若長期閒置將影響機構經營收入，唯爲了因應感染風險，仍建議以單人床爲主。以下說明「隔離空間」應有的設施設備。

1. 洗手台及浴廁

執行手部衛生可降低醫療照護相關感染，國內 2010 至 2011 年積極推動醫院手部衛生運動。疾管署自 2014 年開始推動「長期照護機構感染管制查核」，查核項目之一即爲「配置洗手設施及實施手部衛生作業」。隔離空間洗手台最好能裝置非手控式水龍頭，讓工作人員照顧後不用觸碰水龍頭，即可完成溼洗手。倘若未裝置非手控式水龍頭，應提醒工作人員溼洗手後，以擦手紙包水龍頭的標準洗手步驟完成洗手。另，隔離空間應設有衛浴設備方便接受隔離照顧住民如廁。

2. 獨立空調

隔離室應有獨立空調爲長照機構設置標準，起因於照顧經由空氣或飛沫傳染疾病如嚴重特殊傳染性肺炎、結核病、流感、水痘等，獨立空調可避免病毒藉由空調擴散。

3. 隔離前室空間

2020年起COVID-19傳染病在全世界流行，各國政府均致力於高強度防堵及消滅病毒，當機構必須照護輕症COVID-19住民或照顧暫留等候轉出的中重症感染住民時，只能住進「隔離空間」。假若隔離室備有一個「前室」當作一個緩衝區，讓工作人員能穿好防護裝備包含戴好N95口罩、隔離衣、手套、面罩、髮帽或鞋套等，於「前室」檢視防護裝備安全後，再進入隔離室照顧住民，工作人員心理上會比較放心。「前室」亦可提供工作人員在照顧感染風險高的住民後，於「前室」脫除隔離裝備再離開，確實做到防堵病毒在機構間傳開。

若環境不容許有「前室」空間，建議可以以工作車或警示帶拉出警戒線封鎖區域，當成緩衝區，脫除防護裝備後，務必完成手部衛生再離開。

4. 防護措施

隔離措施有標準防護措施、接觸傳染防護措施、飛沫傳染防護措施、空氣防護措施等，可以善用「隔離防護隔離卡」標示防護標準，張貼在隔離室門口，讓照顧及清潔人員於照顧及清潔環境時，遵守隔離之注意事項。長照機構最常使用「接觸傳染防護措施」，意指進入房間或照顧住民前應穿隔離衣、戴手套，應備有專用血壓計、聽診器，設備使用後要做適當清潔、消毒。需要「接觸隔離」的照顧情境如住民出現腸胃道嘔吐或腹瀉等症狀如細菌或病毒性腸炎、皮膚疹如疥瘡、痰或小便有抗藥性菌株等需隔離防護。「飛沫傳染防護措施」適用於病原體侵犯人體呼吸道的傳染病時所採取的隔離方式如：流行性感冒、德國麻疹、肺炎、腮腺炎、百日咳等。「空氣防護措施」適用防護如水痘、痲疹、H5N1 流感、SARS、肺結核及 COVID-19 等。

5. 進出隔離空間的紀錄

當照顧疑似高感染風險的住民時，例如新冠肺炎、流感等，進出隔離空間應留下紀錄，倘若機構內發生群聚感染，進出隔離空間的紀錄可協助疫情調查。

三、整備防疫物資

機構經常性應備妥感染管制需要的物資；包含個人防護裝備醫療級口罩、乳膠手套、隔離衣（可重複清洗的布隔離衣）及環境清潔物資如漂白水、清潔手套、垃圾袋等。當全國有傳染病風險且疫情嚴峻時期，視狀況增加 N95 口罩、防水隔離衣、護目鏡或全面罩、髮帽、鞋套、連身型防護衣等防疫物資。

平常無傳染病期間，個人防護裝備應庫存一星期的需求量，隨疫情發展，為確保機構可能照顧疑似感染傳染病或發生疫情時之營運，要能及時補充 1 個月足夠的庫存量。以下為預估需求量之計算公式：

防護裝備需求量 = Σ〔各類照護類型 Σ（每日工作人員人次（B）× 每人次接觸病人次數（C）× 每人次接觸病人數（D）× 每次使用防護裝備數量（E）× 工作天數（F））〕

防疫物資管理應訂有庫房管理規範；各項醫療級防護用品，均應標出有效期限，儲放物資以貨架或防水容器裝置，避免使用易有蟑螂滋生的紙箱，容器標上物資名稱、數量、批號、尺寸分類及有效期限等。庫房要有空調，室溫不高於 35℃、保持清潔乾燥，存放物資應離地、離牆，不接觸天花板，物資管理應有進出領用紀錄，訂定每週或每月更新 1 次。機構應有物資盤點紀錄（表 3-1）。

表 3-1 防疫物資盤點表

點日期： 盤點人員：

序號	品名	規格	數量	單位	存放／使用情形
1					

四、洗手設施

手部衛生設備裝置包括液狀洗手乳、擦手紙架及酒精乾洗手液。世界衛生組織（World Health Organization, WHO）建議使用液狀肥皂水至少洗手 20 秒或當沒有溼洗手設備時，使用含有 60% 酒精的乾洗手液來保持手部衛生。

1. 溼洗手設備

護理站、準備室、配膳室、污物室均應有完整洗手台設備。包含液狀洗手乳（若使用肥皂，需保持乾燥）、非手控式水龍頭、擦手紙盒及紙、垃圾桶及正確洗手步驟的標示。

2. 酒精類乾洗手液

於手部無明顯髒汙或是沒有接觸體液或產生孢子的病原時，使用酒精性乾洗手液時有相當的效果。機構購買酒精類乾洗手液時需注意，應經衛福部核准、取得藥品許可證字號，明列酒精成分且標示為手部衛生使用，可考慮進用含有潤溼劑，較不會造成工作人員洗手後手部乾燥的問題。設置酒精類乾洗手液地點應與火災預防、風險評估、衛生及感染控制等原則進行評估，以達到照顧時容易取得為原則，並考量照顧者就近性及方便性，方能落實「洗手 5 時機」的要求；建議安裝壁掛式、桌上型（如工作車、工作檯面等）應加強固定以免傾倒（如框架或束帶）或隨身瓶（工作人員使用）。壁掛式酒精架安裝於廊道（避開電源開關）、住房內（方便工作人員照護前後洗手）、公共空間包含接待來訪人員進出區、娛樂室、餐廳、電梯等候區等。設置壁掛式裝置前應考量無障礙空間，避免視障者碰撞。若有收住認知障礙住民應注意避免認知障礙的住民以為是可飲用的水，誤用而造成傷害。

機構應管理酒精洗手液的總存量，採購適量，勿囤積過多庫存量。庫存酒精洗手液應存放於防火耐燃的安全儲物櫃中並上鎖列入管理，並依《職業安全衛生法》、《危害化學品標示規則及通識規則》提供「安全資料表」。

酒精洗手液使用時應注意有效期限；最好進用單包裝，依原廠有效期限使用，若非使用原廠包裝，建議有兩組容器，由專人清潔空瓶洗淨晾乾後分裝，並標示開封日期（以 1 個月爲有效期）。

酒精性乾洗手因比溼洗手快速、方便且有效，大幅改變醫療照護人員的手部衛生習慣，但仍應注意酒精無法有效對抗 C. difficile 之孢子困難梭狀桿菌、諾羅病毒等，提醒工作人員處理住民嘔吐或排泄物後，還是要使用肥皂及清水清洗手部，方能保障住民健康。

五、漂白水管理

漂白水「次氯酸納（sodium hypochlorite）」價錢便宜、功效快速，因此，經常使用稀釋的家用漂白水來消毒環境。使用漂白水時應小心處理，因爲漂白水對黏膜、皮膚及呼吸道具刺激性，泡製或使用漂白水時要開窗，使空氣流通並需佩戴保護裝備如護目鏡、防水手套及防水圍兜。稀釋時要用冷水，因爲熱水會令成分分解，失去效能，也不要與其他家用清潔劑一併或混和使用，以防降低殺菌功能及產生化學作用。

由於次氯酸鈉會隨著時間漸漸分解，經稀釋的漂白水，存放時間越長，分解量越多，殺菌能力便會降低，所以要在 24 小時內用完。

市售漂白水約含 5% 次氯酸納，一般環境消毒 500PPM 次氯酸鈉濃度爲 0.05%，漂白水與水的比例 1：100，也就是 100c.c. 漂白水加 10 公升清水中。當作爲清潔消毒分泌物或排泄物汙染之物品或表面時爲 1000PPM，次氯酸鈉濃度爲 0.1%，漂白水與水的比例 2：100，也就是 200c.c. 漂白水加在 10 公升清水中。清潔服務人員執行環境清潔時應依照機構訂定環境清潔消毒程序，才能有效達到環境消毒目的。

六、年度工作計畫及執行

感染管制工作重要且繁瑣，大致可分爲感染管控監測、感染管控政策、教育訓練及員工保健等。機構管理者宜將感染管制工作列入機構年度工作計畫並依時程表執行。工作計畫包括目的、現況分析、年度目標、執行措施、步驟及預期成效、計畫預算、預期執行進度等，訂定目標要具體明確且設定完成期限，可參考衛福部的感染管制年度計畫範例訂定。

感染管制工作計畫重要事項有：增修感管手冊、配合感控政策維護住民安全（定期通報、疫苗接種）、監測護理侵入性技術、防護裝備及新興傳染病演練、員工及住民健康管理等。以下分別說明：

1. 定期增修感管手冊

政府已編列「長期照護機構感染管制手冊」供機構下載參考，機構管理者及感管專責人員應依照組織大小、收案對象或工作人員特性等修改適合機構的感染管制手冊。感染管制手冊可提供照護團隊依循作爲照顧的方針。由於醫療日新月異，感染管制也會因新知而需要經常調整或修改，因此應定期審閱增修感管手冊內容。

機構負責人應找到認眞負責、樂觀進取、言行端正的人格特質且對工作有熱忱、看待事情有高的敏銳性及警覺性的同仁來擔任感管專責人員。機構內感管專責人員負責感染管制業務，包含增修感管手冊。機構負責人應賦予編制內特定全職人員（擁有護理背景最爲適當，因護理養成教育同時有疾病訓練又有照護方面專業）來擔任感染管制專責人員，其資格應符合「長期照護矯正機關（構）與場所執行感染管制措施及查核辦法」規定，並應接受完整感染管制課程及訓練。

2. 定期通報

定期健康監控是機構掌控群聚感染重要的手段。機構內應有通報的組織架構及流程，發現異常時立即啓動內部及外部通報。依據衛生福利部疾病管制署「人口密集機構傳染病監視作業注意事項」，當住民出現呼吸道、腸胃、不明原因發燒、疥瘡及其他症狀類別的通報條件及症狀時，應依規定上網登錄通報。故，機構應有專責人員負責執行疫情監視及定期或突發的立即通報。

通報啓動通常是由臨床護理人員每日至少量測 1 次住民體溫及身體評估、執行住民健康監測時發現異常，當有感染風險出現 1 位以上住民，出現相同感染徵候如發燒、嘔吐、腹瀉等，需主動依照通報架構啓動各類傳染病防護措施，避免造成群突發感染。

工作人員的健康監測與住民健康監測同等重要，機構應讓工作人員充分了解需通報的健康症狀，才能掌握工作人員健康，有效阻隔工作人員將傳染病帶進機構傳染給住民。

3. 傳染病及群聚感染

感染監測是品質指標重要項目之一，機構常見群聚感染包括皮膚疥瘡感染、腸胃道諾羅病毒性腸胃炎及呼吸道流行性感冒、新冠肺炎等新興傳染病感染。敏銳偵測感染的發生是預防群聚事件的關鍵，工作人員應對傳染病的症狀有所警覺，當住民出現相關症狀時，應立即採取隔離及消毒措施，通知單位內感染管制專責人員及主管並由指定人員完成「人口密集機構監視及預警系統」線上通報。

護理人員依照單位內感染管制手冊的「群聚感染群突發處理」作業規範，冷靜依作業規範逐項進行，包含是否留檢體及疫情調查，找出感染確立個案或潛伏個案，指導照顧人員介入措施如加強手部衛生、啓動照顧者個人防護裝備（手套、口罩、護目鏡、隔離衣、防護衣等）、安排住民安置及轉送，採取住民就地隔離及落實環境之常規、終期消毒等。當群聚感染發生時，應完整記錄事件始末及處理經過，撰寫感染事件檢討報告，機構可藉由事件分析找出改善措施，必要時增修單位內感染管制作業規範或加強人員之再教育等。

機構應視感染事件之規模，必要時成立「感染緊急小組」通報衛生主管機關，並設置聯絡窗口，與衛生主管機關保持聯繫，隨時接受各項防疫資訊。做好感染管制的管理，可減少因處理群聚感染造成的花費成本，甚至可避免住民因感染導致死亡或法律訴訟甚至影響機構名譽及營運。

機構可依照可能發生的群聚感染，進行桌上或實體演練，讓工作人員熟悉發生感染時之應變作爲，提升應變能力。

2019 年，全世界受 COVID 19 疫情影響，住宿式長照機構因收住住民多爲年老、多種慢性病，加上大部分的住房多爲多人同住的房間型態，一旦有人確診，很容易造成機構群聚感染。中央流行疫情指揮中心訂定「衛生福利機構及相關服務單位因應發生 COVID-19 確定病例之應變處置建議」，提供機構參考可依據機構規模大小，訂定符合機構的應變計畫。

年度計畫中應安排照護人員穿脫個人防護裝備 PPE 技術稽核；應依應變計畫書寫因應新興傳染病的應變腳本，模擬情境安排工作人員桌上及實體演練，及時啟動住民確診感染的應變計畫，落實住民健康照顧或依照傳染病轉出流程轉醫院治療，確保機構能持續運作照顧其餘未感染的住民。

七、定期健康檢查及健康管理情形

(一) 工作人員及住民健康管理

1. 工作人員健康管理

依據行政院公布之《職業安全衛生法》第 20 條（勞工體格檢查、健康檢查之施行）新進工作人員應於到職前完成健康檢查，由醫師判定無傳染性疾病。員工亦可提供到職前 3 個月內健康檢查，項目包含：胸部 X 光、血液常規及生化、尿液檢查，並有 B 型肝炎抗原抗體檢查報告或 B 型肝炎疫苗施打紀錄。每年安排在職工作人員接受 1 次健康檢查，至少包括胸部 X 光、血液常規及生化、尿液檢查。供膳人員每年檢測傷寒糞便檢查及 A 型肝炎檢查 Hepatitis screen，包含 A 型肝炎急性感染期（HAV IgM）、A 型肝炎抗體（HAV IgG）：若 IgM 陽性，代表「正在感染」A 型肝炎，應立即停止配膳相關照顧工作；若 IgG 陽性：代表「曾經感染」或曾經打過 A 型肝炎疫苗，具有免疫保護力。若 IgM 和 IgG 兩種抗體檢查皆陰性，建議施打 2 劑 A 肝疫苗，若提供抗體陽性證明或施打疫苗證明之後可不必再驗。健康檢查應於可核發合法檢驗報告的機構辦理，並有合格之醫師檢視報告後核章。

2. 住民健康管理

收住新住民應於入住前提供體檢報告，項目依照相關主管機關的規定如包括胸部X光、血液常規及生化、尿液檢查等，並有醫師判讀後核章。收住罹患精神障礙住民之機構，需提供入住前10天內桿菌性痢疾、阿米巴性痢疾及寄生蟲感染陰性檢驗報告。

每年於年度計畫中訂好住民體檢時程，可配合政府推動的成人健檢或老人健檢，唯應注意成人健檢或老人健檢項目是否符合，不足的體檢項目應與家屬說明，可與回診醫師或合約醫院完成。住民年度的體檢報告，建議由主責護理人員負責與回診醫師共同訂立住民各別的健康管理計畫，定期追蹤。

(二) 疫苗注射規劃與管理

「疫苗接種」是初段預防的第二級特殊保護的最好例證。疫苗對於成人的保護效力可達80～90%，只是65歲以上老人因免疫系統老化，產生之保護效力較不如成人，但仍可有效減少老人因為感染疾病住院與死亡。機構應積極配合政府推動公費疫苗注射，辦理員工教育訓練，提升員工對疫苗認識、張貼宣傳海報、下載政府宣導影片播放、辦理住民及家屬的衛生教育講座及發送衛教單張、傳遞電子郵件或通訊軟體給家屬等策略，或鼓勵施打後發給獎勵金（品）或照護費折扣等，達到宣導及鼓勵施打目的。

近幾年公費疫苗種類有：COVID-19 **疫苗**、肺炎鏈球菌疫苗（Pneumococcal vaccine）及季節性流感疫苗。應積極宣導獲住民本人或家屬同意後，製作接種名冊，配合醫療院所到機構注射；機構應提供監測住民體溫等生命徵象給醫師，由醫師判定才完成施打，每次施打名冊應由醫療院所及醫師完成簽章，留存紀錄。機構需積極追蹤疫苗施打狀況，統計施打完成率。雖經足夠說明及鼓勵，仍會有部分不同意施打或病況不適合施打的住民；應由住民或家屬簽妥不願意施打證明。若經醫師評估不宜施打，亦應由醫師留下回診醫師紀錄作為佐證。

防疫專家建議，長照機構更應鼓勵工作人員及家屬接種疫苗，唯因大多數住民接觸外界機會相對少，分析住民罹患流行性感冒或其他傳染病，可能都是由工作人員或家屬、親友帶入機構傳染給住民。因此機構應加強鼓勵工作人員及照顧者（如家屬自聘陪住者）及家屬完成疫苗接種。期待工作人員對傳染病有抵抗力，才能減少將病源藉由照顧工作帶入機構傳染給住民。

八、手部衛生

世界衛生組織（WHO）於2009年，提出「拯救生命：清潔雙手（Save Lives：Clean Your Hands）」活動，同時將5月5日訂為「世界手部衛生日」，呼籲全球響應手部衛生，並以5隻手指頭象徵手部衛生5時機，強化手部衛生的重要性，做好手部衛生減少感染。

落實手部衛生是減少感染發生，最基本且不需要特殊專業就能做到的感染管制措施之一，也是預防相互感染最基礎且符合經濟效益的控制策略。機構應優先進行手部衛生相關教育訓練，提升工作人員手部衛生知能，繼而改變工作人員正確洗手的習慣。手部衛生的執行，除了仰賴工作人員外，探訪親友及住民也都需要共同遵守，才能預防及減少傳播醫療照護相關的病原體。

機構應訂定手部衛生稽核計畫：檢核洗手五時機的遵從性及洗手的正確性。

(一) 洗手的時機

時機1「接觸住民前」

時機2「執行清潔或無菌操作技術前」

時機3「暴露住民體液及血液風險後」

時機4「接觸住民後」

時機5「接觸住民周遭環境後」

(二) 正確的洗手

遵循洗手步驟七字訣：內→外→夾→弓→大→立→完

(三) 洗手的方式

1. 溼洗手適用情況

(1) 肉眼可見手部髒汙或被血液、體液汙染。

(2) 暴露於可形成芽孢的細菌或沒有外套膜的病毒（如困難腸梭菌、腸病毒、諾羅病毒）。

(3) 進食前。

(4) 如廁後。

溼洗手時間平均：40-60 秒。

2. 乾洗手適用情況

除了必須溼洗手以外的其他情況皆適用。洗手時間平均：20-30 秒。

(四) 洗手正確性及遵從性稽核

爲推廣及有效維持良好手部衛生習慣，應由訓練的專責人員以直接觀測進行稽核。定期檢查乾、溼洗手設備完整率及功能正常率。

1. 洗手正確性：觀察工作人員洗手步驟之完整性。
2. 洗手遵從率：照護過程中出現洗手機會時，觀察工作人員執行洗手的遵從情形。

使用「手部衛生遵從性稽核表」（表 3-2）記錄「每次」洗手稽核，計算出遵從率及正確率。

表 3-2　手部衛生遵從性稽核表

被稽核	□護理師□照顧服務員□社工□營養師□回診醫師□治療師		
洗手機會	洗手時機	洗手方式	洗手正確性
	□時機 1 接觸住民前 □時機 2 執行清潔無菌技術前 □時機 3 暴露住民體液及血液風險後 □時機 4 接觸住民後 □時機 5 接觸住民周遭環境後	洗手方式 □乾洗手 □溼洗手 □沒洗手	洗手步驟正確性 □確實 □未確實

以此表為單次洗手稽核紀錄，累加算出洗手遵從率及洗手正確率。

$$洗手遵從率：\frac{乾洗手次數+溼洗手次數}{洗手機會總次數}$$

$$洗手正確率：\frac{乾洗手洗手正確性+溼手洗手正確性}{洗手方式：乾洗手次數+溼洗手次數}$$

藉由直接觀測手部衛生遵從率、洗手設備是否齊全，可評估工作人員手部衛生執行結果，了解機構推行手部衛生需改善的部分，促進工作人員對洗手的認知、態度、行為之改變，方能提升手部衛生執行之效益。

九、侵入性照護技術之正確性

機構收住住民因生理及疾病因素被放置鼻胃管、導尿管或氣切套管等管路，也可能有胃或腸造瘻管或膀胱造瘻管，或收住腎衰竭住民有血液透析永久導管（Permcath）、臨時導管（雙腔導管，double lumen catheter）或腹膜透析的腹壁導管等，放置管路解決了醫療及照護問題，但也衍生出感染問題。

機構應依照收治住民之醫療照顧處置需求與特性，制定「侵入性照護技術手冊」，以作為執行照顧技術之標準及依據；內容包含手部衛生、無菌技術、滅菌消毒、抽痰、傷口換藥、造瘻口傷口照護及各種管路更換及照護等。

「侵入性照護技術手冊」擬訂之項目作業別應與機構實際提供需求一致，住宿式長照機構無法或不會執行者，均應予排除。各執行技術之設備、步驟應考量符合長照機構之實務作業，避免直接引用醫療機構之作業流程，以達執行作業標準與實務執行是可行且說、寫、做均為一致。

另，機構應建立年度定期教育訓練及稽核侵入性照顧技術之正確性，監控及確保機構照顧品質，降低感染事件及醫療照顧糾紛之風險。技術執行評核表內容應能與機構制定之執行技術標準內容一致，並建立具體客觀之評核給扣分基準。稽核人員可安排護理主管或資深人員進行技術稽核，避免自己考核自己之情形發生，以確保每位護理人員技術評核之客觀性與正確性。針對評核結果應定期彙整及分析缺失，並提出具體改善對策，視結果進行再評核作業，以提升機構照顧品質。

除照顧技術之監控外，機構亦應針對提供照護技術的醫療衛材、無菌物品和器械等訂有管理規範；如置放區域應清潔乾燥、無菌物品標示消毒有效日期、醫療用品應先進先出及物品品項及數量足夠等。

小結

住宿式機構住民多、空間小、照顧人力比高，且平時住民就容易有肺炎、泌尿道感染的感染風險，一旦有傳染病極易在機構中傳播，機構業務負責人應重視感染管制，參考衛生福利部的指引及規範，訂好年度計畫，每月按部就班落實感染管制措施，才能減少感染率，增進住民照護品質，讓機構穩定營運。

第三節　身體清潔及活動照顧

維持身體清潔是「人」的基本需求，協助住民身體乾淨且沒味道及安排適當活動，讓住民保有尊嚴，減少制動、增進健康，是機構管理者及照顧者的第一要務。

一、清潔(含身體、寢具及衣物)及翻身拍背服務情形

提供服務對象清潔服務

「協助洗澡」是照顧活動中最耗時的照護技術之一，藉由定期洗澡，可刺激血液循環，維持關節及肌肉的活動等。沐浴更可以改善體味抵禦外部細菌入侵皮膚。洗澡後住民感到清爽、舒適，進而提升自我身體影像及維持自尊，增進人際互動，提升社交地位。

以下以安全舒適角度，說明協助洗澡的環境及應注意的重點：

1. 隱私空間：爲了維護住民隱私及尊嚴，沐浴空間一定要有可關的門或隔簾，對外窗也要有可使用的窗簾；即使住民已經失能或失智，但維護個人隱私是不容折扣的。若沐浴空間設計爲多人使用，照顧者也務必在曝露住民身體時，使用圍簾維護住民隱私及尊嚴。

2. 適宜的室溫及水溫：住民大多罹患慢性病，應備有氣溫低時的溫控裝置如乾燥暖風機或電暖器等，才能避免洗澡時失溫。浴室應提供穩定恆溫的熱水設施，勿有忽冷忽熱現象，以免發生燙傷的意外事件；年長住民因皮膚變薄，皮脂腺逐漸萎縮，皮膚表面分泌的油脂減少，皮膚變得容易乾而易引起皮膚瘙癢，爲了避免越洗越乾癢，應注意洗澡水溫不宜過燙，清洗時間不要太久。
3. 適合的沐浴洗劑：避免使用清潔力過強的肥皂或沐浴乳，可在沐浴後馬上使用保溼乳液等保溼劑，保持皮膚的油脂和滋潤度。洗澡清潔重點包括會陰部、腋下、皮膚皺摺處、雙手及雙腳以及指（趾）縫間、關節及皮膚皺摺處等部位，以上皮膚皺摺處清潔後應擦拭乾淨，可使用低溫吹風機吹乾皮膚皺摺處特別是關節攣縮處及指（趾）縫，可增進局部乾爽舒適，預防黴菌感染。
4. 適合的洗澡次數：年長者大約一週洗兩次澡就可以了。反之，若收住年輕住民，應以每週 3 次爲最低標準，才能達到個別化的照顧目標。
5. 適當沐浴輔具：浴室應備有依住民失能程度的沐浴輔具；如洗澡椅、洗澡床、扶手及防滑地面、緊急呼叫鈴等設備，才能保護工作人員及住民免於跌倒風險。
6. 舒適安全的沐浴環境：洗澡過程中要注意保護眼睛並避免讓耳朵進水，可以適當使用住民個人的耳塞或沐浴帽等沐浴用品。協助洗澡時可撥放放鬆的音樂或使用芳香精油噴霧等，讓工作人員及住民放鬆享受洗澡。另外要注意管路照顧；如有氣切套管、腸或膀胱造瘻口及腸、腎導管或壓傷傷口等，可局部使用乾毛巾圍堵或使用防水保鮮膜覆蓋或塑膠袋阻隔洗澡水進入。洗澡中要保護及固定各管路，避免滑脫注意管路安全。洗髮後應立即使用中低溫吹乾頭髮，鼓勵住民自行梳理髮型等，維持清爽宜人的外觀。
7. 失智個案的沐浴：「沐浴」是一種維持身體清潔的方式，但對於照顧認知障礙的失智症住民，定期的「協助洗澡」對照顧者是極大挑戰，失智症住民可能出現困難配合、抗拒洗澡行爲等，需要工作人員更有耐心、用心的呵護。照顧認知障礙的住民如脫衣、曝露身體等動作時，更需要細心、謹慎的協助，工作人員要留意住民反應，儘量避免造成住民驚慌，因而出現攻擊行爲。謹愼評估，若情緒激動或有暴力攻擊行爲，必要時可與回診醫師討論，於每次洗澡前使用少量精神安定劑。

8. 沐浴規範：應制定「非洗澡日的身體清潔」規範；如「晨間護理」的概念：包含洗臉、口腔清潔、會陰清潔、手部清潔、服裝儀容整理及整理床舖等。
9. 提供參與沐浴的機會及自我形象的維護：身體功能部分依賴的住民，應訂立協助自我照顧的方式；鼓勵自行完成洗臉、身體局部、梳頭髮或刮鬍子等整理儀容。選擇適合季節及場所的合宜服裝，應尊重住民個人意願或符合社會文化的髮型，切勿以方便清洗的理由，無論男女性別一律剪剃 5 分頭甚至是光頭。對於長期臥床失禁住民，除穿著尿布外亦須協助穿褲子，避免暴露臀及腿部，維護住民尊嚴。
10. 每日清洗規範：根據統計泌尿道感染好發老年人、長期臥床住民或是先天性泌尿道或神經系統疾病、糖尿病等皆爲高危險群。因此每日會陰清潔是預防泌尿道感染重要的照顧工作。執行會陰清潔經常使用塑膠的「小可愛」清洗器來沖洗，因清洗過程「小可愛」噴嘴易遭汙水噴濺，建議每位住民使用個人的「小可愛」並訂定清潔及消毒規範，如每週使用 1：1000 漂白水浸泡消毒。

二、日常活動規劃

(一) 長期臥床個案日常活動規劃

1. 定期翻身擺位

人體長時間固定同一姿勢，或擺放的姿勢不適當，可能壓迫神經，造成疼痛不適。定期翻身可維持皮膚完整，避免壓力性損傷、維持肢體功能位置及提供舒適臥位。可使用滑布的移位輔具協助翻身或使用氣墊床或脂肪墊等輔具避免造成壓力性損傷。預防發生壓力性損傷，通常是每 2 小時要改變姿位，若住民有個別因素可能需要縮短翻身時間的間距。翻身擺位時要注意儘量不要讓住民皮膚摩擦床墊，可使用枕頭或功能性翻身枕協助維持舒適位置。

長期臥床住民易導致骨質流失造成骨質疏鬆症，要注意臥床住民發生自發性骨折，其中又以年長女性、風溼性關節炎、糖尿病，或使用抗癲癇、類固醇等藥物者，被認爲是罹患骨質疏鬆症的危險因子，再加上住民長期以鼻胃管灌食、認知功能障礙、肢體癱瘓、關節攣縮或日常生活完全依賴者等，以上危險因子均被視爲發生自發性骨折的高危險群。

照顧骨折高危險群的住民，翻身時要特別注意，根據文獻骨折發生的部位多在攣縮的關節兩端，偏癱的肢體較正常肢體更容易發生，以一般搬動方式，因攣縮關節的肢體常會屈曲緊貼於於軀幹，攣縮關節就會造成類似槓桿的支撐點，在移位或抬起長骨遠端過程中，可能會使低骨質密度的骨頭發生骨折現象。因此執行翻身或移動此類住民時，應支托預翻動最近的 2 處關節且動作宜輕柔，可使用翻身單或由兩位人員同時翻身及轉位，才能避免骨折發生。

2. 被動關節運動

住民因罹患疾病造成身體功能依賴程度不同，應由物理（職能）治療師評估及擬定訓練計畫。如協助行走、站立訓練、翻身訓練或被動關節運動等。

因臥床的病患常無法主動讓關節達到最大角度的伸展，時間久了，關節會攣縮變形，造成疼痛以及轉位及身體清潔上的不便，因此需要被動關節運動，幫助維持關節活動度。

施行原則：執行被動關節運動時要面對住民觀察住民的反應；要運動的部位儘量靠近自己，避免耗力拉扯；若住民感到疼痛或有抗拒動作時，應立即停止；全癱或偏癱的臥床住民每日執行上、下肢關節被動運動；以關節部位爲運動單位，由身體的近端漸至遠端，大關節漸至小關節，關節活動時遇到阻力勿強行彎曲或拉直，以免造成骨折傷害，每個關節皆採漸進式的角度增加，盡可能做到最大的關節活動度，運動節律緩慢每項運動的重複操作 2-5 次，操作到最後範圍時，需持續固定 10 秒鐘，但勿來回振動。若住民可配合，可鼓勵用健側手腳協助患側活動。

<u>上肢被動關節活動</u>：
肩關節：上抬、外展／外旋／內旋
手肘：彎曲／伸直、手臂外轉／內轉
手腕：彎曲／伸直／繞圈
手指：握拳／打開（大拇指張開）
<u>下肢被動關節活動</u>：
髖關節與膝關節：彎曲／伸直
髖關節：外展／內收
髖關節：外轉／內轉
踝關節：背曲

3. 背部扣擊照顧

協助臥病在床的住民「下床」，可讓肺擴張及肺部發揮清除分泌物的功能，避免肺部塌陷、預防肺炎發生，同時還能預防關節萎縮，改善血液循環等。住民下床需採漸進方式，如長時間臥床沒下床，宜監測姿勢改變姿位時血壓的變化。協助下床動作應緩慢，每次下床可先將床頭抬高慢慢協助成坐姿，詢問有沒有頭暈或觀察住民表情或臉色有無不適情形，再協助住民下床坐輪椅活動。依賴鼻胃管灌食的住民，灌食後 30-60 分鐘要避免移動下床，預防嘔吐。

機構老年人肺炎發生率高於社區老人，因機構住民如年紀大、免疫力下降無法有效殺滅致病源、同時罹患多種慢性病的共病、神經損傷造成吞嚥困難等，易造成吸入性肺炎，肺功能下降、呼吸肌力不足、黏膜纖毛清除功能與咳嗽反射能力下降，均是造成痰液清除能力失效，導致痰液滯留呼吸道造成肺炎。

護理人員執行身體評估；聽診評估支氣管是否出現溼囉音（rales），若有呼吸道症狀，照護目標應以促進痰液排出，維持呼吸道通暢爲主，包括依醫囑協助噴霧治療、抽痰等，在不限制水分情況下計畫性給足水分，幫忙清除呼吸道黏液，促進肺部進行氣體交換，防止肺擴張不全及感染。意識清楚住民可以教導肺部復健運動；訓練呼吸肌群，增加氣體交換的效率。如上肢舉臂、擴胸運動、深呼吸，改善呼吸效率與肺通氣功能。

對於照顧意識不清、長期臥床、無法自咳或咳嗽能力不好、有人工氣道如氣切套管的住民；當有大量分泌物（超過 30 毫升 / 天）應給予拍背，協助痰咳出。拍痰的目的：利用物理的方法，將氣管壁上的痰液先經由噴霧吸入，再行姿位引流，最後扣背拍痰使痰液變稀、鬆脫、容易咳出，改善肺部塌陷，避免肺部感染惡化（許鈺絹、戴秀好，2016）。

扣背拍痰法：每次約拍不超過 5 分鐘，每日可執行 3 次。鼓勵意識清楚的住民深呼吸後，再閉氣用力把痰咳出，無法自行咳嗽者，需抽痰協助痰液排出。飯後或灌食後 1 小時內不可拍痰，以免嘔吐造成吸入性危險。拍背時應面向住民的臉，以便隨時觀察。當住民痰量減少或肺部 X 光攝影已改善或可以自行咳嗽或深呼吸時，就不需要執行拍痰了。

(二) 下床評估

如果住民移動、協助下床造成不適，經護理評估及紀錄下床造成住民不舒服如發生時間、症狀及頻率或醫師醫囑不能移動，才可作爲不下床之依據。

臨床如下床造成住民噁心、嘔吐或主訴暈眩感覺四周景物都在移動、天旋地轉，可能因老化造成脫落的耳石引起暈眩或中樞型暈眩（與腦部有關），通常是腦幹或小腦出問題或老年住民可能因糖尿病引起神經退化造成周邊神經問題而造成嘔吐等案例。總之，若每次下床總是造成住民身體不適，可留下紀錄作爲不下床之依據。

1. 下床輔具

輪椅分類有一般型、特製型輪椅等。機構應有符合住民體型大小，可參考輪椅選擇原則，如座椅寬度、深度、高度、腳踏板是否能收等，如符合頸椎損傷或肢體無力（中風、巴金森氏症等），住民需使用有頭靠的高背輪椅。輪椅越符合住民體型越能穩定坐於輪椅上，必要時仍需使用約束或枕頭等支拖及固定。

2. 日常生活的食、衣、住、行、育樂輔具

生活輔具：包含特製的湯匙、碗盤及口杯等；洗澡椅、洗澡床、洗

頭槽等盥洗輔具；活動方面如便盆椅、尿壺等排泄輔具。行動輔具有助行器、輪椅、柺杖等，氣墊床、支架及義肢等。練習效果的輔具，如義肢、頸部固定器、背部固定器、呼吸輔助器、站立輔助器、坐姿輔助器、手部及肢體副木、矯正鞋、彈性衣及人工電子耳等。

溝通輔具：有盲用電腦、溝通板、字母板、調頻助聽器及各類電子溝通器等。

輔具是用來提升、維持或改善失能者的日常功能，應由專業評估協助使用並記錄交班落實於住民個別化照護中。各類不同的輔具；有部分是具獨特性個別使用，亦有大部分爲共同使用。機構應對各類輔具訂定定期清潔消毒規範；共用輔具如沐浴洗澡設備（沐浴椅或沐浴床）馬桶椅等排泄設備，兩位住民使用間應以濃度 500ppm（1：100 稀釋）的漂白水 1：1000 漂白水清洗，當多位住民共用輔具時，應依感染風險高低依序排序，如優先使用於一般住民，再提供有抗藥菌的住民或皮膚感染有傷口的住民。

(三) 活動安排

依據住民身體功能訂定活動計畫如感官刺激、認知功能訓練等。認知功能的改變造成失智症住民經常出現的症狀，如對時間及地點的認知錯誤，早上、傍晚時間錯亂，吃過食物還重複說肚子餓，導致混亂、躁動甚至攻擊、跌倒等。機構可參考製作可每天隨時更換的現實導向板或大時鐘標示特定時間要做什麼事，再加上明亮燈光，提升住民對時間及事情的認知，減少定向感混淆。

安排感官知覺刺激活動如視覺刺激、嗅覺刺激、聽覺刺激、觸覺刺激等。園藝活動適合機構住民，可藉由植物提供觸覺、嗅覺、視覺以及味覺等感官刺激。園藝活動可讓住民親自觸摸或分盆栽種植摘，甚至修剪等觸覺刺激，亦可提供香草類的植物讓住民有芳香嗅覺刺激、可利用泡茶或煎餅等達到味覺刺激、還可利用泡腳盆泡腳達到體感溫度及芳香刺激。運用不同種類的植物，讓住民觸摸植物本身的枝葉，感受柔軟、堅硬等不同的觸覺刺激，也能使用精油幫忙身體按摩，達到舒壓、放鬆的效果。

音樂是提供聽覺刺激，最容易的操作方式，可選擇住民喜愛的音樂類別，定時播放，已有研究證實提供音樂能降低失智症躁動行爲的發生頻率，若能適當運用音樂治療，將可有效地協助處理失智症的躁動行爲。

音樂依其目的主要分爲：激勵性音樂及鎮靜性音樂。激勵性音樂顧名思義具有多變的旋律、節奏及速度，可刺激精神；鎮靜性音樂相對節奏較緩慢，音域及旋律的變化較小，有緩和鎮靜的作用。研究顯示聆聽偏好的音樂可讓人產生愉悅感，最終可促進放鬆。音樂活動包括聆聽音樂（古典音樂、舒緩音樂或個別偏好的音樂）、歌唱、樂器演奏、伴隨音樂的身體活動等。可以團體方式或個別的方式進行如樂器演奏、帶動唱，可配合運用小型樂器（如：打擊樂器、鈴鼓、手搖鈴、木鳥、響板、三角鐵、沙鈴），讓每位住民都有參與。個別方式以聆聽喜愛的音樂爲主，如國語、台語或客家老歌，可喚起過去的記憶，進而引發愉悅感，改善情緒。

至於重度失能住民可參考國外提供多感官療法（snoezelen multisensory stimulation therapy, SMST）布置多感官活動室，主要是利用燈光、聲音、香精等不同材質，提供視覺、聽覺、觸覺、嗅覺等各種感官刺激，如輕音樂、水晶音樂或懷舊音樂等、精油噴霧芳香刺激、泡泡管視覺刺激、光纖束不同的燈光色彩等，定期安排重度失能住民多感官活動室，達到感官刺激及放鬆效果（許庭榕、黃仲禹，2020）。

結語

隨著社會型態及家庭結構改變，當家人因身體失能或失智需要照顧時，如家裡無照顧人力，病人住進照顧機構已是必要的選擇。照護機構應有明亮、舒適的空間，依據照護規範，提供以關懷的理念，讓居住的住民得到合宜的身體清潔照護及適切的活動安排，才能達到住民安心、家人放心的服務目標。

第四節　跨專業照顧的準備與執行

一、醫療照顧服務

住宿式長照機構住民對於醫療服務的需求遠比住在社區的民眾高，除生理疾病之外，隨著年齡增加的老化及住宿機構人口密集的環境因素等，機構住民也更容易面臨感染的風險，其中又以泌尿道感染、肺炎占多數，也常是造成住民急性病症住院的原因之一。

面對機構住民的高醫療需求，透過特約醫師或醫療院所在機構中提供住民例行常規及必要之醫療服務，不僅減少住民外出就醫上下車之不便及舟車勞頓的辛苦，也降低頻繁外出就醫可能造成住民及陪同就醫人員之感染風險，更可掌握住民之健康情形及控制慢性病之惡化，維持照護機構住民之健康。

(一) 醫師巡診服務

《長期照顧服務法》第 33 條，機構住宿式服務類之長照機構，應與能及時接受轉介或提供必要醫療服務之醫療機構訂定醫療服務契約。爰首先建議應盤點鄰近機構之醫療資源，建立相關資源網絡，例如，藥局、診所、衛生所、醫院等，將資源分門別類並載明該院所機構名稱、聯絡電話、聯絡人、離機構交通距離等資訊，並至少每半年盤點 1 次，確保資訊正確。考量機構住民多罹患慢性疾病，因此醫療服務主要相關專科涉及內科、家庭醫學科、神經科、復健科等醫事服務機構別，應優先做拜訪並建立夥伴關係，倘若有意願則進一步討論診察（巡診）服務合作事宜。機構可依照服務床數、占床率、住民失能程度、健康狀況及住民個別需求等因素，來協調醫師至機構診察（巡診）的次數與頻率，原則應至少讓每位住民每個月皆能接受診察（巡診）1 次，及時處理其健康問題，並檢討、確認醫療處置。為確保新入住機構住民健康狀況及適宜之照顧計畫，宜於住民入住機構 1 個月內即完成診察及評估。

另，依據《醫師法》第 8 條之 2 規定：「醫師執業，應在所在地主管機關核准登記之醫療機構為之」及《醫療機構設置標準》第 26 條規定：「醫療機構之醫師，除醫療機構間之會診、支援外，前往他醫療機構執行業務，應依《醫師法》第 8 條之 2 規定經事先報准，始得為之。」爰至長照機構執行業務，應由醫師執業服務之醫療機構提出支援申請，報經所在地直轄市或縣（市）衛生主管機關核准，並副知執行地直轄市或縣（市）衛生主管機關。

住民門、急診就醫並非在此所謂的「診察（巡診）」，診察（巡診）內容應包括評估、收集住民詳實之病史、身體功能、認知與行為是否異常、營養狀態、有無現存壓力性損傷、失禁、步態與跌倒、感覺異常、疼痛或其他處理，藥物方面也需注意多重用藥、無效用藥或潛在副作用等（劉子弘等，2016），醫師需詳實書寫住民服務紀錄，字跡及簽章務求清晰可辨視，而機構也應依照《醫事法》及《長期照顧服務法》第 38 條，相關紀錄規定保存至少 7 年。最後，應就上述內容與醫療院所簽訂合作契約書，以確保雙方的權利與義務。

(二) 緊急送醫服務

縱然有了醫師定期的診察（巡診）醫療服務，來提升照顧品質，但仍免不了會發生緊急異常意外事件，例如，跌倒、異物哽塞、燙傷、食物中毒等，或是住民病況有變化需立即就醫而有緊急送醫之需求。《長期照顧服務法》第 12 條，明定機構住宿式長照服務之項目包括「緊急送醫服務」，另外，機構住宿式服務類長照服務機構定型化契約應記載及不得記載事項草案總說明，應記載事項也包括「緊急事故之處理」，敘明機構應記載當住民發生急、重傷病或其他緊急事故時，機構處理流程與方法，來確保住民安全。

(三) 建立緊急醫療資源網絡

機構平日應建立緊急醫療資源網絡，了解機構鄰近有哪幾家醫院設有 24 小時急診室、這些醫院與機構車程距離之遠近、各醫院急診室量能狀況、急診室聯絡窗口電話等資訊，作為未來緊急就醫時便於聯繫住民情況及機構當下處置，讓急診醫護團隊順利銜接住民照顧，減少不必要之時間浪費。並就該資源網絡中，擇取鄰近醫院簽訂「緊急後送合約」，當機構住民送至該院急診室就醫時，盼院方就住宿型機構之特殊性，例如，家屬未能併同住民及時到院之限制、基於安全考量，機構派員陪同至急診室留觀照護及辦理住院手續、住民出院交通工具之派遣等協助，使住民在急性醫療亦能有妥適連續性之照護。

(四) 緊急送醫交通工具

機構常見緊急送醫的交通工具，包括撥打 119 或民間救護車及機構自行派遣車輛送醫。依據《緊急醫療救護法》第 13 條規定，消防機關救護車負責執行緊急傷病患送達醫療機構前之緊急救護業務，以確保緊急傷病患的生命。爲珍惜救護資源，應正確使用 119 救護車，如果機構護理師評估住民未符合九大危險症狀：昏倒、胸痛、呼吸喘、氣道阻塞、嚴重出血、冒冷汗、嚴重創傷、中風、溺水，或未達急診檢傷分類（附件四）第一、二級的復甦急救或危急，就算到了醫院急診室，也可能需等待候診 30-60 分鐘（第三～五等級）；爰機構應安排自行到醫院的交通方式。

如果機構自行購置車輛送住民緊急就醫時；該車輛應符合緊急送醫之目的，例如，應可供住民平躺、坐臥姿，內部也應備有合格且在有效期限內之簡易急救設備（附件五），並安排司機値勤輪値表、定期檢修保養車子、保險、施行消毒，維持清潔等。

倘若評估委由民間救護車公司協助送醫，應先向所在地直轄市、縣（市）衛生主管機關查詢合格救護車廠商，並與救護車公司簽訂合作契約書；契約書宜定期檢視有效日期，爲確保住民送醫權利及保障，建議向該公司索取車輛定期保養、保險、人員訓練證明、清潔消毒等相關資料，另應公開公告救護車使用相關費用供家屬知悉，避免日後糾紛。

(五) 緊急送醫教育訓練

緊急送醫非日常常規發生的事件，當下考驗著工作人員的即時反應及團隊合作，方能順利且爭取黃金救援時間協助住民送醫，因此平日需強化緊急應變機制，規劃並執行緊急送醫教育訓練，包括：定期安排教育訓練 BLS 或 ACLS、緊急送醫各式情境實際演練（跌倒、休克、異物哽塞等）、稽核緊急事件應變處置、稽核緊急就醫服務紀錄完整性等，確保住民得到做妥適之照顧。

(六) 緊急送醫護理紀錄

《護理人員法》第 25 條第 1 項規定「護理人員執行業務時，應製作紀錄。」住民發生緊急事件時，當下處置狀況更需要鉅細靡遺的記錄，內容包括事件經過，在何時、在何地發生？何人發現？何人發生？發生何事？爲何發生？後來如何處置？等，尤其是住民生命徵象（體溫、脈搏、呼吸、血壓、疼痛）的狀況、提供哪些必要之急救措施、與家屬即時連繫狀況等，在聯繫家屬時，應以住民服務契約上議定之緊急聯絡人爲優先。緊急事件分秒必爭，若護理人員來不及當下書寫護理紀錄，爲避免爭議，亦爲了避免因記憶誤差導致紀錄不正確，以及提供即時與正確之住民資訊供其他人員知悉，仍應於事後盡速補行紀錄（蕭維德，2014）。

(七) 緊急送醫辦法及流程

機構應制定緊急送醫辦法及流程，並多方考量機構之特殊性及個別性，工作人員才能有效依照辦法執行，另流程、醫療資源網絡也需張貼於工作站內，供工作人員隨時應用，發生緊急事件時應變得當，住民送醫前得到適當之急救措施，維護其健康與安全。

住宿型機構沒有醫師長期駐診，護理人員是機構中專任的專業人員，也是最主要的健康照護提供者。當住民生命徵象發生異常時，需靠護理人員獨立判斷是否需緊急就醫，而此專業判斷也常會面臨住民或家屬的自主決定、機構的資源及經營管理、照護糾紛和急診醫療等就醫因素；這些多元的考量也使護理人員面對住民緊急就醫的決策備受壓力與挑戰（陳柏安、鄭綺，2019）。因此建議平日應加強與住民、家屬及醫院急診等良好的溝通，建立彼此信任感，強化協調的能力，以及判斷、處理急症之在職教育，制定緊急送醫辦法及流程及定期稽核以確保照顧品質。

二、藥事及藥品安全管理服務

住宿型機構內住民及家屬擁有選擇醫療院所就醫的權利，因此機構往往面臨一個住民同時在多家醫療院所就醫拿藥的狀況，不僅增加給藥的複雜程度，更容易造成藥物重複等問題；再加上多數住民罹患多重慢性疾病，原本使用的藥物已經很多了，隨著年齡增加，伴隨其他疾病罹病的機率增加，通常也導致使用更多的處方用藥。

學者研究住宿型機構高達九成住民用藥數量達五種以上，超過十種藥物則高達六成；藥物用量多且種類、來源複雜，美國長照機構每年約發生 200 萬起藥物不良事件，平均 7 名住民中就有 1 人因藥物不良事件住院（Brownlee & Garber, 2020）。黃畹熒等人（2010）針對我國住宿型機構住民用藥評估也指出，70% 住民至少曾經發生 1 次藥物治療問題事件，包括藥物不良反應（44%）、不必要的藥物治療（25%）、藥物交互作用（13%）及藥物劑量過低（10%）等。藥品管理、給藥流程及用藥評估等，在住宿型機構是一項專業且需非常謹愼面對的，因爲一旦給錯藥物，即可能對住民造成重大生命威脅及傷害，嚴重影響住民安全；爰務必需由醫護人員執行藥物處方及給藥等，在給藥過程中擔任最重要的把關者。

(一) 備藥環境空間獨立、安靜、光線明亮

醫護人員多數身兼多職，時常會遇到同時要處理多種工作，或手邊正執行的工作被中斷等，這些狀況都會增加給錯藥物的機率，因此應提供醫護人員一個獨立空間，可以專心不被打擾，並且光線充足明亮，能正確辨別藥物的環境，以減少備錯藥物的風險。

(二) 備藥環境空間硬體設備

備藥環境空間應有可以上鎖之住民藥品存放櫃、備藥平台、溫溼度計、藥品專用冰箱及溼洗手設備。

1. 備藥環境空間應在醫護人員視線範圍、伸手可及之處，設有每位住民獨立儲存其藥品的存放櫃，櫃子的大小長、寬、高以足夠儲存其用藥及方便醫護人員拿取爲原則；每個存放櫃外並標示清楚住民個人資料，如：姓名及床號以供正確辨識。
2. 藥品存放櫃下方或旁邊應有獨立的配藥平台，以利醫護人員備藥時方便擺放給藥紀錄單，並從櫃內取藥後放置於住民的藥杯內；以及視住民需要在此平台將藥品磨粉等，此平台應避免灰塵、藥粉粉塵堆積，隨時保持清潔。
3. 爲確保藥品安全管理，凡處方藥、指示藥等皆應該由醫護人員管理，統一置於住民個別存放櫃內並上鎖儲存，或整個備藥環境空間有限制人員進出等機制，使非專業人員不易取得藥品。依據《管制藥品管理條例》第 24 條規定：管制藥品應置於業務處所保管；其屬第一級至第三

級管制藥品者，並應專設櫥櫃，加鎖儲藏。爲此機構需設置材質堅硬不易搬動、且加鎖的管制藥品存放櫃，針對藥品使用需有使用及數量對點等紀錄；不再使用之管制藥品應送交健保特約藥局或醫療院所回收處理或銷毀，亦有相關紀錄、定期稽核等管理機制。

4. 藥品會受溫度、溼度及光線等因素而影響其安定性及品質，因此應依照藥品特性及仿單說明儲存藥品，一般來說備藥環境空間宜乾燥且藥品存放櫃需避免陽光直射；維持空間適當溫度（23±4℃）及溼度（相對溼度 <60%），若是需冷藏的藥品應放在藥品專用冰箱內，該專用冰箱不得放置藥物以外的物品，並儘量不要放在冰箱門面，避免溫度不穩定；溫度調控於2-8℃，每日需監測冰箱內的溫度並記錄（附件六），及宜有冰箱異常處理相關作業辦法。
5. 衛生福利部疾病管制署五大洗手時機包括執行清潔／無菌技術前，因此爲方便醫護人員備藥前、後落實洗手，及清洗備藥、磨藥之物品等，宜在備藥空間中設立溼洗手設備。倘若洗手設備緊鄰配藥平台或冰箱等物品，應加設適當高度之水槽隔板，避免使用時水花噴濺四周而汙染藥品。

(三) 藥事服務設備

住民用藥的準備包括每天每位住民三餐飯前、飯後、睡前等時間的用藥等；口服用藥又需依照住民能力分爲顆粒、磨粉等，尚還有外用、吸入、注射、貼片或是栓劑等多類型的給藥方式，備藥設備可依以下需求做使用：

設備名稱	用途	注意事項
藥杯	依給藥時間盛放住民當次使用的藥品。	1. 每位住民每次用藥應有個人使用的藥杯。 2. 除非有醫囑指示，不同液體之藥劑不可同置一個藥杯內。 3. 口服用藥與外用藥需分開置放，避免給藥途徑錯誤。

設備名稱	用途	注意事項
藥匙	備藥時使用藥匙從藥袋（瓶）取出藥物後，再置入藥杯內。	1. 不宜用手直接從藥袋（瓶）取藥。 2. 備藥後需清洗藥匙並保持乾燥。
治療盤	將備好藥品的藥杯放置於治療盤上，便於醫護人員至住民床邊發藥及給藥。	發藥及給藥後，需清洗治療盤並保持乾燥。
藥牌	藥牌上標示床號、姓名、藥物服用時間及劑量等，以便醫護人員發藥時能正確給予住民使用。	1. 每位住民有藥牌。 2. 藥牌放置於治療盤上該住民的藥杯後；或藥品盛裝上有清楚標示藥牌資料。
磨藥設備（磨藥機或缽、杵）	便於有吞嚥困難或管灌者可使用磨藥機或缽、杵將藥粒打碎或磨成細粉。	住民與住民使用之間，需清潔設備並確保無殘藥後，方可繼續使用。

另藥劑分包機、包藥紙、分藥盒等物品，可視機構服務特性準備。

(四) 藥事服務流程

1. 備藥前準備：機構醫護人員拿到住民處方用藥後，先將藥袋或處方箋上之藥品轉謄寫到給藥紀錄單中，紀錄單內容應包括醫師開立藥品使用與停用起訖的日期、藥品名稱、單位含量、劑型、給藥途徑、劑量、用法、給藥時間、給藥護理人員的簽名及藥品是否需磨粉、管灌或可吞服固體藥品等投與方式；使每位住民有完整之用藥紀錄，之後將藥品連同藥袋完整包裝放入住民個別之藥品存放櫃內，若是需冷藏之藥品則放入藥物冰箱內儲存。
2. 備藥過程：醫護人員洗淨雙手後，於備藥平台依據給藥紀錄單內容從住民藥品存放櫃中將所需藥品取出，逐字核對紀錄單與藥袋（瓶）藥物名稱，並使用藥匙將藥物放到住民的小藥杯或容器中，調配當次使用之藥品。備藥全程需確實遵從「三讀」、「五對」原則，並避免與他人交談導致分心，以確保給藥的正確性。「三讀」：從藥品存放櫃取藥袋（瓶）時一讀、由藥袋（瓶）取出藥物時二讀、將藥袋（瓶）放回藥櫃再看一次第三讀，確認沒有拿錯藥。「五對」確認住民對、藥物對、時間對、劑量對、途徑對。住民對：給藥紀錄單及藥袋（瓶）需核對床號及住民姓名。藥物對：落實執行藥物標籤的三讀，確認給藥紀錄單上藥品名稱與藥袋（瓶）內藥品一致。醫護人員應熟悉藥品的外觀（顏色、形狀）、適應症、副作用、注意事項、交互作用及禁忌及是否重複用藥等，當對藥品使用有所疑慮時，應立即和醫師或藥師討論，並有追蹤紀錄。時間對：確認給藥紀錄單及藥袋上標註之服藥時間點，於正確時間點協助住民服藥，同時需遵從醫師開立藥物之開始及停止日期、時間。劑量對：確認給藥紀錄單及藥袋上標註之藥品劑量與單位，避免錯誤，並應思考住民疾病診斷、年齡、體重或當下健康等因素與藥品劑量是否適當，例如糖尿病患住民血糖有大幅變化時宜與醫師討論胰島素劑量是否需調整等，並有相關紀錄留存。途徑對：確認給藥紀錄單及藥袋上標註之藥品投予之方式；藥物有多種使用途徑，倘若爲口服藥品但住民需磨粉方可使用時，也應注意藥品是否爲腸衣錠型、腸溶劑型、口溶劑型或是舌下劑型等不適宜磨粉，並請與醫師或藥師討論調整用藥。

3. 給藥：醫護人員給藥時也應再次確實執行「五對」，**住民對**：協助服藥時請住民說出自己的名字，意識不清的住民，可透過床頭照片或是住民手圈、衣服識別標籤或資深工作同仁等來確認身分。**藥物對**：醫護人員自己備的藥品應親自或由照顧服務員協助住民服藥，非自己備的藥品未經確認不可給住民使用，也不可事先將藥品磨粉，致使藥物無法辨識。協助服藥爲照顧服務員的職責之一，因此機構也應提供相關教育訓練及定期稽核，確保給藥安全。**時間對**：清楚機構內給藥時間，於正確時間點協助住民服藥，倘若因健康或請假未歸等其他因素未依時間給藥，應於給藥紀錄單及護理紀錄內記錄，必要時告知主管。**劑量對**：給藥時宜再次確認住民健康狀況，藥品劑量是否適宜，以確保住民安全。**途徑對**：依照正確的給藥途徑，使用正確的方式給予藥物。
4. 給藥後：醫護人員給藥後需於給藥紀錄單上簽名，並觀察住民用藥後反應，當住民有特殊狀況，例如，血糖變化、意識改變、腹瀉嘔吐等，需記錄於護理紀錄單中，必要時送醫或與醫師、藥師諮詢，並有追蹤紀錄。

(五) 藥品注意事項

1. 口服藥物：口服藥劑型包括錠劑、膠囊、糖漿劑、懸浮劑等，一般爲室溫下儲存；若爲避光藥物需放於深色藥瓶內，發現藥物變質、潮解、有雜質或過期皆應丟棄。瓶裝之糖漿劑、懸浮劑等應標示使用住民的姓名及床號，一旦開瓶後亦應標註開封日及到期日，通常儲存期限爲 28 至 31 天。
2. 針劑：機構內最常見針劑爲胰島素。未開封之胰島素應冷藏儲存於藥用冰箱內不可冷凍；維持溫度 2-8℃，至包裝上標示的保存期限。開封後應於瓶身標示開封日及到期日（依仿單天數），並依據仿單置於室溫（23±4℃）或藥物冰箱中儲存；倘若置於冰箱內儲存，使用前應先將藥物取出回溫，以減少注射部位的刺激感；注射部位宜腹部、手臂、大腿部位輪替施打，避免脂肪肥厚或萎縮。胰島素爲美國用藥安全作業協會（Institute for Safe Medication Practices, ISMP）所公布的高警訊藥物之一，因此醫護人員使用時需提高警覺，多加注意使用方法、頻率及劑量等。
3. 外用藥：包括眼藥、耳藥、皮膚外用藥等，一般室溫儲存即可（請依照仿單儲存），於外包裝上清楚標示使用住民之姓名及床號，一旦開瓶後亦應標註開封日及到期日，通常儲存期限爲 28 至 31 天。其中換藥車上常備之生理食鹽水因不含任何防腐成分，開封後需標註開封日期及時間，24 小時後請丟棄避免細菌滋生等汙染的情形。
4. 栓劑：常見的栓劑爲肛門便秘、痔瘡栓劑或女性的陰道栓劑，可以儲存於室溫或藥用冰箱；存放時應與其他劑型藥品分開放置，並於外包裝上清楚標示藥名及住民姓名、床號。
5. 過期剩藥處理：藥物過期或是有剩餘不再使用之藥品，應包好後由藥局代爲處理，或將藥品倒入可封口的塑膠袋內，加少許水混合，再加入可吸水或欲丟棄的物質（如報紙、茶葉渣、咖啡渣、用過之擦手紙等）混合在一起，封口後丟入垃圾桶中丟棄。而不再使用之管制藥品應送交健保特約藥局或醫療院所回收處理或銷毀並留有紀錄。

(六) 藥師服務

住宿型機構中藥師聘任大多數採用合作模式，由社區藥局或醫院藥師定期到機構內提供用藥安全專業服務。2019 年衛生福利部食品藥物管理署、中華民國藥師公會全國聯合會在《長期照護住宿型機構藥事服務之標準作業流程》提及，藥師在長照機構內主要職責在協助住民用藥安全管理、藥物治療評估及教育諮詢；機構與藥師得視服務人數決定藥師至機構服務之頻率，爲確保服務品質，藥師應至少定期每 3 個月或必要時就每位住民檢視其藥物使用狀況，並確認機構藥品儲存情形，指導護理人員備藥及發送藥品之正確性，提供藥事諮詢，查檢管制藥品之使用紀錄，急救藥物補充及更換等管理，並有紀錄。

三、營養膳食服務

民以食爲天，今天中午吃什麼？吃飯還是吃麵食？點心有什麼？有沒有吃飽？會不會太鹹？「飲食」、「菜單」爲住宿型機構中住民及家屬關心且在意的一件事情。研究指出，機構中有營養不良與營養不良風險健康問題的住民高達 17.5% 至 50.5%（高家常，2021）。營養狀況不佳會衍生許多健康問題，包括免疫力降低、衰弱、容易跌倒、感染、壓力性損傷機率增加、甚至提高住院率及死亡等；因此每個月定期或當住民從急性醫療返回機構、長時間請假外宿返回機構等情形，都應追蹤測量體重 1 次。機構也需聘任專任或特約營養師；對營養指標異常之住民，營養師立即介入改善措施，且定期評值追蹤及修正飲食照護計畫，減少營養不良之合併症，提升照護及生活品質。

(一) 菜單設計

依據衛生福利部國民健康署建議，每日飲食應涵蓋六大類食物：全穀雜糧類、豆魚蛋肉類、乳品類、蔬菜類、水果類、油脂與堅果種子類；爲求住民在機構攝取適當的營養，因此每日三餐及點心菜單的開立，應由營養師巧妙的將上述六大類食物設計於菜單內。營養師可以製作循環菜單，但爲求菜色變化及豐富性，菜單至少 2 週循環一次，並且不重複菜色或不同的烹煮方式；同一種食材可利用調味料的變化，例如，味噌、紅糟、醬冬瓜、醬鳳梨、破布子等烹調，也可以改變烹飪方式，例如，清炒、清蒸、燉煮等，或是搭配不同食材，例如，菇類、洋蔥、蒜苗等做菜色改變。

爲了讓住民可依個人偏好自由選擇餐點，每週也需至少提供 1 次「快樂餐」，讓住民有選擇吃的權利，不論是西式的漢堡、薯條、雞塊或是中式的刈包、滷肉飯等，既然是「快樂」，該餐飲食就不需進行熱量、營養等分析，期待藉著吃得到的快樂，同時也獲得心靈上的享受。

設計好的菜單建議公布於住民找得到、看得到的公布欄上，所謂「找得到」是指公布的位置應爲住民日常活動會經過、佇足的地方，而「看得到」是指菜單張貼的高度，應符合坐輪椅或是步行住民視線的水平，而且字體清晰、大小適中，才有公布菜單的意義。

(二) 個別化飲食

每位住民飲食需求都有其個別化，依住民疾病類別、生理狀況，例如，糖尿病、腎臟病、心臟病、計畫性體重增加或減少、痛風等；食物質地，例如，一般飲食、細碎、軟質、流質、管灌等；另外過去飲食習慣、文化，喜歡麵食或是米飯類等？或是否因宗教信仰需全素食、蛋奶素或有牛、羊、豬肉禁忌等，來提供安全、個別化、營養均衡、衛生、健康兼顧之飲食。

(三) 個別化餐具

餐具是很個別化的物品，爲了飲食衛生，住民應有私人餐具、飲水用具，可在水杯上、餐具背後貼上姓名標籤或是其他標註方式作爲個人辨別；除特殊情形外，例如，腸胃道感染等，不應使用一次性免洗碗筷等當作住民常規的餐具。然而住宿型機構常用價格便宜、本體輕便耐摔的美耐皿餐具，因爲無法承受較高的溫度消毒及紫外線殺菌，使用久了也易造成表層刮傷，使器皿間接添加物融入食物。因此，使用時需注意，餐具如果出現刮傷或明顯磨損應該立即淘汰。

一般民眾會使用筷子、湯匙、叉子或是碗、盤等來享用食物，但是住民可能因爲部分身體機能退化或是疾病導致手的功能變差，無法使用一般的用餐工具或器皿。爲了讓住民可以更順利地用餐，首先應評估住民的能力，使用適合長者身體狀況的進食輔具來協助進食，例如，患有關節病變的住民，在減少頭部後仰的動作時使用缺口杯，就能順利將杯中的水喝完；高邊盤則可協助單側無力，無法扶或托著碗盤的住民，能夠更容易舀起碗盤中的食物。

因此，機構應備有配合住民個別化之餐具，如缺口杯、易握把柄湯匙、刀叉、高邊盤等，並落實提供，定期評值住民使用的狀況。藉由進食輔具讓住民自己用餐，不僅讓身體功能發揮最大效果，更可以藉此維持自尊、也能減輕工作人員的負擔。

(四) 膳食滿意度

爲了了解住民、家屬對餐食期望與實際提供所達到的程度，以及找出與住民、家屬滿意或不滿意直接有關的關鍵因素，因此藉由每半年至少進行 1 次膳食滿意度調查機制，評估滿意度狀況、找到影響滿意度的因素，並將改善意見落實於改進，提升滿意度。

建議做調查時應採不記名方式調查，方能反映眞實性。余璧如等人（2014）調查指出，營養師認爲機構最常見的問題是「住民抱怨菜色搭配不佳」、「菜餚口味不適應」，以及「家屬反映住民不吃」；然而機構爲了經營成本考量及會增加餐食製備時間等，是餐食問題遲遲未改善的原因。針對這些機構常見的問題，可藉由供膳管理介入、提供多元化的菜單，以及研究烹調適合高齡者飲食質地的餐食，以提升住民的營養狀況及生活品質。

(五) 管灌住民餵食

住宿型機構近四成住民長期置放鼻胃管（葉淑惠、潘沐萱，2020）。管灌食雖提供吞嚥障礙、不能由口進食或由口攝食量不足的住民，一種營養均衡且易於消化吸收的飲食方式，但長期灌食的住民吸入性肺炎的發生率及其死亡風險亦不得忽視。

(六) 灌食器具

住民需有個別的灌食器具，避免住民與住民之間腸胃道疾病等交互感染。灌食器就類似我們用餐的筷子、湯匙、叉子等餐具，而每次灌食前都需要反抽住民胃內殘留物來判斷消化情形，因此住民應有專屬個別灌食器具，且需貼上姓名或床號標籤註明，避免混淆誤用他人器具。另外，灌食器因爲直徑較小、長度較長的圓筒型形狀，再加上前端注射端狹窄，清潔較顯不易，容易卡奶垢或是食物殘渣等，建議管灌完一位住民後，立即清洗該住民灌食器具，而不要所有住民灌食器具共同清洗，減少細菌孳生也避免互相感染機率。

市面上灌食器有旦丁式（球型）及注射式等類型，各有其優缺點，例如，注射式灌食器較可掌握灌食前反抽的力道與速度，但是灌食器內部潤滑油脂隨著多次清潔而減少，降低潤滑順度後不易反抽，致使工作人員需要花費力氣也易使手部受傷；相較旦丁式（球型）則利用抽吸壓力做反抽，工作人員雖手部較輕鬆，但卻不易控制抽吸力等，因此灌食器可依照習慣及方便性作爲選擇。材質部分分爲塑膠及玻璃兩大類爲主，玻璃材質較重且易因使用不愼而破裂，增加成本之開銷，但無塑化劑相關等健康疑慮；然而塑膠材質雖不易破碎且重量較輕，工作人員使用較爲便捷，但建議使用前先詳閱其耐熱程度（一般爲 PVC 及 PP 材料製成）等說明，確保使用上之安全。灌食器雖類屬於醫療器材滅菌規格一類，但我們灌食的目的非屬醫療行爲，因此習慣上會有重複使用的需求，無論灌食器之材質爲何，灌食後使用後冷水沖洗乾淨並晾乾即可；灌食器也建議應定期更換，當刻度模糊或是不易反抽、推送等狀況，即應做更換。

(七) 灌食配方

灌食配方的種類包括混合攪拌及商業配方的管灌飲食。混合攪拌爲天然食材，具含植化素且變化多樣，成本較爲便宜；但是熱量、營養成分不易固定及掌控，也可能過大或過濃稠導致易塞管路，在製作食材的衛生安全，包括食材清洗、處理及食物調理機清潔等較容易汙染也難以掌握，當然也耗時耗人力。

商業配方不論是粉末或液體型態，製作過程方便簡單，粉末配方配溫開水沖調使用，液體配方可直接打開後使用，相對混合攪拌較衛生安全，食材質地濃度均勻，也有完整標示熱量、營養素等，但是價格成本相對就比混合攪拌來的高，也缺乏植化素。倘若機構管灌飲食全部選用混合攪拌（天然食材），需特別注意熱量是否足夠。若選用商業配方作爲管灌，則提醒應每日至少管灌 1 次天然食材，例如，新鮮攪打果汁等，確保攝取膳食纖維以維持消化道機能。然而不論是混合攪拌或是商業配方，其成分、分量皆應經營養師專業評估與建議，依照住民個別需要而使用。

附件一

事件處理檢討表

類別：　　　　　　　　項目：　　　　　　　　提報部門：

P：現況分析／定義問題（請依實際問題原因針對人、流程與設備分析探討）

一、情境說明：

二、原因分析：

1. 人員：
2. 流程：
3. 設備：
4. 其他：

三、問題確立：

D：擬訂改善計畫措施並執行（依據原因分析擬定改善計畫、措施及預定完成時程）

項次	改善計畫措施	預定完成時程	實際完成日期

C：改善行動方案與成果（針對不佳項目原有或預定實施的內部管理及稽核機制）

項次	內部管理及稽核機制	發現異常案例採取即時行動	頻率

A：檢討與改進（改善後成效監測數據、改善前後比較照片、彙集正面評價及後續檢討改進的做法）

附件二

*** 住宿式長期照護機構 **** 年度 ** 月份品質管理指標彙總表

次	項目	閾值	資料／月份	01	02	03	04	05	06	07	08	09	10	11	12	合計	總平均
1	跌倒	0.05%	發生率														
		0 件	重度傷害														
		0.15%	重複跌倒														
2	壓瘡	0.15%	期盛行率														
		0.45%	院外壓瘡發生率														
		0.00%	院內壓瘡發生率														
3	感染	0.24‰	總發生率														
		0.20‰	LRI 發生率														
		0.18‰	UTI 發生率														
4	非計畫體重	0.35%	入住 30 天以上體重過輕 5%														
		1.00%	入住 30 天以上體重過重 5%														
5	管路滑脫率	0%	鼻胃管														
		0%	導尿管														
		0%	氣切														
6	約束	10.38%	發生率														
		0.07%	移除率														
		***%	**** 發生率														
		***%	**** 發生率														
7	非計畫轉診	10.63%	入住 72 小時內非計畫轉住院率														
		12.00%	非計畫轉住院率														
		***%	**** 發生率														
		***%	**** 發生率														

說明：

主任：　　　　主管：　　　　經辦：

附件三

*** 住宿式長期照護機構 **** 年度第 ** 季品質管理指標彙總計說明表

項次	項目	閾值	資料／月份	07	08	09	本季季值(A)	去年同期值(B)	差異%(A-B)
1	跌倒	0.05%	發生率						
		0 件	重度傷害跌倒發生率						
		0.15%	重複跌倒發生率						
2	壓瘡	0.15%	期盛行率						
		0.45%	院外壓瘡發生率						
		0.00%	院內壓瘡發生率						
3	感染	0.24‰	總發生率						
		0.20‰	LRI 發生率						
		0.18‰	UTI 發生率						
4	非計畫體重	0.35%	入住 30 天以上體重過輕 5% 發生率						
		1.00%	入住 30 天以上體重過重 5%						
5	管路滑脫率	0%	鼻胃管滑脫率						
		0%	導尿管滑脫率						
		0%	氣切滑脫率						
6	約束	10.38%	發生率						
		0.07%	移除率						
		***%	**** 發生率						
		***%	**** 發生率						
7	非計畫轉診	10.63%	入住 72 小時內非計畫轉住院率						
		12.00%	非計畫轉住院率						
		***%	**** 發生率						
		***%	**** 發生率						

說明：

附件四

急診檢傷分類

分級級數	類別	項目
第一級	復甦急救 （可能等候時間：立即處理）	⇨ 心跳、呼吸停止，肢體及嘴唇發青、發紫 ⇨ 體溫 > 41°C或 < 32°C ⇨ 無意識、意識混亂，如： 1. 對疼痛刺激無反應 2. 只能呻吟或說單一字句 3. 只有疼痛刺激才會睜眼 ⇨ 持續抽搐且無意識
第二級	危急 （可能等候時間：10 分鐘）	⇨ **急性意識狀態改變（語言與動作遲滯，但尚可溝通）** ⇨ **持續胸悶、胸痛且冒冷汗** ⇨ **低血糖**（<40mg/dl） ⇨ 大量血便、黑便、嘔血 ⇨ 外傷造成之大量出血，頭頸軀幹骨盆部位血流不止 ⇨ **槍傷，頭、頸、軀幹鈍傷、穿刺傷，開放性傷口疑似骨折** ⇨ 高處墜落、車禍（乘客被拋出車外）、頭部撞擊後曾失去意識 ⇨ 突發性視覺改變 ⇨ **免疫功能不全且發燒** ⇨ 會陰部穿刺傷與大量出血，生殖器腫脹變形 ⇨ 外傷或接觸化學物質後出現的神經功能異常（動作與感覺改變） ⇨ 化學物質濺入眼睛 ⇨ 疑似藥物過敏導致呼吸困難 ⇨ 螫傷，咬傷導致呼吸困難或意識改變
第三級	緊急 （可能等候時間：30 分鐘）	⇨ 走動時明顯有呼吸急促 ⇨ 經期逾期且腹痛 ⇨ 無法控制的腹瀉或嘔吐 ⇨ 外傷後肢體腫脹變形疑似骨折 / 脫臼 ⇨ 咖啡色嘔吐物或黑便

分級級數	類別	項目
		⇨ 高血壓（收縮壓 > 200mmHg 或舒張壓 > 110mmHg）且沒有任何症狀 ⇨ 抽搐後意識已恢復 ⇨ 廣泛性紅疹／水泡 ⇨ 毒氣或其他氣體吸入，無呼吸窘迫徵象 ⇨ 急產（宮縮 >2 分鐘）
第四級	次緊急（可能等候時間：60 分鐘）	⇨ 局部蜂窩性組織炎 ⇨ 解尿疼痛但沒有發燒 ⇨ 陰道點狀出血 ⇨ 急性咳嗽但沒有發燒 ⇨ 發燒但無其他不適 ⇨ 反覆性疼痛或暈眩 ⇨ 持續性打嗝 ⇨ 厭食／缺乏食慾，生命徵象正常
第五級	非緊急（可能等候時間：120 分鐘）	⇨ 習慣性便祕 ⇨ 慢性腹水，欲抽腹水 ⇨ 肢體水腫，生命徵象正常，無其他不適 ⇨ 慢性噁心、嘔吐或打嗝 ⇨ 直腸內有異物但生命徵象正常 ⇨ 關節腫 ⇨ 輕微擦傷，瘀青，軟組織受傷 ⇨ 螫傷或咬傷，但無發燒或疼痛不適 ⇨ 陰道分泌物，生命徵象正常且無其他不適 ⇨ 過敏、鼻塞 ⇨ 慢性失眠 ⇨ 輕微腹瀉，無脫水現象

摘自衛生福利部中央健保署網站 https://www.nhi.gov.tw/Content_List.aspx?n=5E61169F8C735065&topn=5FE8C9FEAE863B46

附件五

簡易急救設備

項目	數量	項目	數量	項目	數量
1. 體溫測量器	1支	10. 棉棒（大、中、小）	各3包	19. 彎盆	1個
2. 寬膠帶	2捲	11. 紗布（3吋×3吋、4吋×4吋、5吋×8吋）	各3包	20. 一般垃圾袋及感染性垃圾袋	若干
3. 紙膠	2捲	12. 壓舌板（10支/包）	1包	21. 生理食鹽水（500ml）	1瓶
4. 止血帶	2條	13. 血壓計	1組	22. 咬合器	2個
5. 剪刀	1把	14. 聽診器	1組	21. 口呼吸道（含各種大小型式五種以上）	1組
6. 優點棉片或優碘液	10片或50ml以上	15. 彈性紗繃或彈性繃帶（大、中、小）	各2捲	24. 鼻咽呼吸道（含各種大小型式五種以上）	1組
7. 護目鏡	2個	16. 三角巾	5條	25. 瞳孔筆及其備用電源	1組
8. 外科口罩	1盒	17. 無菌手套	4雙	26. 驅血帶（靜脈注射用）	1條
9. 鑷子（有齒、無齒）	各1支	18. 酒精棉片	10片		

摘自衛生福利部111年度住宿式長期照顧服務機構評鑑基準

附件六

○○機構住宿式服務類長期照顧服務機構藥物冰箱溫度紀錄表

年　　月

日期	1		2		3		4		5		6		7		8		9		10		11		12		13		14		15		16		17		18		19		20		21		22		23		24		25		26		27		28		29		30		31	
時間	上午	下午	上午	下午	上午	下午	上午	下午	上午	下午	上午	下午	上午	下午	上午	下午	上午	下午	上午	下午	上午	下午	上午	下午	上午	下午	上午	下午	上午	下午	上午	下午	上午	下午	上午	下午	上午	下午	上午	下午	上午	下午	上午	下午	上午	下午	上午	下午	上午	下午	上午	下午	上午	下午	上午	下午	上午	下午	上午	下午	上午	下午
C																																																														
11																																																														
10																																																														
9																																																														
8																																																														
7																																																														
6																																																														
5																																																														
4																																																														
3																																																														
2																																																														
1																																																														
0																																																														
−5																																																														
−10																																																														
−15																																																														
−20																																																														
負責人簽名																																																														
主管簽章																																																														

備註：

1. 請每日上午九時前及下午五時監測冰箱溫度並分別記錄。
2. 冰箱維持適當溼度 2～8℃，登錄時發現過高或低於正常值：
   A：查核冰箱功能：插頭是否脫落、冰箱溼度設定過高或過低、冰箱內藥品擋住通風口、冰箱門無法關緊等。
   B：了解異常原因並排除後，於 30 分鐘後再測量溫度且記錄。
   C：若異常情形仍未排除，應告知單位主管管理。
3. 藥物需儘量避免置放冰箱內之門邊，以確保儲存溫度，切勿放置食物、做料或檢體等非藥品之物品。
4. 請負責人每日簽章，每月呈請主管簽章。

參考文獻

1. Kim, A. S.(2016). Market conditions and performance in the nursing home compare five-star rating, *Journal of Health Politics, Policy and Law*, *41*(5), 939-968.
2. Dulal, R.(2017). Cost efficiency of nursing homes: Do five-star quality ratings matter? *Health Care Management Science*, *20*(3), 316-325.
3. 張淑卿、許銘能、吳肖琪（2010）。台灣長期照護機構品質確保機制發展之趨勢。長期照護雜誌，*14*(2)，149-157。https://doi:10.6317/LTC.201009_14(2).0004
4. 李世代（2015）。長期照護品質、品管發展之探討。2015年兩岸社會福利論壇，167-178。
5. CMS, MDS 3.0 Frequency Report, 2022/10/04, https://www.cms.gov/Research-Statistics-Data-and-Systems/Computer-Data-and-Systems/Minimum-Data-Set-3-0-Public-Reports/Minimum-Data-Set-3-0-Frequency-Report
6. Zimmerman, D. R. (2003). Improving nursing home quality of care through outcomesdata: the MDS quality indicators. *Int J Geriatr Psychiatry*, *18*(3), 250-257.
7. 朱凡欣、吳秀鳳、李莉、洪翠嬰、紀夙芬、郭淑珍、陳惠慧、黃昱瞳（2023）。住宿型長期照顧機構品質指標監測指引。台灣長期照護專業協會。
8. 梁亞文（2018）。台灣一般護理之家評鑑：十年回顧與展望。台灣衛誌，*37*(6)，615-625。https://doi.org/10.6288/TJPH.201812_37(6).107084
9. Chilukuri, P., Odufalu, F., & Hachem, C. (2018). Dysphagia. *Missouri Medicine*, *115*(3), 206-210. Retrieved from https://pubmed.ncbi.nlm.nih.gov/30228723
10. Gomes Jr, C. A. R., Andriolo, R. B., Bennett, C., Lustosa, S. A. S., Matos, D., Waisberg, D. R., & Waisberg, J. (2015). Percutaneous endoscopic

gastrostomy versus nasogastric tube feeding for adults with swallowing disturbances. *Cochrane Database of Systematic Reviews, 2015*(5), CD008096. https://doi.org/10.1002/14651858.CD008096.pub4

11. Motta, A. P. G., Rigobello, M. C. G., Silveira, R. C. C. P., & Gimenes, F. R. E. (2021). Nasogastric/nasoenteric tube-related adverse events: Anintegrative review. *Revista Latino-Americana de Enfermagem*, *29*, e3400.
12. 陳清惠、胡方文（2015）。建構台灣住院老人留置導尿管的監控照護模式。福祉科技與服務管理學刊，*3*(1)，69-78。
13. Griffiths, R., & Fernandez, R. (2009). Strategies for the removal of short-term indwelling urethral catheters in adults. *Cochrane Database of Systematic Reviews, 3*(1), 1-15. https://doi.org/10.1002/14651858.CD004011.pub3
14. Gokula, R. M., Hickner, J. A., & Smith, M. A. (2004). Inappropriate use of urinary catheters in elderly patients at a midwestern community teaching hospital. *American Journal Infection Control*, *32*(4), 196-199. https://doi.org/10.1016/j.ajic.2003.08.007
15. Darbyshire, D., Rowbotham, D., Grayson, S., Taylor, J., & Shackley, D. (2016). Surveying patients about their experience with a urinary catheter. *International Journal of Urological Nursing*, *10*(1), 14-20. https://doi.org/10.1111/ijun.12085
16. Giles, M., Graham, L., Ball, J., King, J., Watts, W., Harris, A., Oldmeadow, C., Ling, R., Paul, M., O'Brien, A., Parker, V., Wiggers, J. & Foureur, M. (2020). Implementation of a multifaceted nurse-led intervention to reduce indwelling urinary catheter use in four Australianhospitals: A pre-post intervention study. *Journal of Clinical Nursing*, *29*(5-6), 872-886. https://doi.org/10.1111/jocn.15142
17. 林淑華（2017）。不同鼻胃管灌食方法對重症加護病房病人胃殘餘量、腹脹、嘔吐之分析:回溯性研究。長榮大學碩士論文。
18. 呂明娟、黃燦龍（1994）。腸道管灌系統的細菌感染分析。中華民國營養學會雜誌，*19*(1)，57-64。https://doi.org/10.6691/JCNS.199401_19(1).0006

19. Dyer A. H., Fallon, A., Noonan, C., Dolphin, H., O'Farrelly, C., Bourke, N. M., O'Neill, D., & Kennelly, S. P. (2022). Managing the impact of COVID-19 in nursing homes and long-term care facilities. *JAMDA*, *23*(9), 1-13.
20. 許鈺絹・戴秀好（2016）。運用組合式照護於老年人中風後合併肺炎之護理經驗。長庚護理，*27*(1)，112-120。
21. 許庭榕、黃仲禹（2020）。失智症非藥物治療照護。臨床醫學，*85*(2)，81-87。
22. 劉子弘、何建翰、張凱評、黎家銘、陳晶瑩（2016）。醫師在長期照顧中的角色。臺灣老年醫學暨老年學雜誌，*11*(3)，143-155。
23. 蕭維德（2014）。護理法律常識。全聯護訊，*102*。http://www.nursenewsletter.org.tw/index.php/102b/1020
24. 陳柏安、鄭綺（2019）。作爲中間人的克服和協調：轉送長照機構住民至急診的護理經驗。新臺北護理期刊，*21*(2)，39-51。
25. Brownlee, S., & Garber, J. (2020). How to reduce medication overload in longterm care. https://www-mcknights-com.translate.goog/blogs/how-to-reduce-medicationoverload-in-long-term-care/?_x_tr_sl=en&_x_tr_tl=zh-TW&_x_tr_hl=zhTW&_x_tr_pto=sc
26. 黃畹葖、葉淑芬、陳昭元、林妍如（2010）。某長期照護機構住民藥物治療問題之評估與處置。長期照護雜誌，*14*(3) 277 - 291。
27. 高家常（2021）。長期照顧機構老年住民的營養照護。護理雜誌，*68*(3) 26-32。
28. 余璧如、陳秋敏、張雅雱、張仙平（2014）。營養師對長照機構餐食問題之原因歸類與改善對策調查。長期照護雜誌，*18*(3)，313-320。
29. 葉淑惠、潘沐萱（2020）。銀髮族咀嚼初篩與照護良策。護理雜誌，*67*(4)，6-13

第四章　安全環境設施設備

潘國雄

前言

住宿式長照機構是住民長期安養照護的場所，必須要提供住民、家屬、訪客及員工一個安全、功能完備的環境及設施設備。爲達長期照護環境的安全，有效管理各種硬體設施、照護及各種設備是必要的。然而住民隨著身心機能的衰退，加上行動不便或無行動能力常常成爲災害的弱勢族群，安全環境設施設備管理著眼於提高住民在災害波及下的存活度、提升照顧品質及機構持續營運等目標。

第一節　防火管理指引

住宿式長照機構雖可依照消防法施行細則所規定之內容，執行機構內部防火管理相關事項，但卻無法因應機構環境及住民之特性，透過國內重大火災案例及筆者輔導之實務經驗，本節內容包含：高致災風險設備與危險物質管理對策、高火災風險區域、縱火防制，及電器（氣）設備防火管理機制等，分述如下：

一、高致災風險設備與危險物質管理對策

1. 延長線、電線及插座管理對策

(1) 延長線應標明安培數，且應使用有商品檢驗合格標章之商品。

(2) 延長線應有自動跳脫之安全裝置，且應避免過度串接、私自擴充及積污等情況。

(3) 住民未經同意，不得使用私自攜帶之延長線。

(4) 延長線、電線及插座外觀破損、銅線裸露則應汰換。

(5) 延長線應避免麻花捲式纏繞過度拉扯或被重物輾過，且使用具有保護電線之設計（例：套管包覆）。
(6) 插座老舊應予以汰舊換新（使用年限 1-2 年）且四周應避免擺設可（易）燃物品或有機溶劑。
(7) 延長線應設定汰換年限並予以列冊管理及統一領取。
(8) 高耗能電器應使用專用迴路之插座且應具備漏電跳脫或過載過溫自動斷電之功能，並利用紅色膠帶纏繞插頭後之電線以利辨識。
(9) 住民自帶電器及電氣設備儀器管理相關規定請參考如附件一及附件二。

2. 可（易）燃物品管理對策

住宿式長照機構內部儲放尿布、被褥、酒精、含酒精之洗手液、紙箱等可（易）燃物品，若無一定的管理機制，任其隨意擺放易成火災時之助燃物。遂針對可（易）燃物品應妥善管理，其管理原則說明如下：

(1) 住宿式長照機構常見住民使用之尿布、紗布等可燃性耗材，儲放位置應擺放於相對安全環境中或統一管理存放，且儲放地點應避免於插座附近，並應有固定、防傾倒及耐震之設計。
(2) 汽（柴）油、酒精等易燃物品建議應上鎖獨立儲放保存，其儲存量應不宜過多，如現行 4 公升酒精經常進行分兌容易發生溢漏之情形，建議更改購買為 250ml 之小包裝，並存放於可上鎖的不燃櫃或鐵櫃中，並張貼物質資料表及公共危險物品標示表以利管理，另放在開放空間供住民使用之酒精瓶應放在固定不易被取走之容器中。
(3) 對於使用或備存之醫療氣體鋼瓶，其擺放位置應避免於避難通道／緊急發電機房，並且應與高火災風險區域易燃物保持一定距離以策安全，且應該有防止傾倒之固定設施，並建議增設使用中、空瓶、滿瓶之標示牌（含越南文），另氧氣流量計建議裝設有 2 個出口的型式。
(4) 建立列管清冊，各儲藏室出入口應有合宜門禁管制設置，由專人管理並上鎖，應管制避免護理人員為貪圖方便一次請領過量。

(5) 住房內及儲藏室應設置偵煙式探測器以利火災之及早偵知，保護住民生命。

(6) 降低住宿式長照機構內部住民住房內可燃物的數量，盡可能移至其他儲存場所，或請家屬予以帶回。

3. 防焰管理

除地毯、窗簾、布幕、展示用廣告板等物品之外，住宿式長照機構內部內部的壁紙、壁布等構築於建築物構造體者都應使用具有防火證明標示或文件之產品，但傢飾布、床單、被套、床墊套等物品建議將具有防火證明標示或文件之產品列入考量，以有效阻斷火災的發生及擴大。

二、高火災風險區域

1. 廚房及配膳室等處火災預防

(1) 排油煙機之風管應定期清理或更換，避免油漬的累積，並備有紀錄可查。

(2) 廚房之火源四周應有自動或手動滅火設備，另應配置適量五磅之 CO_2 滅火器。

(3) 廚房內之電鍋、微波鍋爐等高耗能電器應使用專用迴路，並避免多部同時使用。

2. 施工處所

(1) 進行中或 1 年內計畫進行之施工場所應於施工前提報「施工中消防防護計畫」，遇停工期間應至少備有相關施工場所防護安全計畫，並執行用火、用電嚴格管制並予以記錄。

(2) 施工過程中對於住民之安置應提出適當的安排，避免影響住民之照護品質。

3. 設備機房

(1) 常見住宿式長照機構內部設備機房內部因無人整理，堆置燃油及許多雜物，再加上內部大型機具運轉時溫度高、燃油不慎傾倒／

溢出，很可能因為電氣火災或可燃物接觸高溫物體引發火災。

(2) 住宿式長照機構內部之住民存在著照護用氧氣需求，因此有些住宿式長照機構內部具備氧氣鋼瓶室，將氧氣鋼瓶集中存放管理，由於考量氧氣洩漏所可能造成的危害，鋼瓶室應裝設氧氣洩漏濃度偵測設備，而此空間內部之燈具亦應裝設防爆燈具，並且在開關閥上安裝洩漏自動遮斷裝置，以降低氧氣的洩漏造成的危害。

4. 庫房、儲藏室

(1) 庫房、儲藏室內部常見擺放許多耗材、紀錄、被褥等可（易）燃物品，很可能因為電線走火或人為縱火等因素引起火災發生。

(2) 酒精、氧氣鋼瓶應避免放置於庫房或儲藏室內。如若酒精仍放置於儲藏室內，應以不燃櫃或鐵櫃獨立儲存並上鎖。

(3) 庫房或儲藏室內應避免成為工作人員休憩並使用電氣設備之空間。

三、縱火防制

鑑於臺南衛生福利部新營醫院北門分院附設護理之家及屏東南門醫院附設南門護理之家重大案例，平時應將住房及浴廁等類似公共區域與庫房、儲藏室等非常時有人之空間，將縱火防制列為防範重點。縱火防制相關對策建議如下：

1. 訂定縱火巡邏措施，特別針對機構內部之角落或堆積大量可（易）燃物品之空間進行巡視，並予以整理並移除。
2. 加強對於進出住民、人員及家屬之過濾及查核，並進行員工與住民火源管制（如打火機、火柴應予禁止或集中管理，禁止在機構內部吸菸）。且應制定並落實安全管制標準作業流程。
3. 避免將可（易）燃性物品擺放於不特定路過者或未經授權者可自行取得之處。
4. 加強機構內行政管理，確切掌控機構內員工及住民數量，隨時注意是否有可疑人士，防範人為縱火意外發生。
5. 建築基地內、走廊、樓梯間及洗手間等場所，不得放置可（易）燃物，垃圾桶材質建議改為鐵製或鋼製。

6. 設置監控設備，監視畫面之編號應使用實質空間之名稱，並設置於 24 小時有人之空間。並加強死角之巡查機制，同時建立假日、夜間等之巡邏體制。無人使用空間或閒置空間建議上鎖，以避免閒雜人等進入，並防止遭人縱火
7. 落實汽（機）車停放之安全管理，騎樓空間應予以淨空，並張貼告示或標線。
8. 對機構內有強制安置、暴力傾向、憂鬱狀態或精神異常之個案，應加強關懷與心理諮商。
9. 針對機構之工作人員以及外籍員工予以日常生活上之關懷，避免因情緒不穩定而增加縱火風險。

四、電器（氣）設備防火管理機制

1. 應訂定符合機構特性之用電設備使用管理和保養計畫。
2. 至少每半年一次使用紅外線熱影像儀等儀器或其他方式對全機構低壓配電盤與各類照護儀器設備進行普查，及時維修、汰換老舊功能不良者，並注意電量負載情形，並針對未符合事項訂定改善機制。
3. 所有配線建議以 PVC 或 CPVC 管加以套管，線路延伸接點處請以鐵質等接線盒加以覆蓋，並落實每 10 年老舊電線之汰換。
4. 公共區域之插座未經許可不得擅自使用，並建議增設盲蓋。
5. 設專人負責管理機構內部電氣安全，使用之高耗能電器如電暖器、烤箱、電爐、電鍋、乾衣機、烘碗機、烤麵包機、電磁爐、微波爐等非照護所需設備，且均應建立防呆機制（如自動感應通電（斷電）裝置及定時裝置等）及列冊管理，並由專人或專責單位管控或認證、張貼電器安檢標籤；延長線插座均應符合電器設備管理安全規範；並應禁止家屬私下攜帶小型電鍋（或類似高耗能電器）到機構使用（高耗能電器定義爲功率 500 瓦以上）。
6. 針對電器設備使用上，應制訂電器設備安全規範（如延長線、私人電器管制作業等）及辦理用電安全教育訓練。內容應要求使用合格且具安全斷電裝置之延長線（如圖 4-1 所示），且應不定期巡視及定期查核是否有超出用電負載、過度串接（如圖 4-2 所示）、積汙導電、電線破損及

額外使用之情形。延長線應注意是否逾使用年限（1-2 年）。

7. 對加熱食物之設備，例如，烤箱、溫箱、微波爐等，應張貼使用警語，若設有定時、控溫、防止過熱感應或人體感應等裝置均可有效預防火災的發生。
8. 水源處設施（如腳踏式洗手台）附近插座應設漏電斷路器如圖 4-3 所示。
9. 電器（氣）設備周邊環境不放置可（易）燃物或有機溶劑。
10. 住民未經同意不得私設電器設備使用。

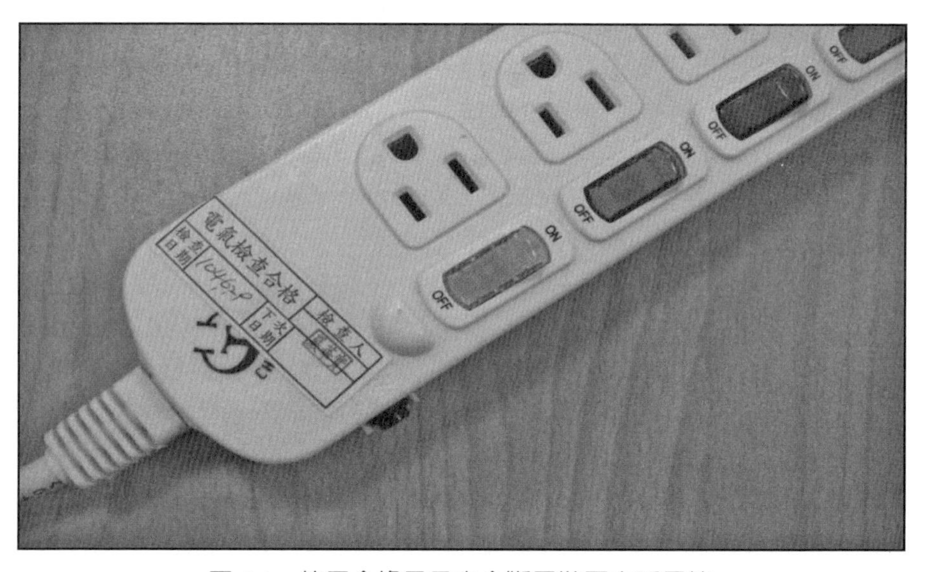

圖 4-1　使用合格且具安全斷電裝置之延長線

資料來源：藍正雄，2015. 06。

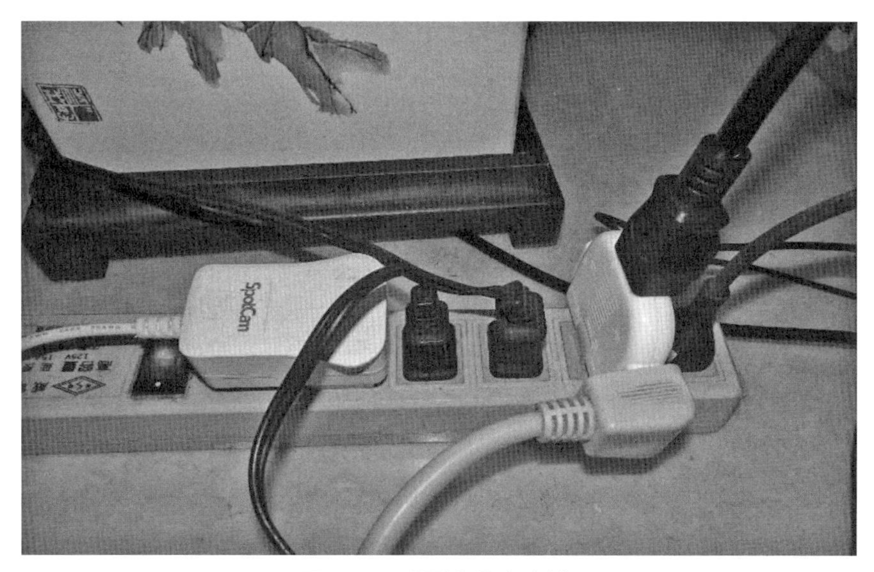

圖 4-2　延長線過度串接

資料來源：陳宗傑教授，2020. 06. 05。

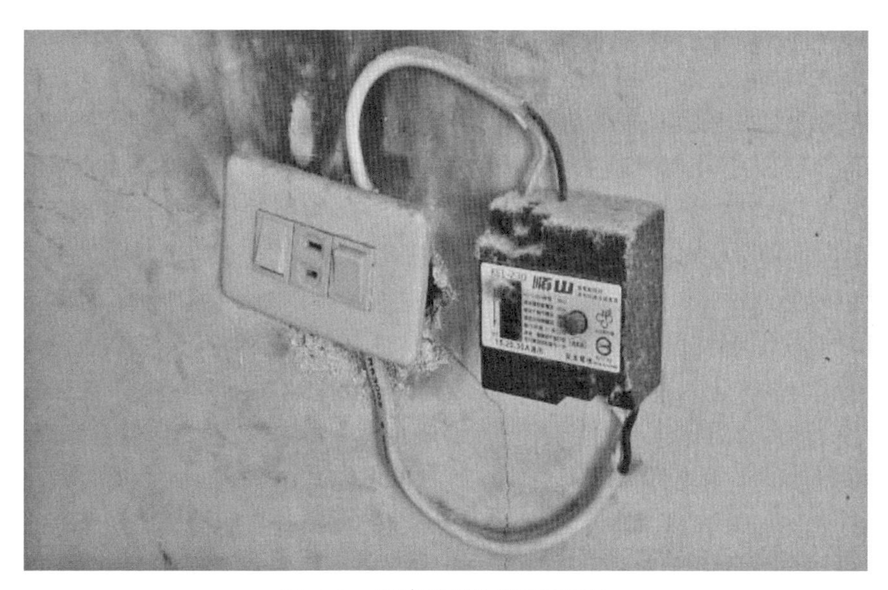

圖 4-3　插座設置漏電斷路器

資料來源：潘國雄，2018。

第二節　消防安全設備設置與維護及疏散避難動線規劃

住宿式長照機構內部住民之自主避難能力不如一般民眾，遂即使安全水平達到法規之要求，亦是最低的安全等級，從國內所發生之重大案例凸顯住民的安全問題仍受到不斷的挑戰。基本上，透過消防安全設備及疏散避難動線規劃等硬體設備的自主提升與投資來強化機構本身火災安全等級，須於全盤考量空間特性與住民需求後，選用調和機構特性的設備，且應有定期檢修之紀錄，以確保設備災時能保持堪用。本節內容包含消防安全設備的設置及疏散避難動線，防火區劃及疏散避難動線規劃，分述如下。

一、火警自動警報設備

消防安全設備可分為滅火設備、火警自動警報設備及避難設備等，就火警自動警報設備而言係為有效及即早偵知火災的發生。依東京消防庁2012「火災の実態」資料顯示，火災發生處所遍布於機構內各個角落，以住房、玄關、廁所和盥洗室等地點居高風險。

在火警自動警報設備的裝設上，除著重高風險區域之評估外，更須依場所特性選用適當的探測器，例如，廚房區域可能溫度較高且常有油煙的產生，則須選用偵熱式探測器。另外，住房及儲藏室等平時無人的處所，則應選擇敏感度較高之偵煙式探測器；另外，火警警鈴啓動機構內之應變機制後，應於60秒內復歸地區火警警鈴，以利緊急應變之現場之溝通及避免住民恐慌。

火警受信總機（如圖4-4及圖4-5）、緊急廣播設備及119火災通報裝置（如圖4-6）應移置於主要護理站（常時有人），且能於預錄語音撥放或119火災通報裝置撥接時，及時辨識起火位置、遮斷火警警鈴或預錄火警語音，有利於現場應變作業，抑或聽消防局之覆電。

此外，設於醫院附設或複合用途大樓的住宿式長照機構，然火警受信總機及緊急廣播主機設置在醫院或大樓端時，醫院或大樓端之夜間警衛人員對於火警訊號之判讀，及後續的內外部通報流程不熟習，致使延誤通報住宿式長照機構及轄區消防局。

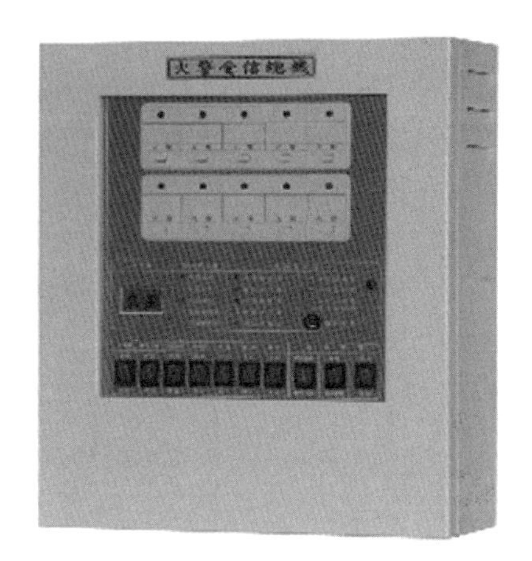

圖 4-4　P 型火警受信總機

資料來源：永揚消防安全設備股份有限公司，2023。

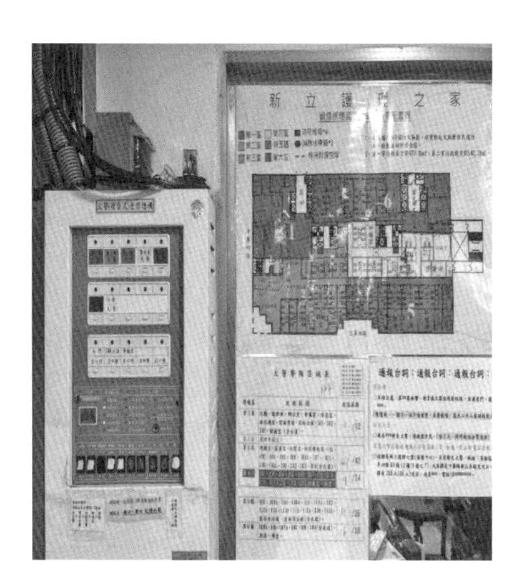

圖 4-5　P 型火警受信總機火警分區以顏色標註

資料來源：薛裕霖，2022。

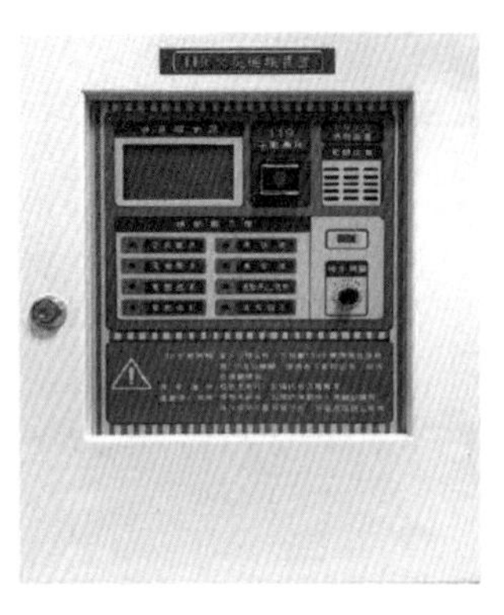

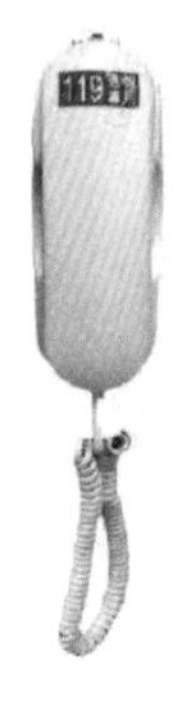

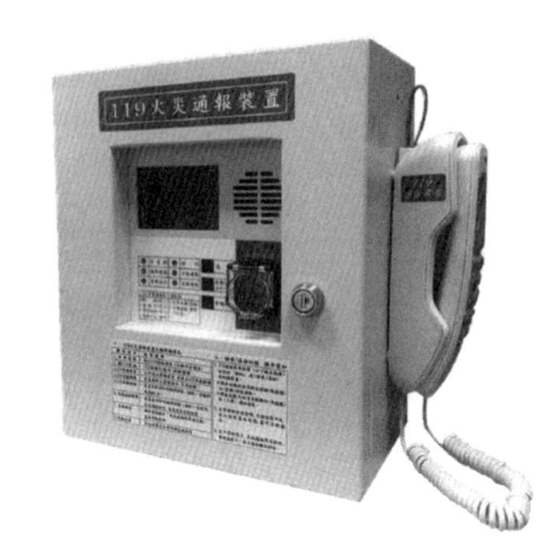

圖 4-6　119 火災通報裝置

資料來源：潘國雄，2022。

二、滅火設備

滅火的成功或失敗取決於滅火的時機、滅火設備選用與操作技術的正確性等因素，其滅火設備設置原則如下：

1. 除法定滅火設備外，更應善用非法定滅火設備，例如水龍頭或水桶等。
2. 住宿式長照機構常見設置之滅火器多爲乾粉滅火器，然而面對仰賴呼吸設備重症脆弱住民，使用乾粉滅火器將可能影響住民呼吸道之健康狀態。此時則凸顯小型 CO_2 滅火器其乾淨且對環境少汙染特性於此類機構之實用性。爲兼顧初期滅火效果及照護環境之維持，建議於每樓層或住房單元配置適量小型 CO_2 滅火器（5 磅）如圖 4-7 所示，或強化液滅火器，如圖 4-8 所示。
3. 第二種室內消防栓之操作可以一人爲之，較符合人數較少之機構夜間時段使用需求（圖 4-9）。

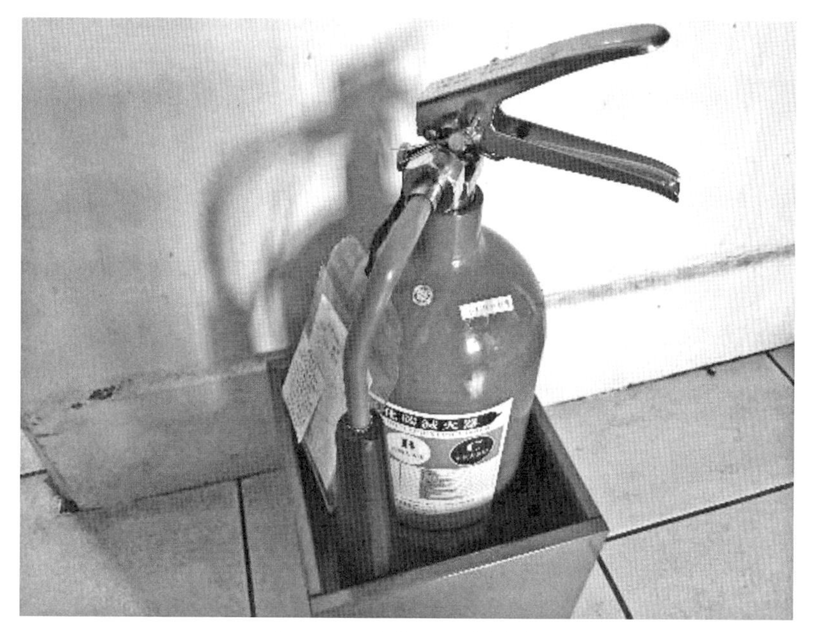

圖 4-7　5 磅 CO_2 滅火器

資料來源：潘國雄自行拍攝，2018。

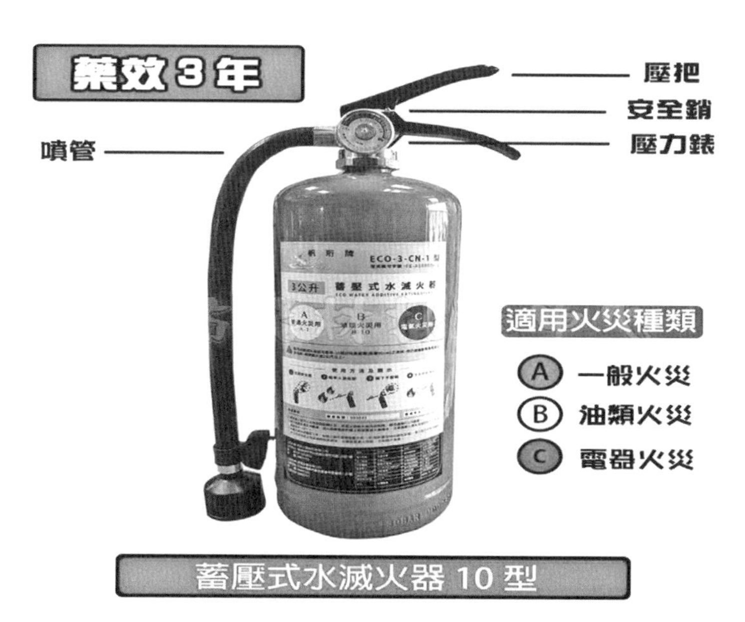

圖 4-8　強化液滅火器

資料來源：https://tw.bid.yahoo.com/item/100827641118

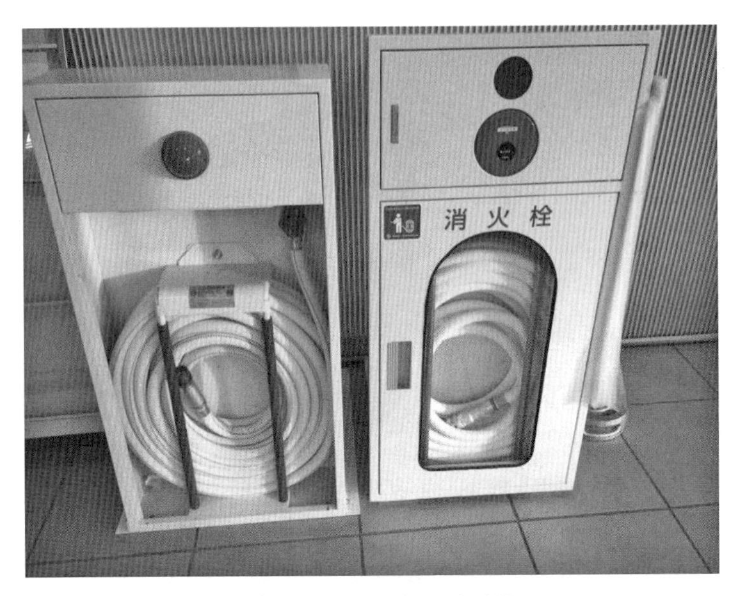

圖 4-9　第二種室內消防栓

資料來源：潘國雄自行拍攝，2017. 11. 24。

4. 國內外文獻統計發現，在住房內裝設自動撒水設備，可以讓工作人員專心致力於避難疏散作爲上，對住民的生命安全有大幅提升的作用。
5. 水道連接型自動撒水設備（簡易自動撒水設備）（如圖 4-10）可有效改善既有合法建築空間之安全性不足之現況，達到控制、撲滅初期火勢、提高住民存活度之效果，並舒緩自衛消防編組滅火班人員入室滅火可能失敗之高度壓力。且 2018 年以後所設立的機構樓地板面積低於 $1000m^2$ 之機構得選設置之。

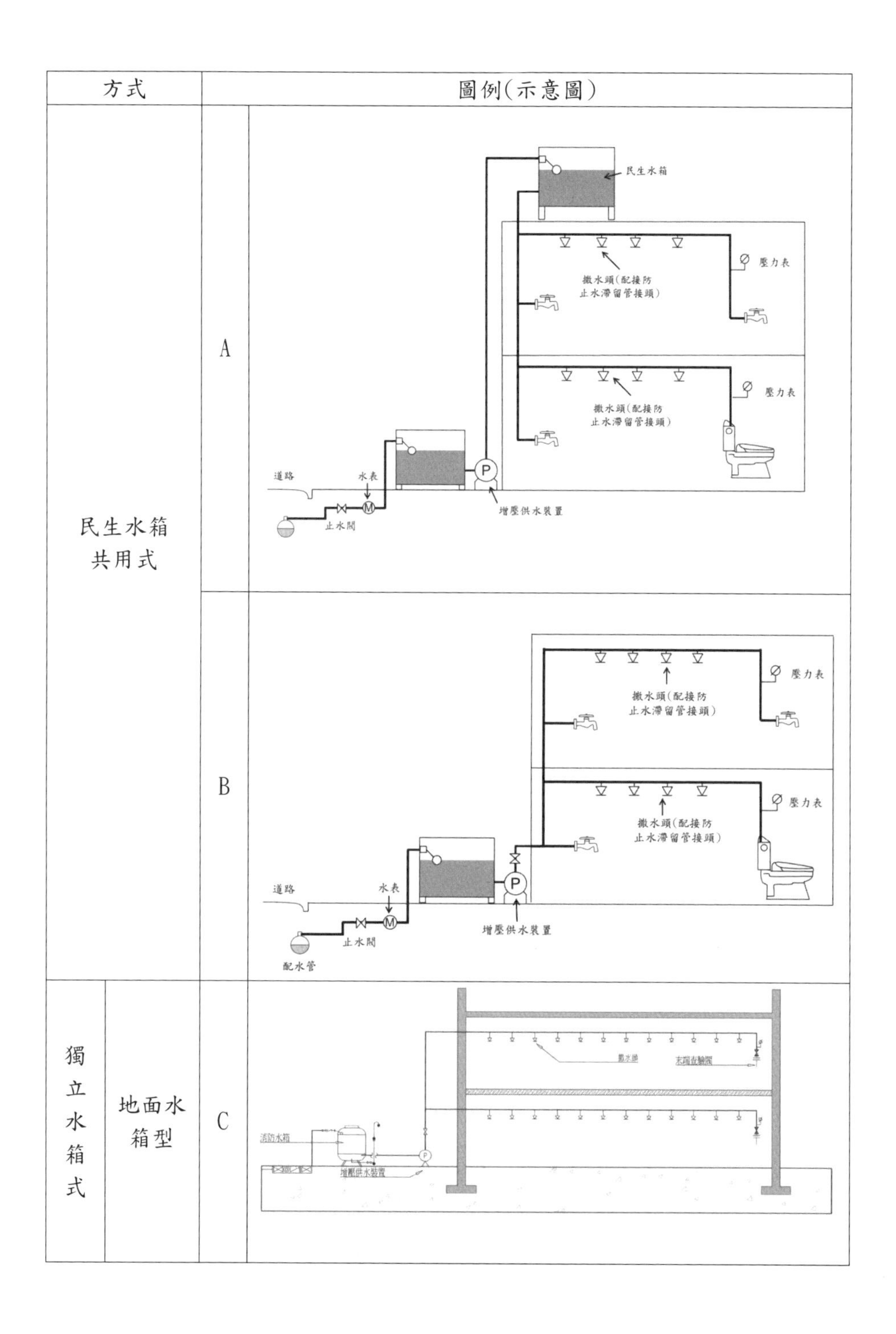

方式		圖例(示意圖)	
民生水箱共用式		A	
		B	
獨立水箱式	地面水箱型	C	

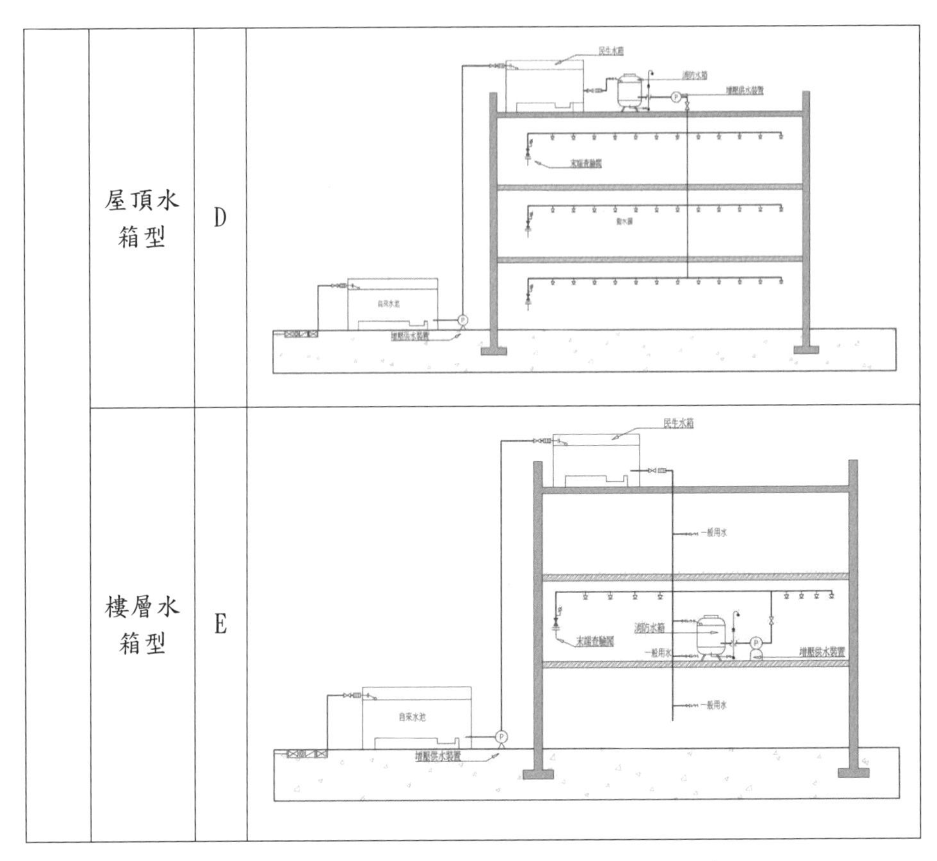

圖 4-10　水道連接型自動撒水設備設置類型示意圖

資料來源：內政部消防署，2018。

三、防火區劃及疏散避難動線規劃

1. 防火區劃之意義

(1) 降低火災損失之範圍

(2) 達成安全避難的目的

a. 阻擋火煙發展

b. 保護重要區域或設備、設施

c. 維持乾淨避難通道

d. 成爲就地或水平避難的空間

2. 防火區劃之分類（如圖 4-11）

(1) **面積區劃**：依建築物使用類組將樓地板面積依法定規模劃分為若干防火區劃。

(2) **垂直區劃**：在樓梯、電梯、電扶梯、管道間等垂直空間或管道予以區劃，避免火勢藉由該空間或路徑向上延燒。

(3) **用途區劃**：在建築物內有特殊用火、用電設備或用途時，以防火設備予以安全區劃。

(4) **樓層區劃**：以防火樓板將上下樓層區劃分隔，避免火勢向上延燒。

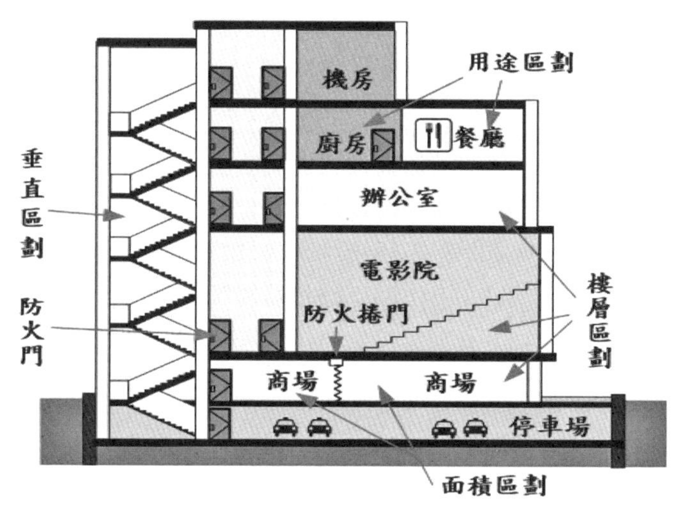

圖 4-11　防火區劃分類

資料來源：內政部消防署，2017。

3. 疏散避難動線規劃

平時作為一般走廊或樓梯使用之通道，火災時即可做為住民避難疏散使用，為利於照護作業方便，而擺放推車及其他常用之物品或設備，而這些物件在危急情況下則變成是阻礙避難的障礙物。以下就疏散避難通道之規劃和常見避難節點作說明：

(1) 規劃適當之疏散避難通道

a. 平時應規劃管制緊急狀況出入口，疏散時應依原規劃之避難路線進行疏散。

b. 設定二處以上不同方向之疏散避難路線與出口，並於住房、護理站、辦公室及安全梯間等明顯處標示避難疏散平面圖，且逃生避難疏散平面圖應以觀看者之視角方位來配置並可簡單方便閱讀。

c. 設置無障礙設施之逃生路徑，及應能連動火警探測器自動釋放關閉，且不需鑰匙可雙向開啓之防火門。

d. 逃生路徑爲雙向（其中具備一座安全梯及兩個以上避難途徑），並主要逃生出入口處有具閃滅或音聲引導功能之出口標示燈設備。

e. 樓梯間、走道及緊急出入口、防火門等周圍 1.5 公尺內保持暢通無阻礙物，並利用標線式告式進一步表示淨空。

f. 常開式防火門應能連動火警探測器自動釋放關閉設置。

g. 防火門可「雙向開啓」係指由防火門之兩側在緊急狀況下免用鑰匙皆能將門打開（未規範僅能推或拉）並逃生，未特別規範開啓之角度；詳細防火避難設施設置之相關規定請參考「建築技術規則建築設計工編」且應依據轄屬主管機關之認定爲原則。

(2) 疏散避難路徑之常見錯誤提醒，如表 4-1。

表 4-1　疏散避難路徑之常見節點

說明	圖示
避難通道常見門檻高度過高，造成避難不便。	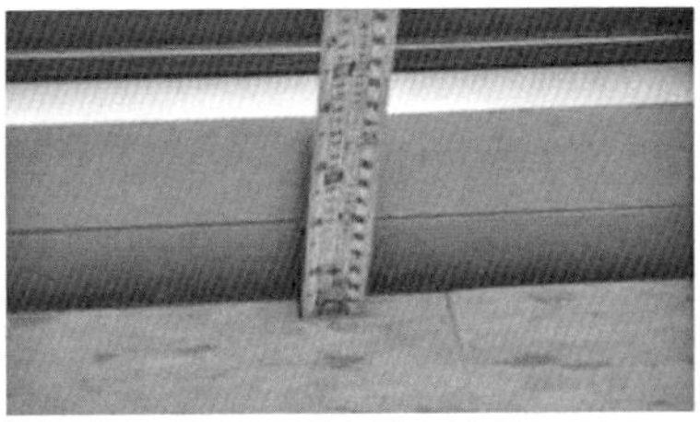

說明	圖示
階梯設計造成垂直避難上的難度增加，應改以斜坡取代。	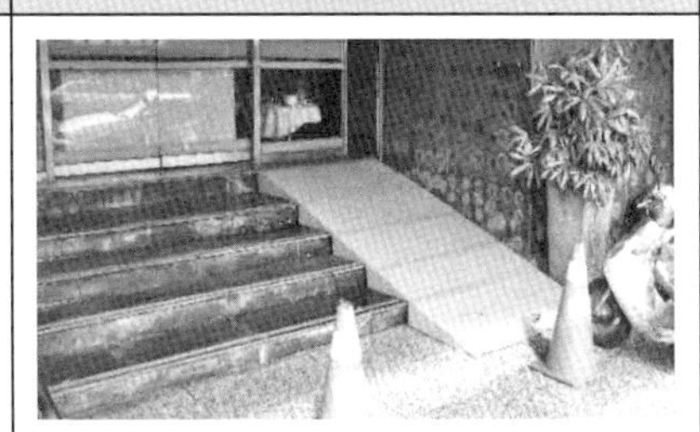
常閉式防火門如變成經常性出入口，造成關閉不良，火災時無法阻隔火煙，可加裝火警探測器連動關閉裝置。於火災時防火門可自動關閉，且雙向都能開啓。	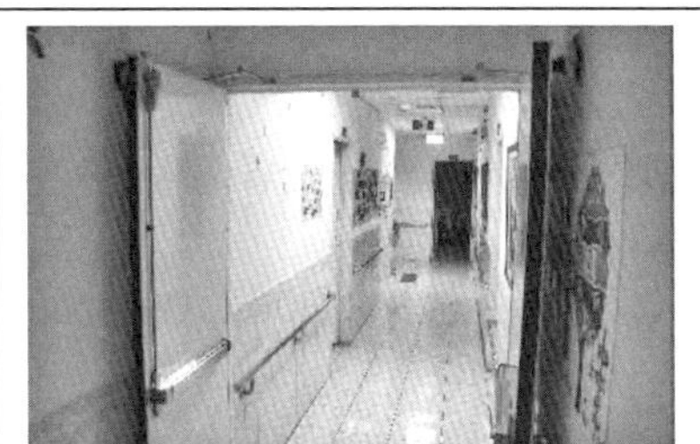
防火鐵捲門應採二段式操作方式，第一階段下降至離地面二公尺，以阻擋上層煙霧擴散，並維持後續人員撤離動線暢通；待人員撤離後，啓動第二階段下降至地面，阻擋火勢延燒。	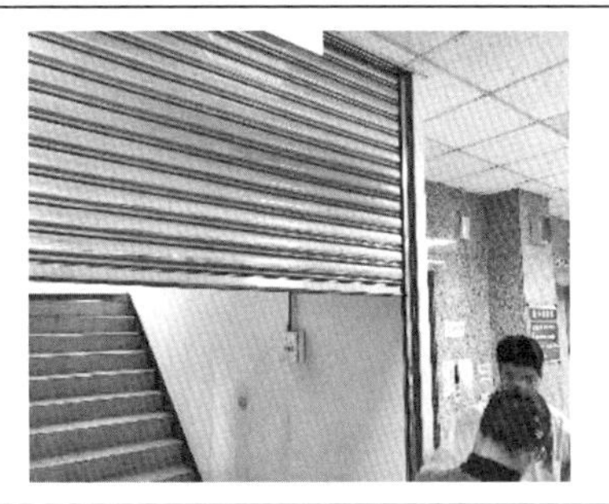
通道、走廊等避難逃生動線應保持照明之充足，並禁止擺放任何雜物，例如，推車、推床等妨礙通行避難之物品。	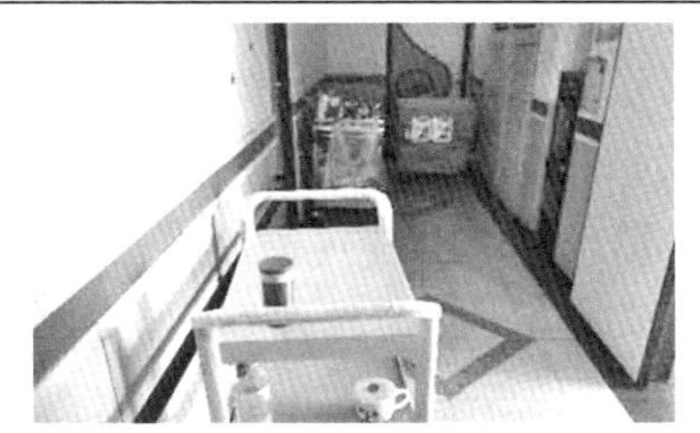

資料來源：衛生福利部，2018。

第三節 緊急災害應變計畫（EOP）及作業程序研擬

住宿式長照機構面臨不同災害之威脅及衝擊，除平時之災害預防與整備外，一旦災害發生時，仍須採去各式各樣的緊急應變作爲，爲避免未曾有及預料意外的災害發生，研擬緊急災害應變計畫（EOP）及作業程序以爲因應，減少災害之損失，提高機構持續營運的能力，本節內容包含：緊急災害應變計畫（EOP）擬定基本原則、執行內容之前提條件、執行內容、災害風險辨識與評估及計畫的訂定等，分述如下：

一、緊急災害應變計畫（EOP）擬定之基本原則

1. 確立救災對策、措施和方向：機構應依照其所在區域之災害特性確立災害應變對策。
2. 成立緊急災害應變計畫研擬小組：爲研擬本機構複合式災害緊急應變計畫，本機構成立緊急災害應變計畫研擬小組，並建立災害應變之編組與分工，於平時研擬災害應變計畫，應用於災害發生時，以期將災害發生之損失降至最低。
3. 掌握機構的災害特性、潛勢評估：機構應考量影響其自然環境（地質、氣候特性）與災害因素（颱風、豪雨、地震、毒化物等）及設施設備（收住住民維生、投藥及搬運所需設備、危險物品所在位置），評估本機構所在區域之災害潛勢。
4. 緊急災害應變計畫內容及應變對策：機構複合式災害應變計畫考量所在地理區位之各項災害影響因素及相互關連性，並評估相對災害潛勢危害，進以研擬災害應變計畫，續就可能發生之災害研擬應變對策，俾能於災害發生時達到即時應變之效能。
5. 建立自評機制：爲能確實有效的落實應變組織之運作，自評內容包括：
   (1) 訂定複合式災害應變計畫。
   (2) 各災害應變小組分工。
   (3) 住民家屬連絡清冊／緊急召回人員清冊。
   (4) 整合各級（區級、衛生局、中央）災害防救緊急聯絡電話。

(5) 物資、藥品、醫療及住民搬運設備、機具清冊。

(6) 災前整備表、災中處置表、災後災損統計表及其他各類表單。

(7) 緊急災害應變演練自評表。

6. 緊急災害應變計畫與上位計畫相互配合：緊急災害應變計畫之內容參考所在縣市各相關單位之災害防救業務計畫規定擬定。

二、撰寫應變計畫執行內容之前提要件

1. 確立機構防減災的共識目標

撰寫緊急災害應變計畫，應確立之機構防減災共識目標，以其爲核心邏輯，來擬定更明確且符合機構收容特性需求之應變作爲。

機構以「安全第一、品質優先」爲防減災共識目標，緊急災害應變作爲以住民安全爲第一，旨在限縮災害波及侵害範圍，並對住民提供持續照護、關照維生需求。

2. 選定不利的代表性情境（複數）

不同型態的機構，面臨災害的風險也不盡相同，機構撰寫緊急災害應變計畫時，以各種災害情境作爲預想，來擬定各風險之因應對策及應變作爲，意即透過情境式風險辨識與溝通所規劃之緊急應變作業，較能使計畫內容符合機構特性需求。

近年來重大火災、地震、水災等之災例，凸顯了相同用途空間、相同法規體系、相同人文習性下，住民死傷災例仍不斷發生，且往往重大災例的發生，都是機構人力、環境條件最嚴苛的狀態，使得來不及、做不到的緊急災害應變每每浮現。以火災爲例，重大災例經統計，多發生於夜間有限人力狀態下，住民又多爲無法自力避難者，火煙位置又位於避難動線上且火勢發展快速，使滅火、避難引導都加倍困難。此類不利但合理會發生之情境，常爲計畫撰寫者所忽略，使平日演練所選定情境，都是人力充足、避難疏散與火煙不衝突之災害情境狀況下，能迅速完成演練卻流於形式之眞實現況。

因此，尊重災例所凸顯之重大風險，以數個不利但合理會發生的情境（Scenarios）作爲風險辨識與溝通之腳本，做預應式的緊急應變減災、整

備與應變作爲，方能使緊急災害應變計畫非僅是紙上談兵。

3. 可及性與及時性評估之研習、演練與檢討溝通作業

防火管理人撰寫制訂緊急災害應變作業所溝通出之應變策略，仍須由第一線員工們共同參與、實際操作各類設施設備，並且由員工來說出感受、共同討論，評估每一位員工是否都聽得懂、學得會、來得及、做得到；「親和可及」的計畫，是機構所有相關人員（包含負責人、防火管理人、護理師、本籍與外籍照服員等）均能做得到的計畫，非如超人般完美，而是符合緊急應變人員需求，且須滾動式修正調整的計畫。

機構日常教育訓練研習，便是透過員工之參與研討、演練，一起評估各項緊急應變作爲之可及性與及時性，在演練後進行檢討溝通，將演練時發現做不到的作爲、會產生極大風險的作爲，重新討論修正，使計畫內容務實、合理可行。

4. 減災邏輯思維與撰寫應變計畫程序的建構

緊急災害應變計畫，有很大一部分所談的是災害發生時的緊急災害應變，常規災害演練亦是導引機構限縮災害波及範圍、保護住民生命安全。然而在這些都是災害的整備與應變階段，在此之前，災害管理所需的是減災邏輯思維，透過情境式的風險辨識以及日常演練凸顯之風險，作出相應之降低風險對策。

機構透過風險辨識來減少災害發生可能性，並經由不利但合理會發生情境之災害演練與檢討，滾動式回饋給減災作爲，即是緊急災害應變計畫之核心。

5. 增列水平避難的等待救援空間規劃、垂直避難的情境與條件

住宿式長照機構之住民多屬無法自力避難特性，需由護理師及照服員利用輔助工具（如輪椅、推床、疏散床單等方式）協助疏散，並兼顧維生需求與持續照護，以水平避難爲優先，並選定適當安全空間（具有能延長生命、等待救援之條件）作爲等待救援空間；垂直避難對於無法自力避難住民而言，有造成受傷之風險，且第一線應變人員在垂直移動住民亦是一

大挑戰，機構應視環境空間條件、硬體設施設備狀況及住民特性需求，以住民安全及持續照護爲前提，作水平避難與垂直就地避難之情境與條件規劃。

三、執行內容

機構依災害管理四階段一減災、整備、應變、復原的管理機制，進行緊急災害應變計畫之規劃，對各類災害的應變，從災害風險評估、預防整備、應變、復原重建一直到機構機能恢復。經教育訓練及演練不同災害類型狀況，提升機構災害防減災邏輯思維與安全意識，強化臨災時災害防救應變處置與災後收容復原能力，達到減少災害、具耐災韌性之效果。

四、災害風險辨識與評估

(一) 災害風險辨識爲擬訂緊急應變計畫最重要且關鍵之階段，機構透過風險辨識，明瞭需面臨之災害種類、特性，以及評估機構在風險下之弱點與挑戰，來進行機構環境空間、硬體設施設備及軟體行政之管理與減災措施，並溝通災時相應之緊急應變對策。

(二) 災害風險辨識從機構內部及外部風險著手，首先需掌握機構基本資料，例如，

1. 環境空間條件

(1) 建築物類型：獨棟、位於複合用途建築物中某幾層，或緊鄰商業建築、一樓或騎樓有商業用途店面攤位。

(2) 建築物結構：鋼筋混凝土但具鐵皮（連棟）屋頂，建築物屋齡、樓層、非機構空間之用途等。

(3) 硬體設施設備：設施如防火區劃、安全梯、結構柱體位置、等待救援空間；設備如消防安全設備之自動撒水設備（水道連結型自動撒水設備）、火災警報設備（火警受信總機與副機、探測器、火警分區、119 火災通報裝置）、室內消防栓、手提式滅火器（乾粉、二氧化碳、強化液）等。

(4) 內部空間：透過機構內部各空間的檢視，可詳細盤點機構潛在風險，例如騎樓、護理站、茶水間、住房、配膳室、儲藏室、

消毒間、大浴室、走廊、交誼廳、宗教室等。

3. 人員特性

(1) 員工人力條件：日班、大小夜班人力，以及包含本國 / 外籍照服員。

(2) 住民收容特性：行動能力與避難需求，如可自行避難、需輪椅、推床避難，或有維生設備照護需求（需氧、插管、抽痰等），以及失智照顧。

4. 曾發生之災害：掌握當時災害發生概況或同類型機構之案例，檢討分析所造成危害之改善措施與因應對策，並從中辨識機構 / 住民之潛在風險，予以紀錄。

(三) 風險評估：機構潛在之各類災害風險，可能衍生危害範圍、程度不同，機構可進行風險評估，將危急、不利之風險優先進行改善、強化與教育訓練、演練。各類災害風險重點（如表 4-2，可運用於緊急應變計畫中）如下

表 4-2 災害風險盤點表（範例）

災害類別：火災							
空間	風險 1		風險 2		風險 3		(自行增加)
外部環境	商業連棟建物	處置作為：	複合用途大樓	處置作為：	連棟鐵皮屋頂	處置作為：	
騎樓	冷氣室外機	處置作為：	機車縱火	處置作為：	垃圾子母車縱火 / 菸蒂	處置作為：	
住房	電風扇	處置作為：	冷氣室內機	處置作為：	浴室排風機	處置作為：	
護理站	延長線	處置作為：	消毒鍋	處置作為：	電腦設備	處置作為：	
儲藏室	縱火	處置作為：	壁面插座	處置作為：	菸蒂	處置作為：	
茶水間	飲水機	處置作為：	微波爐	處置作為：	冰箱	處置作為：	

1. 火災：將機構內可能產生火源之風險做盤點，例如縱火（騎樓、儲藏室、住房等）、電氣因素（電器設備用品舉凡電鍋、微波爐、延長線、消毒鍋、電風扇、電腦、浴室抽風機、冷氣室內外機、壁面插座、神龕神明燈等）、菸蒂或蚊香線香等微小火源（外部人員如家屬、清潔員抽菸管制、出入口使用蚊香、宗教室設置神龕等）、爐火烹調（廚房使用爐火、抽油煙機及煙管堆積油垢等）、瓦斯漏氣或爆炸（機構具廚房者是否有串接鋼瓶使用風險、更換鋼瓶者是否具氣體燃料導管配管技術士合格證照等）。
2. 地震：透過國家災害防救科技中心災害潛勢地圖網站，檢視機構是否位於斷層帶附近，以及評估機構屋齡、結構，耐震度是否足夠等。
3. 風災（颱洪）：機構位處區域環境是否位於迎風面、日常風較強，或颱風季節期間受災紀錄凸顯之風險。
4. 水災（颱洪）：透過國家災害防救科技中心災害潛勢地圖網站，檢視機構是否位於淹水潛勢區，評估機構所處樓層、機構所屬範圍內（含庭院、停車場等）是否有淹水風險。
5. 土石流：透過國家災害防救科技中心災害潛勢地圖網站，檢視機構是否位於土壤液化潛勢區，並注意機構周遭邊坡、山坡坡體狀況，以及機構建築物結構體對坡地滑落之耐受度等。
6. 停水、斷電：非單一災害，可能由風災、水災、地震、火災而衍生，各類災害間均具有關聯性，包含地震與火災使管路破裂、水災/颱風後使原水混濁、斷電使幫浦失能造成之停水風險，天然災害級火災造成之斷電等。
7. 傳染：機構因通風、防疫清潔不足，或因水災/水源汙染造成病原傳染風險。

五、計畫的訂定

計畫是機構所有災害管理行動的依據，透過事前的風險評來估擬訂計畫，發生災害就能有條不紊的應變。

1. 計畫訂定前應注意的事項

(1) 計畫的訂定，應考量機構本身對於災害的風險評估，例如都市型護理機構，訂定土石流緊急災害應變計畫，則明顯不切實際，故應審慎參考風險評估據以訂定。

(2) 機構相關人員訂定計畫時，應邀集內部的關係人一起討論，說明計畫訂定的緣由，以及希望能達成的目的，同時鼓勵機構人員分享機構內、外可能致災的風險因子，提出可立即或中、期的改善方案。此外，住民的家屬，亦鼓勵一起參與討論。

(3) 計畫訂定後，至少每季依據計畫所訂定的事項，透過桌上型演練或實際演練等方式，檢討計畫的內容是否適切，並予以調整／修正。

(4) 機構所撰寫的計畫，應以公開方式提供給所屬員工知悉，對於計畫內容須調整之處，員工亦可提出修正建議，必要時，亦可開會討論。

(5) 計畫應透過開會等公開方式，至少每年檢討更新 1 次，對於更新的內容及過往的修改紀錄，應妥善彙整、留存。

2. 計畫編撰基本架構

(1) 封面、目錄／修正對照表

載明機構的名稱、計畫對應災害的類型、核定日期、目錄及修正對照表。

(2) 依據相關規定

訂定計畫相關之規定。

(3) 機構基本資料

如機構名稱、機構住址、建築物屋齡、樓層、平面圖（註明樓層、各空間用途、等待救援空間等）、機構設立日期、機構所有員工數（名冊）、機構組織架構與職掌、不同時段段員工數、核定床數、目前住民人數（名冊）、其他。

(4) 災害風險評估

除可參考過往災害紀錄外，機構可透過「國家災害防救科技中心災害潛勢地圖網站」，了解所處位置是否具有淹水、斷層帶、土壤液化潛勢區、土石流等天然風險。至於火災風險評估，機構可透過屋齡、用電線路使用時間、住民身心特性等狀況予以評估。

(5)減災

建立清單，並就機構內的空間硬體，及軟體等方面之減災予以說明。

例如，以火災而言，硬體方面減災，如住房隔間牆置頂、設置自動撒水設備；至於軟體方面的減災，如定期請技師進行電線安全檢測、參與中央（地方）所辦理教育訓練，或邀請學者專家、消防人員等至機構實施輔導。

(6)整備

建立計畫對應災害所需之設備清單，例如因應颱洪帶來之風險，機構可針對該災害建立設備清單，並盤點數量，參考表 4-3 清單。

表 4-3　OO 住宿式長照機構颱洪災害整備措施表（範例）

設備名稱或採取措施	數量	放置位置	維護狀況	管理人	說明
防水閘門	○組	1 樓儲藏室	良好	○○○	
手電筒					
緊急發電機與油料					
小型抽水機					
大型儲水桶					因應原水濁度提高，飲食用水之整備及山泉水廠商的契約及聯絡
氧氣鋼瓶					機構對於淹水、計畫性停電或非計畫性停電，應留意呼吸器蓄電時間或氧氣鋼瓶是否足以因應。
消毒用漂白水					
粗布手套					

設備名稱或採取措施	數量	放置位置	維護狀況	管理人	說明
食品、飲用水					對於颱風易產生孤島效應之機構，應思考災時所需飲食之整備。
住民個人衛生用品(尿布等)					
與其他機構災害時相互支援協定					相關支援協定資料，參考本計畫附件。
洗腎病患預先安置					掌握可處理洗腎病患之醫院清冊

因此對於毫無預警或預警時間短的緊急型的災害（如火災、地震電）等，其人員之編組，應以當下可達到人命保全之編組為目標，不需複雜，相關緊急災害應變編組，可分為指揮官、搶救班、通報班、避難引導班、安全防護班及救護班等。

至於醫院附屬護理機構，因應支援人數、動員能量，較獨棟型機構大，故內部人員災害編組，可參考 ICS 架構，建立「指揮組」、「作業組」、「後勤組」、「規劃組」與「行政財務應變體系組」，惟應考量災害發展對人命安全之迫害，就火災而言，災害初期對於資源之投入、編組之建立，仍應以人命安全及避免災害持續擴大為優先。

(7) 應變

包含災情的掌握、啓動時機、員工召回機制、應變流程圖建立、人員清點與其他機關或組織的聯繫與協調。災害應變編組不宜複雜，甚至面對不同災害，建立不同編組，亦為不妥。除因應不同時段，依上班人數多寡（早班或大夜班）賦予災害應變工作外，對於不同的災害，應在既有的編組下，調性調整編組或應變任務。

(8) 災害復原重建

災害復原重建並非災後才開始運作，而是在災前就應思考，其災害發生後可能的衝擊、受損程度，透過計畫著手建立工作清單及分配任務。例如，以機構某一空間發生電氣火災而言，應思索其他非受災空間的安置住民的替代性，同時尋求合格電氣承裝業就電氣線路進行完整的修繕，以及空調系統、消防安全設備的檢修等，相關聯絡方式之建立。

第四節　緊急災害應變作業與演練規劃

住宿式長照機構營運期間必將面臨多種自然災害及人爲災害的衝擊，並基於災害的不確定性、動態性與持續性、空間與時間性、複雜及複合性以及急迫性等災害特性，如何於災害有發生之虞或發生時，採取適切且多元的準備與應變措施，將決定住民生命及財產的損失多寡，及機構能否持續的運作與提供照顧服務，本節內容包含緊急災害應變規劃及溝通、教育與緊急應變演練規劃等，分述如下：

一、緊急災害應變規劃

火災緊急應變

火災伴隨人類文明的發展，卻經常引發重大的重大傷亡案例，爲降低火災所導致的損失，確保住民、家屬及員工的安全，故簡述火災應變及人員疏散如下：

1. 火災應變守則 R.A.C.E.

火災現場通常充滿混亂與緊張的情緒，複雜的編組任務，若一時想不起來，該怎麼辦呢？因此，將應變流程以口訣方式簡化，是相當簡便的辦法。火災應變守則 R.A.C.E 已在國內火災應變方式中有明確的規範與應用，可以大幅減少應變中回想任務工作的時間。

一般火災應變常識大致可分爲滅火、通報、避難逃生與侷限火燒等四個項目，在機構中這四大項目仍然是整個火災應變的重點，然而仍需要考慮機構一項重要的特性，就是「住民的行動能力」。住民幾乎無法擔任滅火的角色，也沒有能力進行通報，更沒有自主能力逃生脫困的機會，在凡是都需要他人協助的情況下，機構的火災應變對策自然就要多加考慮。

有鑑於此，常見的機構火災應變演變成「RACE」等四個項目，此四個項目非一成不變，隨著應變順序會依火災情境及現場設施 / 備而有不同作爲，且不一定是單一護理站的所有作爲，有時候是機構整體作爲，一旦火勢迅速成長或失控的火災 E 可能需消防力介入協助。進一步衍生就會發覺 RACE 是應變作為與火災成長競速，而 CARE 是應變過程對病人持續照護，RACE 說明分別如下（如圖 4-12）：

R（Remove, Rescue）：救援撤離，將起火點附近住民移開或移出起火區域。

A（Alarm）：立即通報，啓動警報及警示周邊的人，例如啓動警鈴、廣播或是通知其他周邊的人員、通報 119 等。

C（Contain）：侷限火煙，人員撤離起火的住房，立即關上房門，將火煙侷限在某一個住房或區域，以利人員就地避難或疏散。

E（Extinguish, Evacuate）：初期滅火 / 疏散，使用滅火器或室內消防栓進行初期滅火。如果火勢過大無法撲滅，應立即進行疏散。

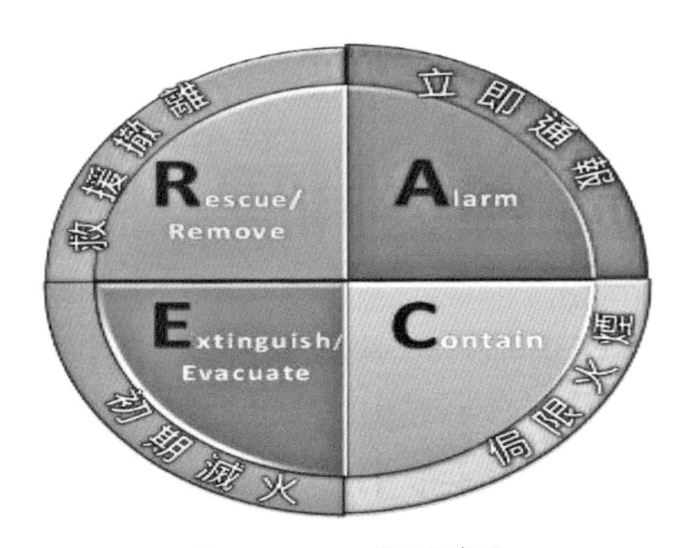

圖 4-12　RACE 概念示意圖

資料來源：潘國雄自行繪製，2012.11。

2. 災情通報

發生火警時，由現場值班人員 / 通報班直撥機構總機或直撥 119 詳報火警發生地點、火災種類、火勢程度、危安因素等，抑或可透過安裝的

119 火災通報裝置自動 / 手動連動通報 119，降低應變人員延遲通報的壓力與時間。

3. 初期滅火

初期滅火是成功疏散起火住房住民的關鍵因素，且是爲了侷限火勢及延長住民疏散的時間，當初期滅火失敗後，不該堅持持續滅火而以疏散住民及關門。

現場發現火警的值班人員應立即進行初期滅火及疏散撤離。初期使用最近距離滅火器的執行「拉、瞄、壓、掃」（如圖 4-13）約 10～15 秒鐘時間進行初期滅火，若火苗高於腰部，即直接放棄初期滅火直接逕行疏散起火住房之住民並人員淨空後立即關門（如圖 4-14）。若機構設有自動撒水設備，係因天花板所裝設之自動撒水頭附近均溫達 68～72℃方能啓動該設備，導致初期的小火可能成長爲中大火，危及住民生命安全命，因此，仍應使用滅火器進行初期滅火，若自動撒水設備已啓動可優先採取逕

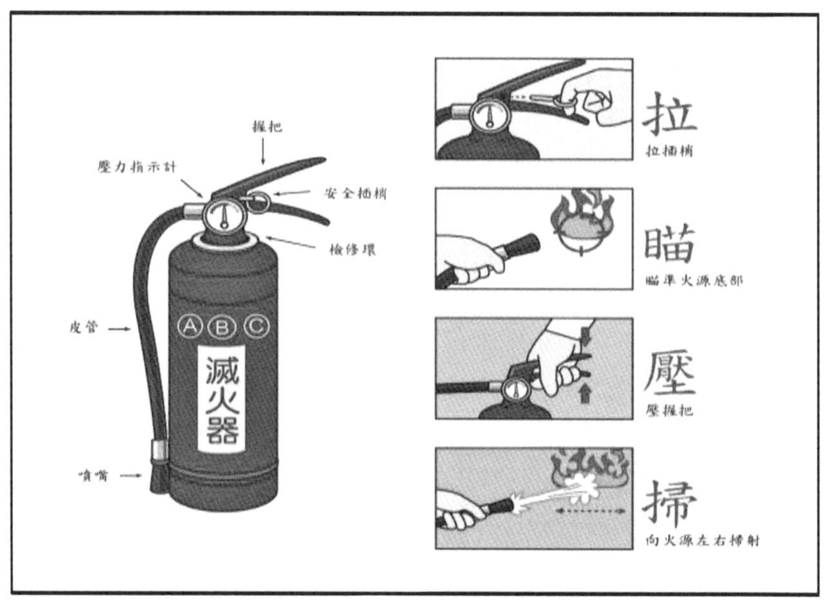

圖 4-13　手提滅火器操作要領

資料來源：內政部消防署，2020. 07. 21。

機構值班人員初期滅火、操作初期滅火設備時機

- □ 位於臥床上起火時，火焰高度達腰際左右，就是初期滅火的極限。<u>（放棄滅火的時機）</u>
- □ 火焰高度達天花板者，請儘速關閉房門，加速人員疏散。
- □ 另如見濃煙不見火者，建議趕緊撤離，不要嘗試尋找火點。

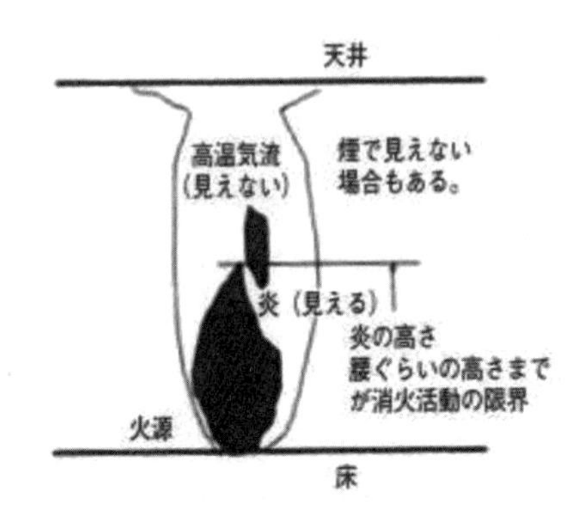

圖 4-14　初期滅火判斷時機

資料來源：特定非營利活動法人日本防火技術協會，2015. 05. 11。

行疏散起火住房之住民後立即關門，並建議以與轄區消防分隊取得共識之方式標示起火住房及淨空情形。

4. 等待救援空間規劃設置原則

等待救援空間係爲應具有排煙能力，並能避開火煙迫害、延長生命、等待救援機能的區劃空間須符合以下 4 項規範，且考量在不同避難方向設置 2 個以上之等待救援空間，並如圖 4-15 所示：

- 空間構造：以不燃材料隔間置頂，出入口爲防火門。
- 防排煙設計：設置防排煙設備或足夠面積之排煙窗。
- 消防救助可及性：應考量有與戶外聯通之開口，或消防人員抵達後可進入救援之空間。
- 面積：需足夠容納該樓層最多住民寢室之空間。

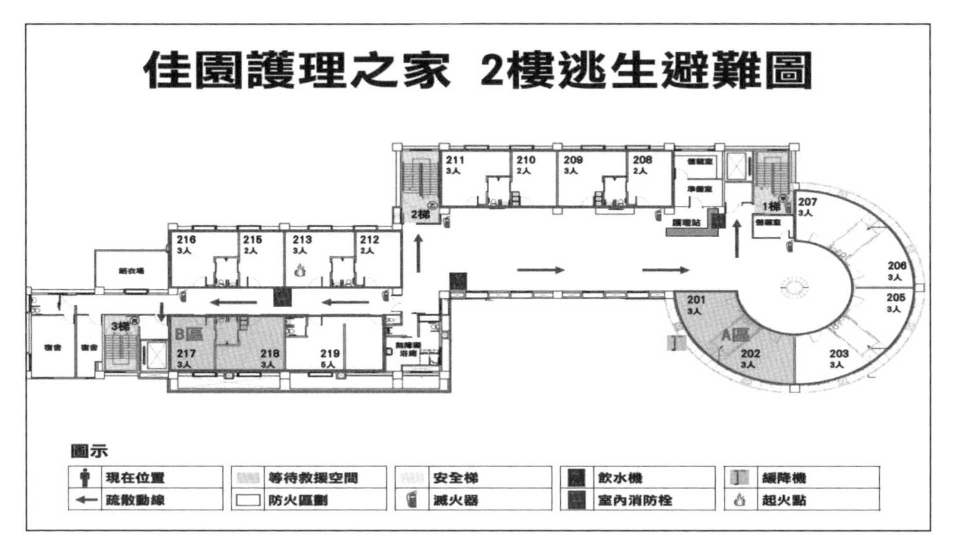

圖 4-15　等待救援空間標示平面圖示例

資料來源：臺南市佳園護理之家提供，2023。

5. 住房疏散策略

(1) 起火住房優先撤離：起火住房內之住民疏散應以靠近起火側之住民優先撤離。

(2) 離房避難：起火住房應立即採離房避難，水平疏散抵達如走道或等待救援空間等相對安全區。

(3) 就地避難：災害現場最高主管得視災害現場實際狀況，對於移動能力較差，或局部區域無波及、無立即危險的區域，先保護留置住民在相對安全之區域內避難。非起火住房或樓層，具有完整之防火區劃，爲避免濃煙透過未關閉之房門、防火門及中央空調系統等擴散且波及非起火住房之住民，應立即關閉房門及防火門，並能自動／手動切斷中央空調系統，啓動排煙設備。當人力足夠、安全保護足夠情況下，再移到相對安全的區域。

(4) 水平疏散；優先疏散起火區劃內（鄰接）住房的住民（床）到該樓層等待救援空間或相對安全區劃；爲免阻塞疏散通道，相對安全區域住房之住民（床）應暫時待命。距起火點較遠後段住房的住民，及使用氧氣或需抽痰等維生設備之住民，由現場指揮官調度與避難引導班協助，進行疏散。視情況可暫時先安置於空床（例如住房內其他之空床），進行必要的持續醫療照護處置。

6. 住民疏散一般性原則與順序（如圖 4-16）

第一類以能夠自行活動（行走）之住民，經指示逕向疏散方向疏散。

第二類以需要協助活動之住民，以輪椅、推床、助行器輔助，由家屬或救災支援人員引導逕向疏散方向疏散。

第三類以長期臥床住民使用維生設備（呼吸器／製氧機／氧氣鋼瓶），則由照護人員準備妥善後予以疏散，並與接受單位聯繫，告知需協助重點急需備用之物品。

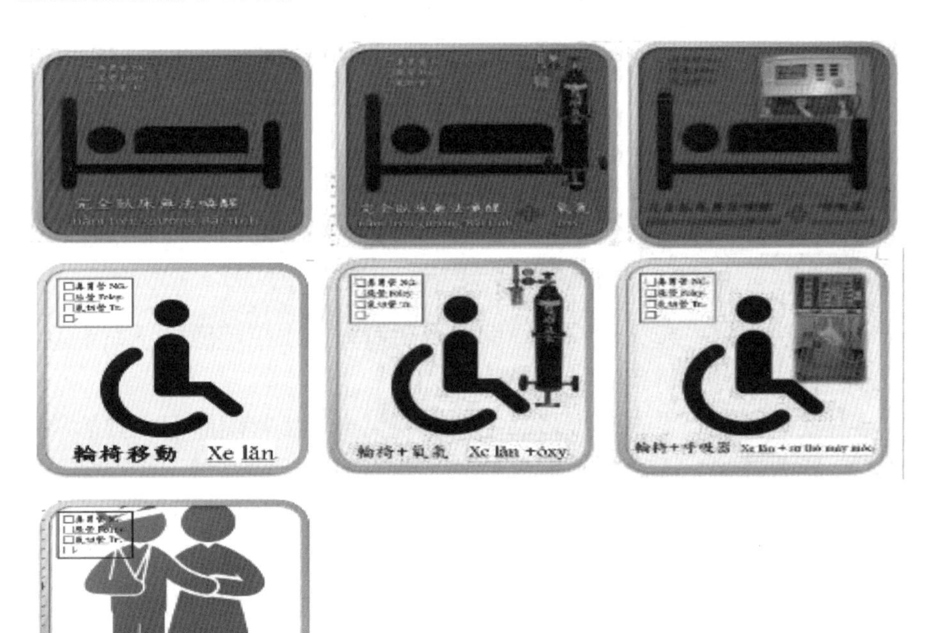

圖 4-16　住民疏散類別標示圖

資料來源：新北市海山護理之家，2016。

7. 住房單元及樓層疏散策略

情況一：災害僅危及單一住房時

動員人力：現場值班照護人員及行政人員，聽從現場指揮官協助疏散作業。

疏散地點：將住民先行疏散至相對安全區域（走道），待起火住房皆已淨空後，再疏散至等待救援空間（鄰近的防火區劃等）。

情況二：災害危及整層樓或單位時

動員人力：視災情由現場指揮官（負責人或值班護理長）下達動員令。

a. 白班時段：由指揮官廣播，全機構各單位接獲訊息後，保留最少一名基本人力維持非起火樓層之運作，其餘人員支援疏散工作。

b. 夜班時段：由指揮官廣播請其他樓層人員支援疏散工作。

疏散地點：相對安全樓層（起火樓層之下二樓層或戶外臨時收治區）。

情況三：災害危及機構時

動員人力：災害危及機構由現場指揮官 (主任或值班護理長) 下達動員令。

a. 白班時段：由指揮官下令通報班聯繫召回人員進行支援後續收容安置等工作。

b. 夜班時段：由指揮官以簡訊或社群軟體聯繫召回人員進行支援後續收容安置等工作。

疏散地點：機構外之臨時收治區（平時應檢視戶外臨時收治區空間安全性）。

二、溝通、教育訓練與緊急應變演練規劃

演練關乎災害處理、應變能力之執行。好的演練，不僅可釐清、熟悉機構人員面對災害自身擔任角色之職責，並獲得經驗，同時亦可評估訂定之計畫是否疏漏，找出問題，滾動式修正。

美國國土安全部指出，防災演習，可用來驗證緊急應變計畫有效性，

因此機構辦理演習應以「發掘問題，改善現況」的溝通作爲核心目標。

1. 機構演練的目的

訓練機構指揮官及應變人員處理突發事件之能力，建立正確應變觀念及技能，同時凝聚機構緊急災害應變共識目標，並檢討修正。

2. 災害情境的設定

辦理演練前，應設定合理的災害情境。所謂情境設定，就是災害劇本的設定，其中內容應包含災害類別、災害時間、災害地點、災害規模、應變人員、住民狀況及災害衍生的狀況等。

透過上述內容之設定辦理演練，幫助機構思考現有能量是否足以因應、發生後應如何啓動等問題。災害情境的設定，除須包含上述要點外，應考量以下幾個重點：

(1) 災害情境設定的難易度，應循序漸進，對於機構新進人員而言，不宜一開始即設定困難且複雜之狀況。

(2) 災害設定之規模應適當，且能適切反映機構執行面之需求，例如地震後，機構瞬間倒塌，又或者火災後，機構產生大規模爆炸等，都是不切實際的情境設定。

(3) 災害情境難易，需考量應變人員之能力，應具有挑戰性，但不宜超過參與人員應變能力太多，最多應以小幅度超過機構現有應變能量之標準來設計。

3. 演練的類型

機構可評估時間長短、空間條件及動員人力等因素，選擇適切的演練類型，以強化機構人員災害應變思維與能力，相關演練類型說明如下：

(1) 簡報引導型演練：由計畫訂定者或外聘專家，透過授課、講座等方式，將計畫的目的、內容（如減災、整備及緊急應變流程等）及應變重點，引導並教育機構人員建立正確的觀念及做法。

(2) 工作坊式演練：主要功能在於產出機構緊急應變計畫或緊急應變流程。操作方式由機構專責人員或外聘學者專家等，邀集機構所屬人員，以授課、討論或分組等方式，就特定災害予以資料蒐集並進行討論，取得共識，訂定緊急應變計畫或應變流程。

(3) 桌上型演練：主要功能是藉由既有計畫中，找出減災或整備需補強內容，同時了解緊急應變流程可改善之事項。操作方式通常由機構負責人或防火管理人等，設定某條件或情境，透過集體共同討論，並由機構應變人員結合道具，以口述等方式，進行桌上推演，以檢驗並強化災害應變能力。災害情境可由簡單至困難（worst case scenarios）予以設定（圖 4-17 所示）。

(4) 單項訓練：主要功能在評估操作人員對於設備器材的正確、熟悉程度。例如訓練通報班人員於火災時，能正確使用緊急廣播設備，並明確說出災害資訊；要求安全防護班人員於機構淹水前，掌握防水閘門存放位置及架設方式；要求避難引導班人員，於地震結束後，能迅速掌握住民之狀況，並熟悉相關疏散技巧。

(5) 實兵演習：主要檢視機構人員，在模擬災害的情境下，對於應變觀念、動作及流程是否正確，同時評估該項災害之緊急應變計畫。實兵演練動員之規模與成本可視需要予以控制，小規模的實

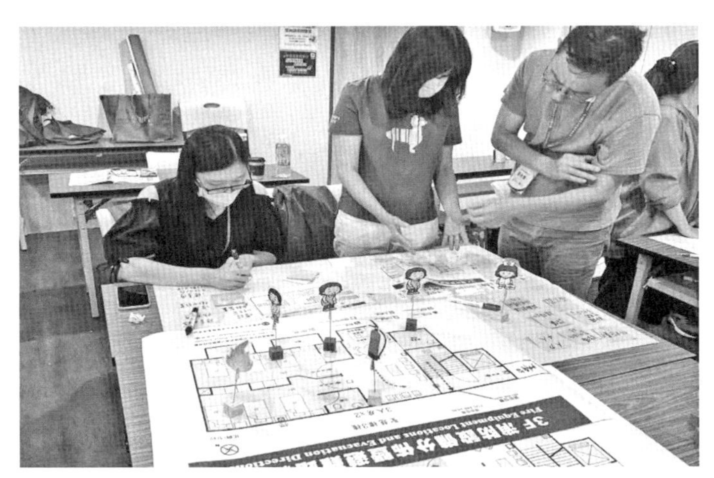

圖 4-17　利用平面圖及人形立偶等教具，辦理火災情境桌上模擬演練

資料來源：潘國雄，2023。

兵演練，可僅就機構內所屬人員實施，至於部分較複雜或大規模的演練，其動員人力除包含機構或醫院附屬單位應變人力外，也能結合如消防單位、衛生單位、鄰近機構等單位共同辦理。

(6)演練的頻率：機構每年應辦理的演習次數，除需符合輔導評鑑的要求或達成法定演習責任外，亦可因應不同時間、環境辦理不同類型之演習，以檢視計畫合理性、可行性，同時提升機構人員應變能力。

有關機構之演練頻率，建議每年至少應辦理 4 次，且各項演練間隔原則在 2 個月以上，參考如下表 4-4：

表 4-4　演練類型及頻率建議

演練類型	演練頻率	備註
實兵演練	每年至少 2 次	其中至少 1 次夜間火災演練，1 次複合型災害演練
桌上型演練	每年至少 1 次	不限災害類型
簡報引導型演練、工作坊式演練或單項訓練	每年至少 1 次	不限災害類型

附件一　醫院住院病人使用自帶電器管理指引

醫院住院病人使用自帶電器管理指引

108 年 3 月 8 日衛部醫字第 1081661110 號函發布

一、為維護醫療場所防火安全及強化風險管理，醫院應參考本指引，訂定適合各醫院之管理辦法；至於，消防、建築、電工及中華民國國家標準（CNS）等其他法律另有規範者，應從其規定。

二、醫院應指定專責人員，負責收集院內曾發生之病人自帶電器造成火災之案例並進行原因分析，以察覺院內可能之脆弱點；並依據風險分析結果，研擬減災與預防措施，加強稽查與追蹤執行成效。

三、針對住院病人可能之自帶電器使用需求進行評估，儘可能提供符合 CNS 檢驗標準之電器種類，以減少病人自帶電器之風險。

四、對於醫院之住院病人，可能較有自帶電器使用需求之單位或部門，應就其可能攜帶之電器種類進行風險分析，並依風險分析結果擬定管理辦法落實執行。

五、經評估為病人自帶電器使用之較高風險部門，應定期檢視其減災及預防措施是否符合防火安全之需求，項目應至少包括：防止起火、火與煙之早期偵測能力、消防警報即時發佈功能、自動滅火設施功能、防止火（煙）與有毒氣體之擴散設施、緊急逃生動線規劃、防火安全門自動關閉功能、緊急出入口標示，及火災初期之人員應變能力等。

六、醫院應要求病人及家屬主動告知所攜入之電器用品（除手機、手機充電器、平板電腦、手提電腦及手機使用之行動電源等），並評估其安全性使決定是否同意攜入；經醫院同意使用之電器，仍應要求遵守醫院之使用規定。

七、醫院應禁止病人或其家屬攜帶使用發熱性或高耗能電器，如：電鍋、電磁爐、電暖器、電熱毯、電熱水瓶、烤麵包機、咖啡機、微波爐、吹風機、延長線等。

八、有關醫院用電安全規定及相關火災案例，應納入員工教育訓練並加強宣導。

九、醫院應運用官方網站、媒體、海報等文宣媒體，加強宣導院內電器使用管理規定及防火安全。

附件二　醫療機構電氣設備儀器管理指引

醫療機構電器設備儀器管理指引

108 年 3 月 8 日衛部醫字第 1081661110 號函發布

一、為維護醫療場所防火安全及強化風險管理，醫療機構應參考本指引，訂定適合各院所之管理辦法田；至於，消防、建築、電工及中華民國國家標準（CNS）等其他法律已有規範者，應從其規定。

二、依據職業安全衛生設施規則之相關規範，需裝有防止靜電電荷累積之傳導性地板（Conductive Floor）之部門，應定期保養及檢測。

三、於高磁力線、高游離輻射、高電磁波功率、高電力輸出或可燃性麻醉氣體等特殊環境及附近區域內作業之儀器，應有特殊防護結構避免干擾，以維持其功能正常運作。

四、醫療機構內使用之電器設備，均應登錄並建立清單與管理計畫，對於高耗能電器尤應遵循以下管理原則：

1. 高耗能電器設備應有專用回路插座，並應評估其回路負載之安全性，限定使用插座之位置。
2. 高耗能電器設備禁止使用延長線及插頭轉接頭，以避免超過該插座回路之有效負荷載量。

五、容易發熱之電器設備，應避免接觸易燃物品，並保持財團環境乾燥；該電器設備所在空間須具備火警自動警報設備、防止火煙擴散設拖等。

六、有可能接觸水源或潮濕場所之電器設備，其使用之插座回路應裝設漏電斷路器。

七、經常使用之儀器設備應使用固定之電源插座，並定期檢視維持外觀完整性及顏色辨識等特性。

八、電器設備、儀器使用之電線及插座延伸配線，應適當包覆，避免重物碾壓、扭結、扭扯，並有壓條或線槽予以固定，且周圍環境應避免高溫、高濕及接觸化學或其他易燃物品。

九、電器設備、儀器一旦停用或長時間不使用時，詳予拔除插頭。

十、應定期檢視插座位置之安全性及設置地點之合理性與必要性，對於少用之電源插座應加裝保護蓋或予以撤除。

十一、禁止使用故障之儀器或有破損之插頭與插座。

十二、禁止使用易生火花、冒煙或漏電之儀器。

十三、禁止將裝有液體之容器放置於儀器上，以避免液體倒入或濺入其內部產生危害。

參考文獻

1. 潘國雄（2023. 06. 26）。大夜班火災情境之防減災邏輯思維與緊急應變作業簡報。
2. 衛生福利部（2023. 06. 25）。112年「衛生福利部護理之家公共安全輔導計畫」一般護理之家「夜間災害模擬演練規劃會議」簡報。
3. 梁亞文等（2020. 09）。長期照護機構管理，華杏出版股份有限公司。
4. 衛生福利部（2018）。一般護理之家防火安全管理指引2.0。
5. 衛生福利部（2018）。護理之家複合式緊急災害應變計畫2.0（範例）。
6. 內政部建築研究所（2010）。國內小型安養機構設置自動撒水滅火等設備可行性之研究。
7. 行政院衛生署（2012）。101年度建立各層級既有醫院防火安全管理與火災應變指引研究，執行單位：社團法人美國消防工程師學會台灣分會。
8. 內政部營建署（2013）。建築物公共場所防火標章，公共場所防火標章消防安全設備審查資料查核表。
9. 衛生福利部（2013）。一般護理之家火災緊急應變指引及教育訓練計畫成果報告書。
10. 衛生福利部（2014）。一般護理之家及產後護理之家火災安全防護輔導計畫成果報告書。
11. 內政部建築研究所（2015）。老人福利機構防火及避難安全參考手冊精進研究。
12. 內政部建築研究所（2016）。長照服務機構防火避難安全改善之調查研究。
13. 內政部建築研究所（2017）。適用於安養及長照服務機構之消防安全設備研究。
14. 監察院（2013）。前行政院衛生署及內政部新營醫院北門分院附設護理之家火災案糾正文。

15. 監察院（2017）。新北市私立樂活老人長期照顧中心（養護型）火災案糾正文。
16. 監察院（2017）。桃園市私立愛心老人長期照顧中心（養護型）火災案糾正文。
17. 監察院（2019）。衛生福利部臺北醫院附設護理之家火災案糾正文。
18. 行政院（2017. 12. 26）。「強化長期照顧機構公共安全推動方案」。
19. 行政院衛生福利部（2017）。一般護理之家災害緊急應變之災害風險評估、指引及輔導服務計畫。
20. 內政部消防署（2018）。長照機構防火管理訓練教材。
21. 行政院衛生福利部（2018）。一般護理之家緊急災害應變之防減災及消防安全推動管理計畫。
22. 行政院衛生福利部（2019）。住宿式長期照顧服務機構災害應變之災害風險評估、指引及輔導服務計畫。
23. 內政部消防署（2021. 06. 08）。「自衛消防編組應變能力驗證要點」。
24. 行政院衛生福利部（2022）。111年度「護理之家機構改善公共安全設施設備補助計畫」作業須知。
25. 藍正雄（2016. 12）。EMP與EOP淺析—以近年醫療、護理、養護機構災害為例。臺北市政府衛生局105年度「護理機構災害應變教育訓練」。
26. 陳宗傑（2020. 09）。醫院電氣火災之預防與管理實務。臺北市政府衛生局109 年度「醫療機構緊急災害應變研討會」。
27. 衛生福利部（2018）。一般護理之家防火安全管理指引2.0。
28. 永揚消防安全設備股份有限公司。https://www.yun-yang.com.tw/product_list.asp?pd_kind=受信總機系列,P型受信總機（引註時間：2023. 08. 20）。
29. 薛裕霖（2022. 09）。機構評鑑演練設施設備整備實務與檢討。111年度衛生福利部一般護理之家「防火避難安全研習營」。
30. 潘國雄（2022. 09）。大夜班火災情境之防減災邏輯思維與緊急應變作業。111年度衛生福利部一般護理之家「防火避難安全研習營」。

31. 內政部消防署（2018. 11. 29）。水道連結型自動撒水設備設置基準。
32. 內政部消防署（2017. 01）。防火管理人講習訓練教材，頁4。
33. 衛生福利部（2018）。一般護理之家防火安全管理指引2.0。
34. 內政部消防署（2020. 07. 21）。https://www.facebook.com/photo/?fbid=1620483674785047&set=pcb.1620461038120644（引註日期：2023. 08. 19）。
35. 特定非營利活動法人日本防火技術協會、老人福祉施設・學校教育設施の避難安全性に関する研究會（2015. 05. 11)。高齢者福祉施設の夜間火災時の防火・避難マニュアル-特別養護老人ホ-ムを例として，p.91。株式會社近代消防社，日本。
36. 海山護理之家（2016）。海山護理之家緊急應變計畫。新北市。
37. 日本總務省消防廳（2016）。水平避難有効性検証タスクフォース報告書。
38. 日本東京都消防廳（2005）。預防事務審查、檢查基準—社會福利設施及病院防火安全對策，pp. 251-254。
39. 野崎洋之（2006）。社会福祉施設の防火，避難対策の実態，Vol. 56 No. 6, 2006. 12。
40. 石原哲（2001）。病院防災ガイドブツク-災害發生時における病院防災對策のあり方，眞興交易（株）醫書出版部。

第五章 個案權益保障

李梅英、林昱宏、徐國強

前言

1991 年（民國 80 年）聯合國大會提出「聯合國老人綱領（United Nations Principles for Older People）」，倡議「獨立」（independence）、「參與」（participation）、「照顧」（care）、「自我實現」（self-fulfillment）及「尊嚴」（dignity）等五大要點，呼籲世界各國應該要重視老年人應有的權益。直至 2021 年衛福部所公布的高齡社會白皮書中另公開揭示，我國面對高齡社會兩大發展願景分別爲強化高齡者支持與穩固社會運作，其中對於高齡者支持部分則強調應著重於協助高齡者維持生活的自主性與自立性，這也是呼應重視老年人應有的權益。應有權益涉及基本人權，也就是在我國現今的社會環境之下，身爲人就理應要享有的權利。

第一節　個案權益保障指標精神與內涵

一、入住委託人訂立契約情形

住宿型長照機構與服務對象或其家屬簽訂契約，是維護並保障雙方權益的基本表現，在面對照護糾紛事件高漲的時代，建議雙方應愼重面對契約內容與簽訂契約的過程。依據長服法第 42 條第 1 項規定：「長照機構於提供長照服務時，應與長照服務 使用者、家屬或支付費用者簽訂書面契約」。若長照機構於提供長照服務時，未簽訂書面契約或其契約內容違反中央主管機關依長服法 42 條第二項所定應記載及不得記載規定者，則依長服法第 52 條規定，應限期令其改善，屆期未改善者，處新臺幣 1 萬元以上 5 萬元以下罰鍰，並得按次處罰。而應記載及不得記載之規定，衛福部則於 2018 年 1 月 9 日衛授家字第 1060702112 號公告草案至今。

契約內容宜（需）報主管機構審定備查後實施。以下為常見幾個狀況，說明如下：

(一) 要依實際狀況簽訂正確之契約

機構負責人更換，或是轉介到其他機構（即便是同集團之下，但立案仍分屬不同機構）皆需要重新簽訂契約。當然，如果收費條件變更（無論調漲或調降）或是機構有新版契約，建議機構人員最好跟服務對象或其家屬告知後重新簽訂較佳。

(二) 契約審閱期應至少 5 日較佳

審閱期之訂定係屬於《消費者保護法》之規範，雖然可以因服務對象需要緊急接受服務，機構人員應逐條宣讀告知後簽署契約。但，契約簽訂代表的雙方需依循契約內容執行，為保障雙方／三方權益，事緩則圓，未來若不幸發生爭端時，契約的有效性方不會受到質疑。

(三) 契約簽／核章務必完整

簽約時，請特別注意格式上應有的部分需要填寫，核章時務必要與簽約人相同。

(四) 常見機構對於簽／核章常會過於輕忽

例如，契約上或自行書寫的文字或數字要刪除，較不建議使用立可白，建議是直接在欲刪除處畫上兩橫代表刪除，增加文字或數字亦同，直接寫上去，並且務必在增刪處要蓋章；再者，簽名與用印章代替簽名在《民法》第 3 條第 2 項中明訂是屬於同一效力，但，如果以指印代替簽名的話，建議依循《民法》第 3 條第 3 項中之規定，需有兩人簽名證明為宜；另外，機構契約印製時建議直接裝訂成冊，不宜散裝，契約頁與頁間，務必要加蓋騎縫章；契約的簽章通常可以包括簽名或蓋章，但最好的狀況是簽名並蓋章；最後，契約是一式兩份，核章完整不應只有留存在機構那份，服務對象及其家屬那一份契約也需要注意。

(五) 服務對象若屬公費，則需另有直轄市、縣市政府委託安置契約書或公文

各地方政府爲照顧設籍該縣市的低收入或中低收入的老人，會委託住宿式長照機構（長期照顧機構、安養機構）與護理機構協助照顧。常見是低收入戶老人，如果日常生活可以自理得安置於安養機構，無法自理者則安置於長期照顧機構或護理機構；中低收入戶老人則需屬於重度失能後接受安置於長期照顧機構或護理機構。因屬於政府安置個案，所以，地方政府往往會發具公文或與機構所訂定的委託安置契約書。

(六) 緊急安置及保護個案入住機構接受服務不需要再簽署契約書

緊急安置及保護個案皆是各地方政府央請住宿式長照機構協助暫時安置照顧，等候緊急或保護條件解除後，服務對象就會離開機構，因此，機構無需與該服務對象簽署契約書。

二、尊重服務對象信仰

在臺灣現今的社會當中，宗教類別眾多，人們有選擇參與或不參與何種宗教的自由。即便是入住機構，而該機構可能是某宗教組織所籌設的機構，住民仍有選擇參加或不參加該宗教所辦理的自由，且不能阻礙住民追尋其信仰之宗教的權利，這是人們的基本權利。

因此，無論是佛教、一貫道、基督教或天主教所籌設的住宿式長照機構，入住該機構的住民如果信仰其他宗教，即便入住該機構之後，仍需要尊重其所信仰宗教，住民可以攜帶其所信仰的宗教相關物品並裝飾或擺設在其住房／空間，且該機構辦理其宗教信仰的活動時，臨床人員不應勉強、半強迫或是直接協助其下床，乘坐輪椅去參加該活動，住民有自由參與宗教活動的權利。另外，該機構內公共空間的宗教設施也不應僅有單一宗教，宜依臺灣常見的宗教，在公共空間建置多元簡易宗教設施，並鼓勵住民使用。簡易宗教設施也應設置於適當位置，例如，曾見到機構在護理站牆面上供奉佛像，住民經過護理站時就會雙手合十誠心朝拜，但護理師正巧坐在護理站內書寫記錄，此時場景，就呈現不知住民在拜當班護理師還是在拜佛像的畫面。

靈性關懷是入住機構後住民們很重要的生活需求之一，透過靈性關懷可以引導服務對象透過回顧其一生的生命歷程，尋找並肯定其生命意義與價值，獲得心理的安適的過程。一般有受過完整訓練的宗教師或靈性關懷人員的協助，通常服務對象的反饋較佳，但無論是否有受過訓練的靈性關懷人員，進入機構服務，建議機構臨床人員不應視同單次性的團康活動，應慎重與靈性關懷人員溝通討論服務對象的狀況，讓靈性關懷人員可以較爲快速地與服務對象建立信任關係，才有可能進入到接納與同理的階段。當然，靈性關懷紀錄宜視爲病歷的一部分，靈性關懷人員服務完畢後所書寫的紀錄，最好依機構病歷管理辦法納入管理。

第二節　個案隱私與社會參與權益

一、服務對象個案資料管理、統計分析與應用及保密

目的與內涵在於，讓機構確保服務對象資料保存的安全性，避免服務對象個資的洩漏與建立控管機制之外，同時也期待機構能藉由對服務對象資料的掌握進行相關的統計分析，同時藉由分析的結果進行機構的動態管控，以提升整體的服務品質。

(一) 管理系統者明確訂定各使用者之權限，確保服務對象資料不外洩

在資訊與通信科技（ICT）與管理資訊系統（MIS）越來越盛行的世代，許多與服務對象相關的資訊都儲存在電腦設備或雲端之中，因此如何確保服務對象個資的安全與防止被不當閱覽，便成爲機構在管理上的重要指標。在機構中的各類管理系統中（包含衛福部的社福系統）均需要依管理職權訂定資訊使用的權限，例如，機構的業務負責人、主任，可以擁有最高權限，可以閱覽與修改所有系統的資訊內容；社工或護理，則可以閱覽與修改與個案相關的紀錄，但有關機構管理的紀錄，則可能只能（或無法）閱覽但無法修改等設定方式。

機構應根據上述說明，分別在管理系統中訂定相關權限作業範圍，當

工作人員以各自的密碼登入系統時，系統便可以該密碼所訂出的權限範圍讓工作人員進行相關的作業，且其他工作人員將無法因操作錯誤或存取失當而造成資訊之誤植或刪除，當然系統也會記錄下所有人員的登錄與登出時間，還有檔案變更與增刪的紀錄，以便作為資料管理的依據，同時如此也將可確保與維持系統上資訊的正確性。

(二) 訂有服務對象管理系統之管理辦法（參照個人資料保護法，並包含肖像權同意書、借用標準及流程）

為使機構內部在管理服務對象資訊之操作上具有一致性，且讓所有工作人員均能隨時參考，因此機構需要訂定與服務對象資訊保管相關的管理辦法，並需要每年依據相關法令、政策與執行辦法與機構內部依據前一年度之執行檢討結果進行相關修訂，並納入內部教育訓練與公告中，務必使所有工作人員均知悉，並依據修訂內容執行相關工作。管理辦法訂定之內容，建議可參考個人資料保護法進行適合機構內部實際情況的修訂。

管理辦法中需要載明機構如何保存服務對象各項紀錄的保護機制，以避免被資料被不當洩漏。例如，下班或假日時個案紀錄需要存放在上鎖的檔案櫃；當有非機構的人員需要借閱紀錄時，需要有個審核的程序與紀錄，作為資料管控的方式；所有的紀錄除非必要（機構可自訂情境與必要攜出之原因），否則均不得攜出機構；同時依照《長期照顧服務法》第38條之規範：「前項紀錄有關醫事照護部分，除依醫事法令之規定保存外，應由該長照機構至少保存7年。」

其次，因為機構在生活上常會為服務對象拍照，用於成果報告或作為各式的機構宣導之用，故為顧及到服務對象的肖像權與個人意願，應在管理辦法中同時納入服務對象的「肖像權同意書」之簽訂要求，以使工作人員明確掌握服務對象之個人意願，避免在肖像權上侵犯到服務對象之意願與權益；建議在肖像權同意書上應詳述機構會使用到服務對象照片的範圍，並讓服務對象與家屬自行選擇同意或不同意的項目，而非僅是概略性的描述，然後只能讓服務對象與家屬選擇全部同意與否。例如，是否同意用在機構的宣傳之上（包含臉書、粉專、LINE@或適用於新聞活動宣傳上等），或是僅能用在機構年度的成果報告與相關紀錄上。

再者，因爲機構常會有各種跨專業團隊或是志工來機構從事各類型服務，又或是會有研究團隊與其他人員因研究或是其他各種因素（例如，家屬）有想要借閱服務對象資料的情形，因此機構需要再管理辦法中納入服務對象資料借閱標準（辦法）及流程，以作爲機構在服務對象資料保護上的執行依據。機構需要建立相關的表單，並透過申請借閱流程進行相關審核，並留有借閱紀錄，當借閱單位歸還資料時，機構也需有檢查機制，以確保被歸還的資料沒有短少，同時在機構內借閱時，個案資料沒有被重製、影印與拍照等情形，確保資料沒有外洩等問題。

(三) 對於服務對象管理系統之資料進行統計、分析，並配合衛生福利部政策上傳照顧服務資料，且隨時更新內容

機構在服務提供的過程當中，需要配合衛福部的規定，將個案的入住時基本資料填入系統中，並定時上傳各式的照顧服務紀錄，以作爲服務提供之紀錄與證明。入住後的服務紀錄建議能至少每月上傳服務紀錄，以此作爲工作上的提醒，將能避免累積過多紀錄而造成服務上的疏漏，此亦爲服務品質管控的方式之一。

同時爲使機構對於自身所收托之服務對象更爲了解，建議善用管理系統各式資訊之進行統計與分析。例如，可以針對基本資料，如服務對象年齡、性別、教育程度、使用語言、疾病類型、家庭狀況進行相關統計之外，也可以針對服務對象在機構內的生活狀況進行統計分析，如發生的緊急與意外事件的類型、時間與頻率、與機構適應有關的問題、與情緒相關的問題統計等。

當統計結果出現後，建議可進一步針對結果進行分析。例如，服務對象所發生的緊急意外事件，是否與其所罹患的疾病相關？機構適應的問題是否與個案的個性、室友與服務人員有關？情緒相關的問題是否與家人較少來探視或是與家人關係上的問題有關？當機構能夠掌握服務對象的問題之後，方有可能針對所找到的問題，尋求相對應的解方，如此才能逐漸提升機構的服務品質。

(四) 統計分析結果，有具體因應或改善措施，並作為內部改善品質之參考

當機構針對統計結果進行各項分析之後，機構將可能發現在服務提供上過去所忽略、或是需要重點加強之處。此時，機構管理者將可以針對上述之分析結果召開內部會議，透過工作人員的集思廣益、教育訓練或各式的督導機制，討論出未來可以具體執行的改善措施。

例如，針對因爲疾病病程退化，或是疾病適應上出現照顧困難的個案，機構可以針對工作人員設計相關服務技巧（包含身心靈）的訓練課程，成爲下個年度教育訓練課程內容安排的具體依據，並可以目前機構所遭遇到的案例，請授課教師依據服務對象狀況重新設計課程，並加強課堂上的討論，以求確實有效的提升機構的服務品質。

又或是透過團督會議討論後發現，照顧相關的狀況之所以發生，可能是因爲機構在工作或服務流程上尚有改進空間時，建議機構可據此重新修訂相關工作或服務流程，並確實納入員工的教育訓練中，反覆不斷的練習與實作，將可有效的改善服務品質。

二、住民隱私權及居家情境布置

住民入住長照機構之後，即已經是把機構當成是家，因此機構在住民所居住的環境空間中，需要特別留意將「家」的元素放進環境與空間中，並儘量運用各樣素材在環境中營造出像「家」的感覺。當然機構並非是眞正住民的家，但因爲住民一般都會在長照機構中長住，甚至很可能就是人生中的最後一個駐點，因此機構的確需要在環境與空間的布建上對住民多用心，如此將可以增加住民的適應力，縮短適應期，同時也可以安穩住民的情緒。

目的與內涵在於，需要在住民的生活空間中，確保個人的隱私權能夠不被侵犯，同時尚能保有一定程度的被尊重之外，也可以透過用心的布置，增加住民對於機構生活的滿意度與滿足度。

- 個人空間隱私之維護，監看設備未設置於服務對象寢室及浴廁內
- 個人空間隱私之維護，床與床之間應具隔離視線之屏障物，如圍簾

近年來世界各先進國家對於長照機構的設置理念均朝向要在機構中營造有「家」的感覺之氛圍，其目的是爲了讓住民能夠在熟悉與安心的環境中接受照顧。因此當機構在爲住民布建生活空間與休憩空間時，需要從「家」的思維重新思考空間與環境的建置。例如，個人在休憩與沐浴、更衣時，需要有完全隱密的空間，避免在隱私不足或公開的環境中被他人看見，因此而產生羞愧感與不適的情緒，因此當住民在機構進行這些活動時，都應有屬於個人專屬的安全及隱密空間。

然而機構在照顧住民的日常中，常有可能會因爲意外或緊急事故而造成住民或服務人員受傷的情形，而此時爲了確認事發經過及責任歸屬，往往必須透過監看設備釐清意外或事故發生的原因。以下提出機構在裝設監看設備時的幾點建議，期望能提供經營者參考與指引。裝設監看設備的三要：

1. 交誼空間。交誼空間應該是住民最常前往，並且駐留時間相對較長之處。因爲大部分的住民都會在此空間中進行活動、或是看電視、與工作人員或志工交流之處，因此建議可以在此裝設監看設備，除了可以當作是緊急或意外事件發生時的原因與責任歸屬確認及釐清之外，也可以當作是評估與記錄住民日常生活細節之用，對於擬定住民照顧計畫與提升服務品質將會有所助益。
2. 廊道空間。此區域爲寢室外之通道空間，也是住民每日必經之處，建議可在此裝設監看設備。其目的在於可以作爲住民在移行時發生緊急或意外事件時的原因與責任歸屬確認及釐清之用。
3. 機構對外門與門外廊道。爲避免住民有自行外出與走失的可能，故建議可以在機構每個對外的通道上均裝上監看系統，針對不常進出的門戶，建議可以裝上電子圍籬或開門警示，以增加機構的警覺能力，避免住民發生走失的可能性。

   裝設監看設備的三不要：

   (1) 住民房間。

   (2) 房間浴廁。

   (3) 公共浴廁。

   上述三處均不應設置監看設備，此爲顧及住民基本隱私之精神，但如機構擔心與考量住民在房間內的安全狀態，建議可以考慮裝設智能設備，以人形影像替代監看影像，確保住民在房間內如發生意外情形時能立即前往協助，增加應變能力。

- 床位旁有可擺放私人物品的櫥櫃或床頭櫃
- 允許服務對象可攜帶個人物品，布置自己的空間環境，且不危及公共安全

機構畢竟不是住民眞正的家，但爲了讓住民能夠在機構中有一定的認同與歸屬感，因此如何在有限的空間中爲住民開創出一定的私有空間，便成了機構的課題之一。無論是使用床頭櫃、櫥櫃，或是有機構會使用系統櫃作爲住民擺放私人衣物的空間，都可以讓住民增加安心與安全感。實務上有些機構會利用住民床底下的空間擺放住民的私人用品，在此建議儘量不要利用這樣的空間，如果可行，建議儘量保持床底下空間的淨空，一方面考量到清潔度；另一方面也考量到住民與家屬觀感的問題。

同時，因爲住民房間中的私有空間爲床與圍簾圍起之範圍內，因此要如何幫助住民儘量利用或創造住民專屬隱密或開放擺設物品的空間，便是機構可以用心思考的議題之一。鼓勵住民自帶照片、玩偶、擺飾，甚或是書籍、ＣＤ等住民喜歡之物，然後陪伴與引導住民自己裝飾自己的空間，例如，擺設在櫥櫃上、黏貼在牆壁上、吊掛在天花板上等方式，爲住民開創出專屬自己的天地，如此做將可讓住民對於空間環境產生認同感，相信能有一定程度的安定住民的心情，加速縮短適應的時間。

三、服務對象團體或社區活動辦理

住民在機構除了需要接受身體照顧滿足生理與疾病照顧需求之外，心理、社會與靈性需求也非常重要。本指標的內涵在於如何爲住民有計畫與系統的規劃各式活動，以豐富住民在機構中的照顧生活。

依照該項指標基準項次，說明如何呈現成果與成效

訂有辦理各類文康活動或團體工作年度計畫，內容多元，涵蓋動態及靜態活動，並符合服務對象需求，且有鼓勵服務對象參與之策略，說明如下。

1. 首先，在訂定住民各類活動時，需要從整體住民與個別住民的需求進行各式的規劃與設計，因此在計畫的擬定上，便需要跳脫單次性活動的規劃思維。此處所提及的「各類文康活動或團體工作年度計畫」在撰寫上，需要將整年度所有準備要辦理的各式活動全部統整在一份計畫中（或是也可以將動態與靜態計畫分開撰寫），並且在撰寫上有一定格式要求（基本格式見表 5-1）。此部分在實務上常見機構僅呈現活動辦理日期與活動名稱等簡單樣式，如此呈現並不符合本指標之精神與內涵。
2. 其次，本指標特別提到，計畫之擬定需符合服務對象之需求。許多機構並不清楚應該如何呈現此要求，因而在活動辦理上往往流於形式，無法眞正滿足住民的要求，此結果甚爲可惜。因此建議機構，在每年進行住民各式資料分析與滿意度調查時，可以將使兩項資料內容進行統整，並從中找到符合服務對象需求之活動內容。例如，住民在過去的一年中發現肢體功能與活動力在逐漸下降中，故爲使住民增加肢體活動之機會，以期能減緩功能衰退的機會，故辦理相關肢體趣味活動或是運動。因此機構在訂定相關活動計畫時，強烈建議能仔細參考服務對象過去 1 年的身心變化，並據此提出有助於住民健康與生活樂趣的各項活動，而非單純以機構現有資源進行活動之安排，只求活動安排之便利性，卻喪失了機構中活動規劃與設計之本意。
3. 再次，機構在訂定各式活動計畫時，需特別針對服務對象訂定有效的鼓勵參加策略。此項說明目的在期望機構可以透過積極有效的手段，吸引並引導住民參與各式活動，因爲計畫的設計都是針對住民需求而設計，故如何引導住民能夠參與這些具有目的性的活動便至關重要。一般而言，積極有效的鼓勵措施建議可以參考像是「行爲改變技術」這樣的工作模式與技巧。

「行爲改變技術」通常是運用在想要改變服務對象的生活習慣，或是著重在讓服務對象學習等處所使用的基本技巧。工作人員需要對於服務對象有一定的認識，並且積極找到對服務對象有效的正增強物，以便能夠使用正增強手段，吸引住民願意參加這些活動，換句話說，就是透過「交換」的方式，讓住民願意參與活動，以達成活動設計想要延緩住民退化，或是更積極達到肢體功能進步的有效方法。

表 5-1　方案計畫書內容架構範本

（機構抬頭）
壹、方案計畫名稱
貳、方案緣起／前言：說明住民身心狀況與需求、可能改善的方法，以及執行後住民預期的改變為何。
參、方案目的：期望服務對象在哪些項目發生哪些改變。建議能化為具體、明確、可測量的指標說明之。
肆、方案內容：包含服務對象、服務人數、服務時間與地點、辦理頻率，以及執行方式等。
伍、成效評量方式：建議訂出明確可測量的評量指標，並說明如何記錄相關發現，以作為評量成效之依據。例如，住民於活動中所出現的笑容次數等。
陸、人力配置：包含工作人員、專業人員與志工等。
柒、執行進度表：可以甘特圖方式呈現辦理情形。
捌、經費概算：須至少包含科目、單價、數量、金額、經費來源（補助、自籌或捐款等）及備註等欄位。
玖、附件

4. 有專人負責或規劃服務對象的個別、團體、社區活動。
5. 每月至少辦理 1 次團體或社區活動（可配合節慶），並有紀錄（內容包含：活動辦理時間、參加成員、活動內容、活動過程、量與質之評值成果、活動照片等），且應評值團體活動對服務對象的助益。

機構各式活動從規劃、資源連結、活動辦理，到最後的成果報告與檢討撰寫都需要有專人負責，以求使活動整體能順利完成。因此機構在管理上應指定一人專門進行。同時在活動規劃上，需讓每個月甚至每週每天都能有活動的安排與進行，而活動在執行時，都需妥善記錄與保存。記錄的目的除了是要證明活動有確實依計畫辦理之消極目的外，尚有可以從紀錄中發現住民是否有所改變，以及有可能需要視參與活動住民的表現進行活動調整的積極目的存在，因此活動當中需要有專人確實針對參與的每位住民進行各項活動紀錄，包含：住民是否專注、是否開心、是否有增加人際互動，以及是否有達到活動預設目標等內容。

四、社區資源聯結及運用

在臺灣各地的社區中，時常會發現社區居民對於長照相關機構或設施出現排擠的現象，換句話說，就是將機構當作是社區中的嫌惡設施。故爲使機構在社區中能讓居民接受度更高，機構勢必需要開始思考與社區有所交流及互動，好讓社區能接受機構也是社區中的必要設施。內涵在於，機構應該儘量善用所在社區的各式資源，透過拜訪、合作與互助，讓社區與機構住民能有機會進行互動，最後形成互利的情形。

(一) 訂有社區資源連結及運用之相關計畫及鼓勵、協助服務對象參與社區交流或宣導服務之策略

當機構需要連結任何正式與非正式資源之前，均需先了解機構的需求爲何？因此這件事情便會與機構整體的發展計畫與服務計畫有關，任何的資源開發與連結都是先從機構的需求與資源盤點開始，當機構在撰寫所有的年度計畫時，會先以服務對象的需求作爲計畫撰寫的依據，而後將依照計畫執行所需的各式資源進行所有內外部資源的盤點，待發現資源不足時，或期待能開發新資源時，便需要清楚設定所開發的資源類型與數量，以免造成社區資源在分配上的排擠與浪費。

因此，建議機構可以在服務計畫擬定後即刻進行各項的內外部資源盤點，當發現資源不足時（例如，機構的志工人力不足），便可以具體擬定資源開發與連結之辦法，帶著機構所擬定的活動計畫書，一一拜會或連結社區資源單位，讓資源單位能清楚知道機構的需要，以及配合機構辦理活動或是照顧住民的方式，如此方能使得雙方在合作上更爲順暢。

當然在進行社區的各種活動上交流時，如果能鼓勵住民一起參與，不但可以使住民增加與社區互動的機會，增加生活上的各種刺激，能夠有效提升住民的生活品質之外；也可以藉由此類型的互動，增進社區居民對於服務對象特性的認識與提升接受度，無形中能夠改善社區居民對於服務對象的各類型刻板印象。而鼓勵的策略如同指標 B.5 的說明，再請讀者參閱相關說明。

(二) 接受社區團體進入服務單位辦理交流活動

機構在拜訪社區資源單位如能成功邀請團體進入到機構進行服務時，需特別留意應對團體成員辦理服務前的說明會，會中應針對服務對象的特性、活動規劃的意義與執行內容、工作人員與團體成員責任分工及活動配合方式、服務時應注意的倫理與注意事項、可能發生的突發狀況，以及當狀況發生時應如何配合服務人員處理等事項進行說明，務求能使社區團體在與住民互動時，能達到最好的結果，因此事前越詳盡的說明與準備，甚至是沙盤推演，都能提升活動成功的機會。

(三) 各項活動均留有紀錄（內容包含：活動辦理時間、參加成員、活動內容、活動過程、量與質之評值成果、活動照片等）

活動進行前後，應有專人針對所有過程進行相關紀錄，以便作爲活動結束後之檢討，並期能使下次在辦理相關活動時能夠去蕪存菁，使得活動的辦理越來越好，讓住民、社區資源單位與機構都能獲益。

(四) 建立三處以上之多元化社區相關服務網絡（例如，志工人力資源、醫療資源、福利資源、經濟補助資源、社區關懷據點等資料檔案），並定期盤點、更新

爲使機構在社區中能夠與社區進行更多的連結，以求眞正發揮在社區中的照顧角色與功能，故機構應針對所在社區選定社區範圍，進行範圍內各式社區資源的盤點，資源範圍可以是長照相關，更可以是生活相關，畢竟在住民的生活照顧上，爲求生活更具豐富多元性，可以讓住民接觸與參與更多的社區活動，因此建議機構在能力許可範圍內，可以用自己的方式繪製社區地圖，地圖中可以機構所在地爲中心，逐步繪製出社區的各式資源，以及資源分布的狀況，如此一來將可使機構在進行資源連結時一目瞭然且便於進行資源管理。此外，也可以針對社區資源進行分類，同時記錄資源的特性、聯絡方式與窗口（如能確認可以找到誰爲聯繫窗口更佳），此作爲將有利於機構辦理活動前的規劃參考，同時爲求資源的準確性，機構應每年至少將資訊重新更新 1 次，以掌握資源的變動。

五、與家屬互動及提供服務

在長期照顧的服務對象中，家庭照顧者議題是近年來越來越被重視的服務項目之一。雖然家屬因種種考量後將住民送到機構進行照顧，但不代表家屬對於住民漠不關心，甚至有可能是因爲工作家庭兩頭燒所導致無法對住民有更多關注的結果。因此本指標之服務內涵在於，機構需成爲住民與家屬間的橋梁，使雙方的互動不因住進機構之後有所中斷，機構並且應該要透過各樣服務幫助家屬能有機會更多參與在住民的照顧服務與決策上，使得雙方關係不致疏離甚至是中斷。

(一) 訂有家屬教育之年度計畫，內容需含機構防災、公共安全議題宣導，及鼓勵家屬與服務對象互動之策略

內涵在於需要讓家屬清楚明白機構在照顧策略上所做的努力與計畫，例如，機構對於各類災變預防措施，以及當發生重大事故時，機構的因應策略與方法等內容，同時如果家屬對於相關內容與安排有所疑義時，雙方能夠即時性溝通，或許能夠討論出更適切的應對方式。

實務上，家屬因爲忙碌之故，常常無法參加機構所辦理的各式活動，或是探視住民的間隔時間越來越長，甚至最後可能只會固定繳費而完全不來探視的情形。爲鼓勵家屬能儘量維持前往機構探視的動力與動機，建議機構可以思考與創新如何提升家屬與住民間互動的策略。例如，利用視訊、電話與信件方式進行互動，利用免費參加活動的方式，共同欣賞表演，或是共同參與創作等活動。總之，只要能夠提升或維持家屬願意與住民接觸的方式，都是值得開發的方法。

(二) 家屬與服務對象互動（如家屬探訪或服務對象外出與家屬聚會）需留有紀錄

住民長年住在機構當中，平時與家人甚少接觸，難免會出現思念與情緒困擾，爲使家屬能增加與住民的互動及提升互動品質，機構應鼓勵家屬增加前來探視的頻率。同時爲清楚記錄每位住民的親友來訪，機構應設置專屬紀錄內容，包含：到訪時間、到訪人姓名、與住民關係、是否請假外出、以及機構內訪視停留時間、外出回機構時間，以及最後一點可以特別

留意雙方互動情形，並進行檢要記錄（此點爲建議而非爲必要）。

此紀錄在每次對住民的定期評估，或是年度服務對象資料統計與檢討時，均可將此紀錄納入一併進行相關評估，因住民與家人的互動品質，是有可能會影響住民在生活上的各項表現，因此此項紀錄有其存在的價值。

(三) 每年至少辦理 2 次以上符合主題之家屬教育或家屬座談會或聯誼活動，並留有相關文件，如簽到單、活動紀錄（內容包含：活動辦理時間、參加成員、活動內容、活動過程、量與質之評值成果、活動照片等）

機構辦理家屬活動的用意，除了可以趁活動的機會增加家屬探視住民的頻率之外，也提供了另外一種照顧家屬的途徑與方式。我國長期照顧服務法中明訂，家庭照顧者也應列爲政府照顧對象之一。因家庭照顧者的穩定與否，將會連動到住民的照顧穩定度，因此本指標之內涵乃在於，機構應規劃符合家屬照顧需求，或是與照顧壓力紓解相關的主題方向進行相關規劃，目的在於透過活動的辦理提供家屬教育、支持與陪伴之功能。因此無論是講座、團體、紓壓活動、運動、聯誼、節慶活動，甚或是與住民共同一日遊等方式均可達成上述目標。

在活動辦理上同樣需要留下相關的紀錄。紀錄之目的不僅僅只是存檔備查之消極意義而已，更包含了確認活動辦理方向是否正確、成效是否明顯，以及家屬、住民及工作人員對於活動的反饋等積極意義，紀錄之存在亦可作爲下個年度活動辦理之調整依據，因此建議可以朝向逐年精緻化的方向辦理，以提升家屬對於機構的向心力，以及增進與住民關係等結果。

(四) 每季至少 1 次與每位服務對象之家屬電訪或會談了解其需要（無家屬之服務對象除外），提供支持服務並有紀錄

無論機構有多用心與積極辦理活動，並擬定鼓勵策略期待家屬能參與活動，但依然會面臨到大部分家屬不來參加活動的結果。因此爲掌握每位家屬的狀況，機構應每季至少聯繫家屬代表一次，透過聯繫時間關心家屬，並向家屬說明住民這段時間在機構的生活狀況，透過主動出擊方式讓家屬參與在住民的照顧決策當中。當然，如在聯繫時發現家屬有在照顧住

民相關議題上需要被支持時，機構專業人員可以將其記錄下來，並視需求給予即時性支持及協助，或是在結束當次談話後，積極尋求其他協助方式，例如，轉介照專、家庭照顧者支持中心等資源，以解決家屬的困難與需求，當然就積極層面來說，解決了家屬的問題，也可能就是解決了住民能否繼續在機構受托的問題，對機構而言未嘗也不是件好事。

第三節　個案平時生活安排與權益保障

個案平時生活安排與權益保障是以「人」爲中心的跨專業整合照護服務，可以分四階段來說明；其一是從了解掌握「這個人」的生理層面、心理層面、社會層面及靈性層面的全人需求評估開始，其二是根據以上的需求評估結果擬定個別化服務計畫、其三是根據所擬定的服務計畫內容來執行照顧服務措施、最後是依「這個人」的各項需求變化進行定期或不定期的複評，以檢視上述服務計畫執行的成效及針對再次需求評估結果擬訂新的服務計畫或持續進行原本的服務計畫，詳如下圖 5-1。

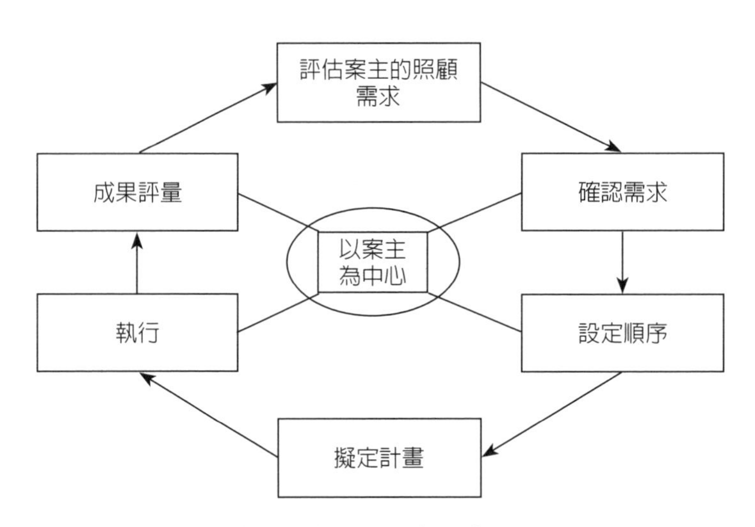

圖 5-1　住民長期照顧個案整合性需求評估

資料來源：呂寶靜，2012。

然而，在服務提供端，每一種專業均有其獨具的知識和技巧，要達到以全人的角度（生理、心理、社會及靈性層面）進行的需求評估、服務計畫擬訂及執行照顧措施，非單一專業的養成可以勝任，因而需要整合跨專業人員共同合作及分工，運作模式包含個案討論會、照會或轉介等。而臺灣的住宿式長照機構依設立標準規定需聘有的全職專業人員爲護理人員、社工人員及照顧服務員，其他專業人員可以兼任或特約方式合作，因而以上的跨專業團隊如何運作，會因機構規模大小及所聘的兼任、特約專業人員的時數及服務內容有關，常見的三種跨專業模式如下表 5-2。在此特別要提醒的是，所有的合作分工及執行運作均需以住民的需求爲出發，而非以個別專業的立場考量，方能確保可以達到以人爲中心的照顧服務品質，因而建議以下表的整合專業模式或跨專業模式運作爲宜。

表 5-2　常見的跨專業合作模式

合作模式	說明
多元專業模式	指多種不同領域的專業人員，各自評估長輩的情況及照顧需求，而擬定治療目標與照顧計畫，並各自提供服務，專業間不一定會發生互動。必要時僅以非正式方式 (如以個案紀錄) 進行溝通，目的在表達各專業的服務目標與計畫，非為協調與整合。
整合專業模式	指多種不同領域的專業人員，各自評估長輩的情況及照顧需求，提出後經由溝通整合的過程，訂定團隊共同的照護目標與計畫，再分別由各專業進行服務，彼此溝通、互動與合作。
跨專業模式	指並非每個專業均進行獨立評估與治療，有些非主要相關問題之專業，只扮演諮詢者的角色而不直接治療，亦即釋出部分專業技術由其他類似專業進行，如：單純關節活動度運動之指導或營養衛教指導，可由護理人員進行，不用另聘物理治療師。

資料來源：內政部（2008），《住民安養、長期照顧機構社工人員操作手冊》，202-203。

一、個別服務計畫與評值及管理

住民進住到機構，爲了確保盡速了解及掌握其各項需求，據以擬訂符合住民需求的照顧服務計畫並執行，故需於入住後 72 小時內，至少完成身體、心理及社會等整合性需求評估，各項評估有些使用量表、有些由各機構依各專業之知能發展足以了解住民需求的評估表，各項需求評估項目整理如下表 5-3，供機構思考評估表單設計及跨專業運作時之參考。

表 5-3　整合性需求評估項目

評估項目	說明
身體狀況	住民的意識、外觀皮膚狀況、身體狀況、行動能力、溝通表達能力、疼痛、聽力、視力、體重、營養、飲食情形及過去疾病史、疫苗史、現在就醫服藥狀況等，亦可詢問住民主觀認為自己的健康狀況如何，以協助核對專業人員的觀察和住民自述之間是否有落差，常見使用在住宿式機構的評估量表為： 1. 壓力性損傷評估量表 Braden Scale。 2. 跌倒風險評估量表：道頓跌倒風險指標（Downton Fall Risk Index）、摩爾斯跌倒測試表（Morse Fall Scale, Mandarin Version）。 3. 疼痛評估： (1) 自陳式疼痛評估量表：0-100 數字計分量表（Numeric Rating Scale, NRS）、語言描述量表（Verbal Descriptor Scale, VDS）、臉譜疼痛量表（Faces Painscale, FPS）等。 (2) 疼痛行為觀察量表：重度失智疼痛評估量表（Pain Assessment in Advance Dementia, PAINAD）、DOLOPLUS-2 疼痛評估量表。 4. 迷你營養評估表（Mini Nutritional Assessment, MNA）。
日常生活與自我照顧能力	除了運用 ADL 量表了解住民日常生活功能（如吃飯、移位、如廁、洗澡、平地走動、穿脫衣鞋襪等）及工具性日常生活功能（如上街購物、外出活動、食物烹調、家務維持、使用電話等）的狀態外，亦可請住民描述日常生活習慣及安排，從中觀察住民的回應如何，以蒐集最符合住民真實狀態的資料。
認知功能	評估認知功能的目的，非用以診斷住民是否患有失智症，而是提供基礎性資料，供擬訂照顧服務計畫時的綜合參考。常見使用在住宿式機構的量表為 SPMSQ。
心理功能	住民心理狀態的評估項目包括智力、譫妄、憂鬱、緊張和擔心等。可以詢問住民如何因應生活中的變動及壓力事件，若住民能支配自己生活的方式是一個能清楚預測住民情緒的指標。一般機構常用憂鬱量表來評估住民心理狀況。

評估項目	說明
個人的偏好	包含每日例行生活的安排、住屋安排、隱私的偏好、安全與自由的偏好、對於自己的照顧能有選擇和控制權。
個人史與靈性的需求	了解住民的個人史，會逐漸了解其信念、價值觀、對生命的看法及生命深處的渴望與需求，此為靈性的需求；住民真正感到心安與平安，需靠良好的靈性發展來滿足。部分高齡者的自尊感、失落感、孤寂感、空虛感、衰老感、懷舊感等等情緒與心理問題，若無法調適與解決，長期下來可能影響生理健康，甚至導致憂鬱或自殺。然而這些並不是單純的心理與情緒疾病，是與個人精神寄託、生命意義感、存在與死亡等靈性有關；靈性健康是高齡者生命整合的力量。（羅幃茹，2011）
經濟與家庭支持、社會功能	詢問住民的經濟狀況通常是很敏感的話題，可以採間接問法，如是否擔心生活費足不足夠？必須尊重住民這方面的隱私。 家庭支持的評估以了解住民與家人的關係、互動狀況、支持程度等。 社會功能則以了解住民的活動參與程度、喜好，有哪些社會支持是他可以運用的。
社會資源使用狀況	為提供適切的資源給住民，亦避免服務資源的重疊與浪費，了解住民現有使用的服務資源為何是很重要的。通常在收案時的基本資料，會有住民的福利身分：如低收入戶、中低收入戶、榮民、身心障礙證明等等，各身分均有其相關福利資源可申請，可以符合住民最佳利益之原則來協助住民及家庭了解各項福利資源之運用。
住民或家屬之意願	基於以人為中心的角度，評估者根據評估結果據以擬訂照顧服務計畫，然而對於各項照顧需求與意願，受到各種主、客觀因素的影響，因而在擬定適切的照顧服務計畫時，每半年至少 1 次依評估結果與住民或家屬共同討論，以取得照顧共識，並了解其意願或期待，也可據以評估其動機如何，作為擬訂及執行計畫時的阻、助力參考或作為修正照顧計畫之依據。

新進住民入住後 72 小時要完成以上評估有時間的壓力，許多個人史、家庭動力狀況及需求亦需時間累積及接觸更多不同的家屬方能逐步獲知，因而，如前所述，需求評估複評及服務計畫的調整是一個動態循環過程。以下幾點注意事項，建議機構專業人員進行需求評估時可參考。

(一) 與住民或家屬建立信任關係

比起量表的評估，先了解住民的生活背景資料是讓住民較爲自在的方式。若時間允許，耐心聆聽其過去史、興趣及嗜好等，也有助於其情緒的放鬆，且過程中能讓住民感受到尊重與對其隱私的保護，較能建立信任關係，以利後續評估的進行。

(二) 物理的環境

如燈光是否夠亮、溫度是否過高或過低、周遭環境是否有其他音量，如收音機或電視的聲音、是否有旁人走動等，均會影響住民及家屬與評估者的專注度。

(三) 功能的最佳狀態

評估前或評估中，要隨時觀察個案是否處於較佳的身心狀態，若感到疲累，則必須中止此次評估，以免影響正確性。另老年住民的視覺、聽覺及認知功能的退化都會影響評估的進行，可利用一些輔具輔助。另外應給住民多一些時間反應。

(四) 評估目的的闡述

住民及家屬有權利知道評估者在測驗什麼？爲什麼要測驗？因而評估的開始及評估中使用各項量表時，均可再三說明此項評估的目的，對於評估的問題做適當的解釋。另應避免專業用語。

(五) 住民才是案主

了解住民本身眞正的想法有助於擬訂適切的服務計畫，若住民意識清楚，試著第一次評估時有單獨與住民談話的機會（無家屬同在），了解住民對於入住機構的眞正看法；若有其他人在場，通常會影響住民回答的內容，也可能會由他人代替住民回答問題，而造成評估獲取的資料其實是來自他人，而非住民本身。

(六) 需求評估表設計

因著以上所述的資料蒐集，特別提醒機構：需求評估表若全設計爲勾選式表單，有關個人史、家庭關係等都無法詳細呈現，亦即勾選式表單無法完全呈現全人的需求評估，機構的需求評估表還是必須要保留文字描述欄位爲宜。

完成新進住民 72 小時評估、擬定適切照顧目標及計畫後，照顧團隊應依計畫落實執行住民食、衣、住、行、育、樂等生活及疾病等的照護。爲符合長期照顧住民的特性及短期照顧計畫執行、照顧目標的評值等，仍需至少每 3 個月再次評估住民身體（含營養）、心理、社會、認知及活動等功能；其中體重數值與營養狀況有直接相關係，應每個月至少測量 1 次並有紀錄，以確保健康。當住民狀況改變時，例如，因跌倒導致生活自理能力變化、自急性醫療返回機構後，原由口進食改成鼻胃管灌食，或原自解小便因故改成留置導尿管等情形，其照顧計畫及目標都會隨住民狀況的變更而改變，則應隨時依住民需要評估後調整照顧計畫，不拘泥於每 3 個月，以確保照顧得宜。

住民之個別化照顧計畫，至少應包含了各個照顧項目、每個項目的目標、達成目標的措施（方法或做法）及每個照顧項目的成效評值方式，並依需求迫切性或達成的難易程度，將這些照顧項目區分爲短期、中期及長期計畫；當有具體的照顧項目及執行措施時，機構據此會思考或發展相關的執行紀錄表單，請機構以凡走過必留下痕跡的原則，所有執行的服務措施均是依據照顧計畫而來，且均要有執行紀錄。

以上因著照顧服務所需而蒐集到的住民資料，包含住民基本資料、個別化照顧服務計畫及所有的服務紀錄等，機構均應基於住民權益保障的原則，依《長期照顧服務機構設立許可及管理辦法》第 33 條規定：長照機構內相關人員執行業務，應製作紀錄，並指定專人管理，妥善保存至少 7 年。但未成年人之紀錄，至少應保存至其成年後 7 年；並依同條規定於期限到時得予進行銷毀，其銷毀方式，應確保內容無洩漏之虞。另應按個人資料保護法相關規定，制定個案資料調閱辦法，明訂個人資料蒐集、處理及運用之做法，並載明可調閱之對象及其申請方式等，以防止個人資料被竊取、竄改、毀損、滅失或洩漏。所有依機構制定辦法進行之資料調閱，應留有相關調閱紀錄，以避免住民人格權受損害。

二、服務對象適應輔導或支持措施

新進住民入住接案完成後，馬上會面對陌生的人、事、物及環境。個人常舉例一個剛入學的大學生，從南部到北部入學，進到宿舍面對所有陌生的情境時，會有什麼樣的心情？馬上會面臨什麼需要要處理？（哪裡買吃的？買用的？要如何跟室友相處交流？）這樣的同理過程，能稍微體會新進住民的狀態；更何況長者入住到住宿式機構，尚有其他諸如生活自理能力喪失的失落感、所有事情均無法自主的失落感等，尤以未被家屬告知要被安排到機構入住，或即使有被告知但心裡仍無法接受入住機構的長者，其要適應入住機構後，整體生活作息改變、要與陌生人同住、要由陌生人照顧、舉目望去都是陌生的角落，心中的惶惶不安可想而知。

因而，機構跨專業團隊的每一分子，若能同理新進住民這樣的狀態，依每位長者不同的狀態擬定逐步導引其適應機構作息的支持與權利義務說明、降低其各項失落感而給予的關懷問候及陪伴、降低其不安而給予的環境介紹及人員（含其他長者及工作人員）介紹交流、家屬探視頻率的安排等等做法都是必要的；一句句溫暖的關心、一個個溫馨的笑容，都能協助新進住民逐漸在機構找到「第二個家」的歸屬感，適應機構的生活。其中若新進住民是失智症者，因著其疾病特性的因素，轉換新環境對其而言挑戰相對更大，甚至會引發精神行為問題的產生，故除了專業團隊友善支持的態度外，依長者特性進行支持性環境的布置也是必要的措施，如：指引如廁的標示、熟悉物品的擺放、增加房間床位定向感的指引標示等等；以上這些例子，即為新進住民入住適應輔導的措施。

大多數機構均會在新進住民入住的 1 個月內，依據住民需求評估時蒐集到的相關資訊，發展出入住適應計畫，並設計適應評估指標或表單，據以評估住民是否真的已完全適應機構生活。而住民長期住在機構，其間可能因著生理變化、疾病影響或家庭社會支持系統變化等因素，開始出現適應不良或情緒不穩的狀況，從其外顯的行為變化或情緒改變、與人互動狀態變化等均可以觀察出來，不僅影響住民個人的穩定，亦可能干擾機構的團體生活。是以，照顧團隊若有足夠的敏銳度觀察出長者出現適應不良或情緒不穩狀況，應隨即依機構的跨專業團隊運作方式，進行機構內跨專業照會，召開跨專業個案討論，分析可能的原因，提出相對應的處理策略並據以執行及評估成效，並進行過程紀錄。

特別提醒本指標評分方式首要爲需訂有相關措施，因而機構必須針對上述建議做法，擬訂住民適應輔導措施或適應輔導辦法，簡單範例如下表，提供機構據以發展合適自己機構住民特性的措施。

階段	時間	輔導措施
入住適應輔導	個案入住接案開始至 2 週或 1 個月	♦ 入住接案時，依現收集到的資料，於「住民初評表」之預定工作目標欄中詳細填入未來處遇計畫。 ♦ 此期間社工員及機構其他同仁需每日探視住民，給予關懷及協助問題處理，並做紀錄。 ♦ 個案入住後 1 至 3 日，需完成環境介紹、主責工作人員介紹、同樓層鄰近其他住民介紹、並帶長輩熟悉公共區域（視聽室、圖書室、餐廳等），並給予住戶生活注意事項，協助住民了解機構環境資源狀況。 ♦ 教導住民熟悉緊急事故或火災消防等緊急應變（如床頭、浴室等緊急呼叫鈴如何操作）。 ♦ 此時期可和家屬聯繫，請家屬協助了解住民適應狀況。 ♦ 此時期最重要的是和住民建立信任關係，運用傾聽、同理及情緒支持。
入住適應評估	住民入住後 2 週到 1 個月內	♦ 和住民及家屬個別進行了解，詳細了解個案對中心生活等各項適應狀況，評估此住民是否持續適應輔導；或是已適應機構生活，往後可保持持續之關懷訪談並記錄。 ♦ 評估指標： 1. 食衣住行的滿意狀況。 2. 和其他住民互動狀況。 3. 和工作人員互動狀況。 4. 本中心作息的適應狀況。 5. 對家屬探訪次數及情感支持的感受等。

階段	時間	輔導措施
特殊適應輔導	1. 入住適應輔導期結束後列為「持續適應導」者 2. 住民有特殊問題產生需重新適應時	♦ 結束入住適應輔導期仍未適應機構生活之住民，建議結合家屬一起進行跨專業討論，分析可能的原因，發展適應輔導計畫，運用專業技巧及資源介入處理。 ♦ 所謂住民特殊問題如下： 1. 情緒不穩定。 2. 經濟或財務問題。 3. 保護個案：家屬遺棄或虐待、中心人員疏忽或虐待、走失等。 4. 疑似失智或精神疾患個案：出現行為問題、妄想、幻聽或自言自語等。 5. 對其他住民或工作人員暴力衝突。 6. 自殺傾向。 ♦ 進行特殊個案輔導時須審慎評估住民狀況，若已非本機構照顧範圍，則應進行轉介。 ♦ 住民若產生危機狀況，則應立刻會同其他內、外部專業人員進行個案研討。

三、跨專業整合照護執行情形（對應指標 B4）

當住民生理、心理或社會層面出現變化，導致其影響身體健康、日常生活及生命安全時，必須結合跨專業團隊共同討論及研擬相對應的照顧措施，以期住民的生活品質得以維穩。因而，可以依據聘任的專任及兼任的跨專業人力配置情形或實際運作機制，擬定機構針對住民需求改變時的內部跨專業照會及轉介外部單位協處的條件、流程及運作表單，據以有效回應住民需求。此處要提醒機構，評估住民需求狀況，若需要家屬共同協助處理時，也可邀請合適的家屬進入團隊，給予家屬一個角色，導引家屬和機構一起共同協助處理。

以上所提的內部照會或外部轉介機制，一樣回到以住民需求爲中心的考量，因而跨專業的運作頻率應是視住民需求隨即召開的不定期跨專業討論會，以隨時回應住民需求；另應有至少每 3 個月 1 次的定期召開跨專業聯繫會，針對機構住民特性或特殊個案照顧服務的過程中，特別需要的面向進行跨專業交流討論，以凝聚專業間配搭共識、調整照顧計畫、彼此學習精進做法以滿足住民全人需求等。此外，若在特殊個案照顧過程中，有明顯不合適的情形發生，也能藉由跨專業聯繫會議討論提醒，以避免重蹈覆轍，可逐步提升機構服務品質。

機構首要必須訂有相關機制，含住民需轉介或照會之條件、流程及表單（部分機構採用住宿式機構個案管理服務系統，已有規劃內部照會流程及表單，建議尚需訂有內部照會的條件）；按此機制運作時召開的跨專業討論會或聯繫會議，均應留有會議紀錄、根據會議決議落實執行之服務紀錄及執行後之追蹤紀錄。

過去住宿式機構在本指標中常見的問題有以下兩點，提醒機構應留意避免：(1) 跨專業團隊討論會議紀錄中的討論內容，各專業各自表述依其專業看到的住民問題，沒有聚焦住民此時的需求爲何？因爲沒有聚焦，所以會議決議仍呈現各專業各自擬訂各自的計畫，無聚焦在住民現在的需求來討論。(2) 機構雖訂有相關照會及轉介辦法或流程、表單，但經檢閱個案照顧服務紀錄時，並沒有依自訂之機制運作，顯示辦法或流程和現場運作執行不一致。

四、服務對象生活注意事項及家屬來訪注意事項

住宿式機構屬團體生活，住民入住後經過適應期，不論是生活作息、日常活動、人際交流互動等，透過機構專業人員的協助，應會逐步由個人習慣融入團體生活中；爲兼顧保障住民個人權益及團體生活規範，使住民在機構團體生活中擁有良好的人際互動、規律作息、公共安全保障及較高品質的生活滿意度，機構應針對住民團體生活訂定相關注意事項，以協助住民入住機構後，據以適度的調整與拿捏，機構亦得以保有和諧的氛圍。以下幾項爲常見的住民生活注意事項項目，供機構訂定時參考。

1. 作息時間說明：說明機構三餐等作息時間。
2. 金錢部分：因機構屬團體生活，金錢請勿放置過多，零用金可交由中心託管，在您的同意下，中心方能使用零用金。

3. 財務安全部分：非必要之貴重物品也請勿帶在身上，亦請勿與機構內任何人有借貸行爲。
4. 公共安全部分：嚴禁攜帶剪刀、打火機、酒精等危險物品，並請配合機構不定期安全檢查。
5. 公共安全部分：機構室內禁菸，吸菸請至戶外吸菸區。（此項依機構大小實際狀況而訂）。
6. 生活和諧部分：不可有喝酒鬧事、自傷傷人、傳播謠言、無事生非、製造爭端等行爲。遇有任何問題，應告知工作人員協調與處理。
7. 健康照顧部分：您若有自備藥物，請配合經機構巡診醫師或特約藥師評估許可後，由護理師按時給予。
8. 日常生活部分：機構提供洗衣服務，需送洗材質之衣物，將請您的家屬攜回處理。
9. 空間使用部分：公共空間設備設施使用請遵照機構使用規範。
10. 請假外出部分：您如需外出，請由家屬或陪同者填寫請假單，告知機構人員，始完成請假程序。

五、服務對象或家屬申訴意見反應辦理

申訴係指住民或家屬認爲其提出的一些照顧品質等相關意見反應未被處理或對處理結果不滿意時，向機構主管或主管機關申述原由，請求機構主管或主管機關協助處理的過程，故提供申訴管道及處理是維護住民權益的方式之一。然許多住民或家屬認爲大多事項進行意見或事件反應即可，不需要到正式提出申訴，因而，住宿式機構常認爲自己的機構並沒有申訴事件。

然爲提高機構服務品質，重視住民及家屬的心聲及反應是極爲重要的一環，故本指標第 1 項基準即指出機構應訂有「意見反應」及申訴處理流程（含申訴管道），亦即機構即使沒有申訴案件，但長期照顧住民的過程中，許多細節諸如三餐伙食、衣物清洗、口腔護理、工作人員服務態度等等各面向，常有住民或家屬進行意見反應，且大多是口頭反應或於機構提供之社群工具（如 LINE）中提及，機構應指定專人主責本項服務，由該

人員進行代筆紀錄，且針對住民或家屬反應的事件予以回應處理，並將處理結果告知意見反應或申訴者，且完整紀錄整個處理過程，以達住民權益之保障。故機構所訂之意見反應及申訴處理流程應張貼於機構明顯處，且於住民入住機構時明確告知住民及家屬。

另為因應住民及家屬的特性有所不同，機構應提供多元意見反應及申訴的管道，如：直接向工作人員反應、機構大門或機構內設置意見反應或申訴箱（需同時提供筆及表單）、機構內主管的電話號碼或電子郵件、主管機關的電話號碼或電子郵件、機構社群工具（許多機構設有家屬的LINE 群或機構的臉書）等，以方便住民可以進行意見反應或申訴。

機構重視所有的意見反應或申訴事件，可防範機構管理上的死角，不僅可以避免小問題累積成大糾紛的風險，亦是相對提升服務滿意度及服務品質的重要基石，因此，機構應每年進行該年度意見反應及申訴事件的統計，可將事件進行分類檢視及分析，針對分析結果提出實際的改善措施，並進行執行及結果追蹤。

曾有部分機構提出：住民或家屬的意見反應並不一定是不好的意見反應，也有想要感謝讚美機構服務或工作人員的，是否也算是意見反應？如前段所述，機構進行年度意見反應分析時可將此部分歸為意見反應中的一類，作為機構提升服務品質時應保持或持續精進面向的參考。提供處理流程如下圖供機構參考。

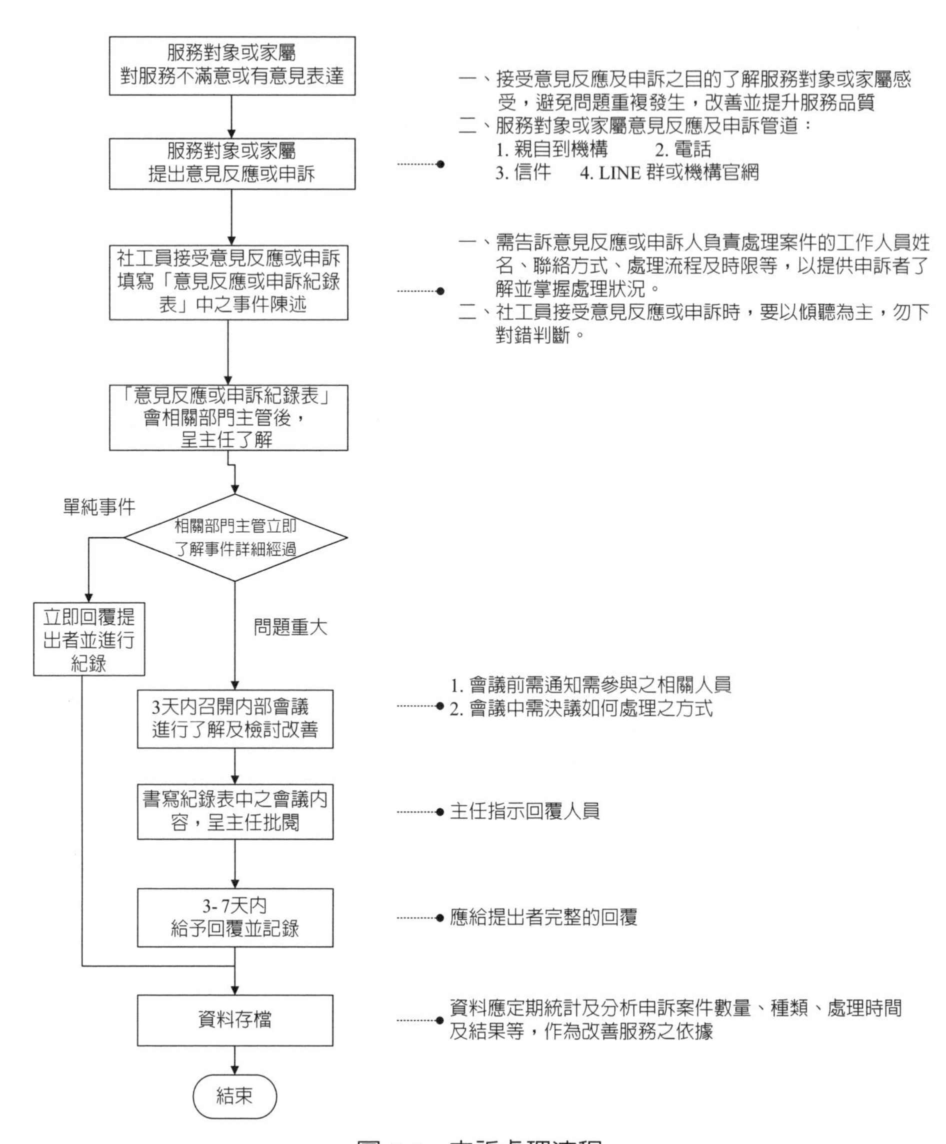
服務對象或家屬
對服務不滿意或有意見表達
服務對象或家屬
提出意見反應或申訴
一、接受意見反應及申訴之目的了解服務對象或家屬感受，避免問題重複發生，改善並提升服務品質
二、服務對象或家屬意見反應及申訴管道：
1. 親自到機構 2. 電話
3. 信件 4. LINE 群或機構官網
社工員接受意見反應或申訴
填寫「意見反應或申訴紀錄表」中之事件陳述
一、需告訴意見反應或申訴人負責處理案件的工作人員姓名、聯絡方式、處理流程及時限等，以提供申訴者了解並掌握處理狀況。
二、社工員接受意見反應或申訴時，要以傾聽為主，勿下對錯判斷。
「意見反應或申訴紀錄表」
會相關部門主管後，
呈主任了解
單純事件
相關部門主管立即
了解事件詳細經過
立即回覆提出者並進行紀錄
問題重大
3天內召開內部會議
進行了解及檢討改善
1. 會議前需通知需參與之相關人員
2. 會議中需決議如何處理之方式
書寫紀錄表中之會議內容，呈主任批閱
主任指示回覆人員
3- 7天內
給予回覆並記錄
應給提出者完整的回覆
資料存檔
資料應定期統計及分析申訴案件數量、種類、處理時間及結果等，作為改善服務之依據
結束

圖 5-2 申訴處理流程

第四節　個案生命末期與臨終照顧權益

一、服務對象財物管理及死亡遺產處理

服務對象入住機構之後，隨著入住的時間越長，住房、床位所累積的物品會越來越多，再加上，服務對象是單身，或是逢年過節服務對象來到機構探視時會給予的現金或財物等，對於團體生活的機構而言，皆是需要面對的管理壓力。有幾點常見問題說明如下：

公立老人福利機構、榮譽國民之家或部分地方主管機關皆有公布住民保管注意事項或遺留財物處理要點等，機構可參考但仍需視機構狀況調整。

住民財物管理辦法，目前常見可以參考的 105 年 4 月 13 日部授家字地 1050700385 號函「衛生福利部所屬社會福利機構保管院民財物注意事項」、109 年 7 月 7 日輔服字第 1090041815 號「國軍退除役官兵輔導委員會所屬機構保管榮民重要財物作業原則」、105 年 11 月 22 日府授宜長照字第 1050008128 號函「宜蘭縣老人福利機構及護理之家保管住民財物注意事項」、106 年 3 月 23 日府社福字第 1061201687 號函「澎湖縣所轄老人福利機構保管院民財物注意事項」等；105 年 9 月 9 日部授家字第 1050709123 號函「衛生福利部所屬社會福利機構公費院民死亡喪葬及遺留財物處理要點」。但每個機構屬性、組織架構、人員組成皆不同，尤其是機構特別不能直接照抄或只改機構名稱，宜依機構實際運作狀況，機構人員宜思考要如何編組進行管理、要如何執行保管、提領、發還，以及平時如何要執行稽核以確保財物安全與正確性，以及相關的表單與紀錄要如何管理等，這些皆是屬於機構自己的財務管理辦法需要思考的部分。否則，實地評核之時，往往就會遇到機構服務人員或服務對象接受訪談之後，與實際機構所提供的文件不符。

機構對於財物管理主要的角色為訊息提供與協助取得。由於機構的工作人員並不需要實際管理或直接處理服務對象所擁有的財務，但機構宜在契約、工作手冊或相關資料中出示機構所提供服務的相關資訊，如果遇到服務對象有需要的話，機構工作人員則需要將這些相關服務資訊或協助

相關過程記載下來。常見機構工作人員會表示機構不會為服務對象進行保管，但事實是，服務對象的健保卡往往都會存放於機構的護理站進行保管。因此，面對此狀，機構所自訂的財務管理辦法就特別重要，且依據機構所自訂辦法務必需跟服務對象及其家屬告知，並且要有相關紀錄。

機構制定的財物保管辦法建議宜包含零用金代墊、代購費用管理、信託管理，以及重要財物保管等。入住機構後，服務對象與其他住民同屬團體生活，若服務對象身上攜帶財物，有時服務對象也會擔心財物遺失，就開始東藏西擺，過幾天想一想覺得不對勁，將財物挪動位置，這樣來回幾次，通常就把財物正確存放位置搞混，進而找不到財物，而誤以為財物被鄰床或工作人員偷走。因此，機構人員為杜絕此類情事發生，常會向服務對象家屬三叮嚀四交待，不要給予服務對象財物。事實上，這也是有侵犯服務對象基本權益之虞。人對於沒有足夠金錢來因應日常生活的開支會有焦慮感，即便是低物質慾望者，對於金錢的掌握仍有一定的需求。另外，購物慾的展現某個程度也是在呈現存在價值感。因此，機構對於服務對象的財物，若有零用金代墊機制，讓服務對象身上有少許金錢，再向其家屬或銀行申請實支實付（銀行申請實支實付係指服務對象已辦理財產信託）；代購費用管理機制，讓服務對象的財物暫存於機構，機構可協助無法外出購物的服務對象，也能夠在機構人員的協助之下購置其想吃的食物或日常生活物品；信託管理，甚為重要，無論是依據老人福利法或信託 2.0 的推動，或者實務照顧經驗，服務對象的財物（包括現金、股票、不動產或保險金等）可以獲得信託業者的專業協助，服務對象可以獲得老福機構人員可以協助，透過異業合作，讓我們共同的服務對象可以身心安頓，獲得最適照顧。

機構的遺產管理辦法對於無家屬或家屬失聯的服務對象甚為重要。不是每位服務對象都能夠有家屬支持，尤其對於家庭支持系統薄弱的弱勢服務對象而言，入住機構後雖然臨床照護人員如同家人般的悉心照料，但無法成為法律上的親屬，因此，提早協助這類服務對象了解其親屬關係，收集完整其筆跡、書信等，皆有助於未來其往生後，遺產的分配與處置。

二、提供緩和醫療及臨終照護措施

2000 年 6 月 7 日我國公布並施行《安寧緩和醫療條例》，至今已經超過 20 年，這是我國對於尊重末期病患的醫療意願與保障其權益非常重要的法令，也是對於老人照護的臨床照護實務工作者而言，在照護臨終住民最常依據該法令來協助住民善終。但實務操作上，建議有以下幾個概念需要釐清。

不是每一位住民都是末期病人。依據《安寧緩和醫療條例》第 3 條第 2 項的規範，所謂的末期病人係指「罹患嚴重傷病，經醫師診斷認爲不可治癒，且有醫學上之證據，近期內病程進行至死亡已不可避免者」。再依該法第 7 條第 1、2 項之規定，末期病人需要有相關專科醫師資格的「兩位醫師」進行診斷確認。因此，一般長住機構的住民大多非末期病人。

屬末期病人的住民最近親屬簽署應是安寧緩和醫療同意書。只要成年且有行爲能力的人，就可以依據《安寧緩和醫療條例》第 5 條第 1 項簽署預立安寧緩和醫療意願書，所以，入住機構的住民在年齡上是符合的，但是否具有行爲能力，就需要進行專業判斷。另，住民已經無法表達意願時，除非該住民有事先以書面預立醫療委任代理人，且以書面載明委任的意旨，就可以依第 5 條第 2 項由代理人簽署意願書。

住民如果屬於末期病人，事先無簽署意願書，在意識昏迷或無法清楚表達意願的時候，要不施行心肺復甦術或維生醫療，可依《安寧緩和醫療條例》第 7 條第 3 項之規定由最近親屬簽訂。同意書可以由一位最近親屬簽訂即可，但最怕就是遇到最近親屬意思不一致的時候，依《安寧緩和醫療條例》第 7 條第 4 項所示的順序，第一順位爲配偶，第二順位爲成年子女、孫子女，第三順位爲父母，第四順位爲是兄弟姐妹，第五順位爲祖父母，第六順位爲曾祖父母、曾孫子女或三親等旁系血親（如姪子、姪女、外甥、外甥女），最後爲一親等直系姻親（如女婿、媳婦）。

現行的評鑑指標要求至少是要達到「提供服務對象或家屬安寧緩和醫療相關資訊」。指標作業基準中有明白揭示，所謂的服務對象或家屬安寧緩和醫療（如：不施行心肺復甦術簽立、維生醫療抉擇）。因此，在實務運作上，則可依據《安寧緩和醫療條例》第 3 條對於「安寧緩和醫療」的定義為減輕或免除末期病人之生理、心理及靈性痛苦，施予緩解性、支持性之醫療照護，以增進其生活品質；「心肺復甦術」是指對臨終、瀕死或無生命徵象之病人，施予氣管內插管、體外心臟按壓、急救藥物注射、心臟電擊、心臟人工調頻、人工呼吸等標準急救程序或其他緊急救治行為。「維生醫療」是指用以維持末期病人生命徵象，但無治癒效果，而只能延長其瀕死過程的醫療措施；「維生醫療抉擇」指末期病人對心肺復甦術或維生醫療施行之選擇。務必要將這些相關資訊張貼在明顯處。

機構內安寧緩和醫療相關處理作業流程規範、步驟，不宜直接引用安寧緩和醫療條例或其他機構的作業流程。常在評鑑的過程中常見到機構，抄襲同行間相關的作業流程規範、步驟，差異只在機構的名稱不同，甚至有些機構直接引用安寧緩和醫療條例並冠上機構的名稱，或是，直接由機構的單一專業（如兼任社工人員）撰寫，這些都不是較好的做法。即便是同一個照護集團，由於各家機構內的人員組成不同、環境動線不同、物品設施設備不同等差異，或是兼任社工人員撰寫操作流程，但實際處理的都是護理人員、照護服務人員，導致操作流程與實際運作不同。為保障服務對象及其家屬的權益，宜可依認真思考參考其他機構做法，團隊進行討論，如何可以因地制宜，制定屬於自己機構的服務流程、步驟與規範，並且建議可以嘗試運作。尤其每位服務對象及其家屬的狀況不同，往往這些嘗試的經驗的累積，對於機構的服務流程、步驟與規範，才能夠讓現場的團隊人員可以熟悉與了解如何辦理及執行。

機構要有與服務對象或其家屬討論 DNR 的機制。基本上機構的臨床照護人員絕大多數都上完基本救命術（basic life support, BLS）課程並取得認證，其課程會包含基本救命術的觀念、心肺復甦術（cardiovascular pulmonary resuscitation, CPR）、復甦姿勢、哈姆立克法（Heimlich maneuver）、自動體外電擊器（automated external defibrillator, AED）的使用。DNR 是 Do-Not-Resuscitate 的簡稱，也就是不施行心肺復甦術，就是俗稱的不要 CPR。但，如前述所提，依據《安寧緩和醫療條例》第 3 條的定義，不施行心肺復甦術，不只是不要執行胸外按壓而已。建議宜依每間機構的人員、急救配備不同，自製或參考其他機構的流程進行修正，適時、適度地跟服務對象或其家屬共同討論，若在機構中遭遇服務對象本人有臨終、瀕死或無生命徵象時，機構的臨床照護人員是否要進行或外送到醫院進行，氣管內插管、體外心臟按壓、急救藥物注射、心臟電擊、心臟人工調頻、人工呼吸等標準急救程序或其他緊急救治行爲。無論討論結果有立即簽訂或未簽訂不施行心肺復甦術，討論過程中機構的臨床照護人員們應該都要跟服務對象或其家屬充分說明機構的處理作業流程，這些討論的紀錄都需要保留在服務對象的病歷之中。

不施行心肺復甦術或維生醫療註記於健保卡僅限簽署意願書。依據《安寧緩和醫療條例》第 6-1 條揭示，末期病人、成年且具行爲能力或其醫療委任代理人可以在安寧緩和意願書中表示同意，由醫療機構、衛生機關或受衛生福利部委託之法人以掃描電子檔存在衛生福利部的資料庫後，衛生福利部可以將其意願註記於全民健康險憑證（簡稱健保卡）中。因此，機構的臨床工作人員若跟符合資格之服務對象或其家屬商議後若有簽署安寧緩和意願書，建議寄送受衛生福利部委託之法人（2023 年爲台灣安寧照顧協會）協助進行健保卡註記，等註記生效後，每月醫師到機構巡診時，請醫師協助讀取服務對象的健保卡，查詢是否有註記成功，並將該畫面列印留存於病歷中。當然，不進行健保卡註記也是可以，依據《安寧緩和醫療條例》第 6-1 條第 1 款後段明示，意願註記於健保卡的效力與意願書正本相同。

安寧緩和醫療作業處理流程不等於臨終照護關懷處理流程。安寧緩和醫療作業大多著重於預立指示，但臨終關懷則著重於服務對象已經處於臨終、瀕死或無生命徵象的狀況，機構的第一線臨床工作人員如何提供臨終照護、關懷處理的相關作業流程，甚至後續喪葬部分，機構人員如何協助家屬面對與處理，皆是機構的工作人員應要有的工作與責任，在臨床實務工作，機構人員也大多能夠協助服務對象或其家屬面對這個過程，甚至有些機構人員會參加告別式或陪伴家屬走過傷痛階段，只是機構人員大多未將此服務流程撰寫成標準作業流程或留下紀錄，甚爲可惜。

2016 年 1 月 6 日我國公布《病人自主權利法》，並於 2019 年 1 月 6 日正式施行。該法的制定主要是爲尊重病人醫療自主、保障其善終權益，促進醫病關係和諧，與《安寧緩和醫療條例》不同。但相同的是，都在可以協助保障機構服務對象善終的權益。有鑑於機構規模、專業人員組成等差異，目前評鑑指標未強制將病人自主權利法相關資訊或作業流程一定要機構工作人員提供，僅用「或」，但是仍建議機構第一線的臨床照護人員宜依強化自我本職學能，亦可利用長期照顧專業人員數位學習平台（https://ltc-learning.org/mooc/index.php）中預立醫療照護諮商人員訓練課程。及早啓動機構相關服務處理流程，更能完善保障服務對象的權益。

參考文獻

1. 呂寶靜（2012）。老人福利服務。五南。
2. 羅瑋茹（2011）。靈性教育方案對高齡者靈性健康影響之研究。臺灣師範大學社會教育學系學位論文。
3. 衛生福利部（2021）。高齡社會白皮書。https://www.sfaa.gov.tw/SFAA/Pages/Detail.aspx?nodeid=1372&pid=11419

第六章　營運創新

周矢綾

前言

本章旨在討論長照機構內營運創新目的、營運創新帶來的影響及其他效益，內容包含第一節營運創新與品質維護、第二節長照機構創新照顧服務介紹及第三節智慧照顧科技於住宿式長照機構之運用，期望提供長照機構團隊在評鑑指標創新改革中有所突破，進而建立出長照機構內的營運創新推動模式。

管理學學者 Drucker 在 1995 年針對創新提出定義：「創新是一種有目的及規律的活動，能創造更高的附加價值，創新並不一定涉及技術問題，甚至根本就不需要一個實體的東西。」營運創新在企業是一個成長與永續經營的推動力，好會有人模仿，好就會有人更好，企業在過去是以產品技術的品質為創新，而近幾年改以服務顧客為創新營運的核心價值，符合時代潮流。營運創新對經營者來說非常重要，長照機構也如同經營企業一樣，需要不斷以創新來提高機構特色與競爭力，最後機構價值也跟著提升。

今臺灣因長期照顧 2.0 計畫如火如荼展開，創新服務也推陳出新。在長照 2.0 計畫帶動下，長期照顧人才以及產業蜂擁而進，讓臺灣長期照顧的智慧科技健步如飛，這幾年世界貿易中心開始辦理長期照顧相關的應用展覽中，我們看到很多臺灣研發以及製造的長期照顧智慧科技產品，令人耳目一新，國人可以發揮出如此的效益，應該也是中央當初擬定長照 2.0 計畫沒有預想到的。

而長照 2.0 計畫的推動也帶動各式長照機構產生營運創新模式，此營運創新模式，可能是透過模仿學習或漸進式改善，甚至是積極式的全面改變，最終結果都是希望穩固經營以外並提升績效，且對抗競爭者，以達永續生存的王道。長照機構的營運創新，並非只是在服務問題下有創新產品產生，舉凡創意解決問題模式、改變服務標準流程、改變服務態度與觀念、增加服務內容等等，皆可視為營運創新。目前長照 2.0 計畫下的市場競爭激烈，要保有持續的競爭優勢，長照機構必須不斷提出創新經營模式，才能滿足市場需求。

第一節　營運創新與品質維護

一、營運創新方式對品質維護的影響及重要性

營運創新容易於管理者在品質管控時產生，尤其，住宿式長期照顧機構的管理者若屬於積極推動品質者，更容易在品質推動其中產生創意想法甚至創新產品出來，2019 年輔仁大學劉淑娟教授提出長期照護機構永續優質營運應該要有的基本原則三點：

1. 優質營運要贏在起跑點，隨大環境變遷能主動求新求變，積極迎接挑戰。
2. 依據危急程度及威脅程度做好危險管控，將風險降到最低。
3. 找出特別需要留意的項目，積極掌控，使缺失及錯誤儘量不發生或降至可接受程度。

因此，管理者的風格會影響品質推動的結果，管理者若積極、民主、創新，當然容易贏得品質與績效，管理者制定一個良好的績效衡量制度，才能看出長照機構的品質、競爭能力及獲利標準。許多長照機構的管理者會以 Kaplan 和 Norton 在 1996 年提出的平衡計分卡來衡量長照機構的經營績效，這理論有 4 個構面來訂定指標，財務面、顧客服務面、內部流程面與學習成長面，管理者可與同仁共同討論，依照自己內部的能力訂定，這幾個構面下有數十個績效管理指標，當然可以增加創新的構面與創新的績效管理指標，這些指標管理與推動的結果可以作為長照機構績效與品質的成果，也可以作為經營問題的改善。

二、長照機構內常見營運創新內容

長期照顧機構內的營運創新可以從三件事情來著手：(1) 個案照顧問題；(2) 長照機構品質管制問題改善；(3) 長照機構長者活動創新。長期照顧機構服務長者時，照顧人員會積極尋求品質，讓個案得到良好的照顧，因此，當工作人員遇到照顧問題時，會共同討論如何解決，常常在討論如何解決時，照顧創意由此而生，可能是一個照顧上的產品來解決，也可能是一個照顧上的創意想法來解決；另外，機構的管理者在管控照顧品質提升時，會收集整個機構的品質指標，從指標收集來的數據看出哪裡出了問題，運用問題分析與解決的方法讓品質提升，例如，已經操作很久的 6 項指標，控制感染、跌倒、體重改變、約束、壓傷、住院發生率，還有其他面向而訂定出來的指標，例如，財務報表、申訴處理、意外事件發生率、滿意度調查、員工教育訓練等等，管理者自行訂定績效管理指標，與團隊分工並定期開會追蹤指標達成情形，達不到目標的指標項目，團隊可以仔細分析造成的原因以及可能解決的方法，品管圈與照顧創意由此而生。

社團法人臺灣護理之家協會從民國 96 年開始辦理照顧創意競賽，並訂定相關競賽及表揚的辦法，民國 104 年於辦法裡增訂活動創意及品質管理競賽，將活動項目單獨拉出來競賽，希望會員可以互相學習機構內的活動辦理，帶給長者更多生活樂趣，甚至達到延緩退化的目的。例如，104 年基隆安泰護理之家以院內的緊急廣播系統來設計活動，利用廣播系統來傳達今天的天氣狀況，廣播祝福今天的壽星住民，還有音樂點播、語言教學等等。

另一方面，協會增訂品質管理競賽活動是希望護理之家能互相學習品質問題的改善。桃園寬福護理之家在 104 年為了解決約束問題，團隊提出提升臥床住民約束移除率專案，逐案檢討並進行問題分析與改善，希望移除約束裝置做到零約束，例如，會拔鼻胃管的個案，有的訓練吞嚥提升個案能力而拔管，有的與家屬溝通改成胃造口進食，例如，會抓癢而約束的個案，團隊改造微波爐手套，讓個案可以微微抓癢又不會受傷，例如，因為用力咳嗽會撞床欄而受傷必須約束的個案，團隊縫製床欄保護套如圖 6-1 與圖 6-2，讓個案不會撞傷，最後都解除約束裝置，例如，使用桌板、輪椅約束帶的個案改成類似開車駕駛使用的輪椅安全帶，最後只剩下會拔氣切管的個案，在不約束的目標下，改成使用輪椅下床陪伴，機構眞的做到零約束了，這些爲了提升照顧品質而進行的問題改善，讀者請參考 104 到 109 年來送件比賽前三名的作品主題如後附表 6-1、附表 6-2 所列（110-111 年因嚴重特殊傳染性肺炎 COVID-19（武漢肺炎）之疫情暫停辦理競賽）。

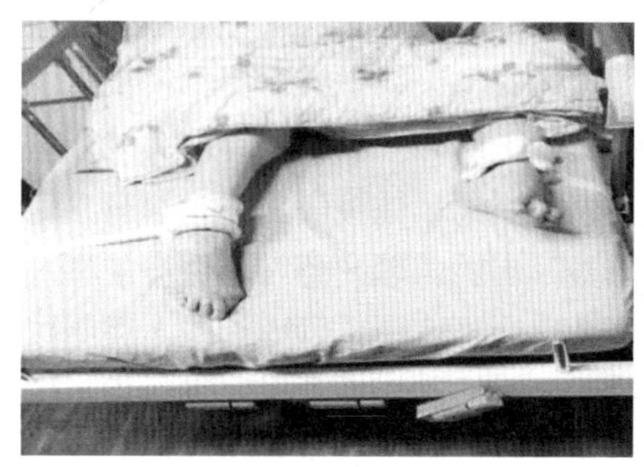

圖 6-1　使用約束帶防撞傷（改善前）

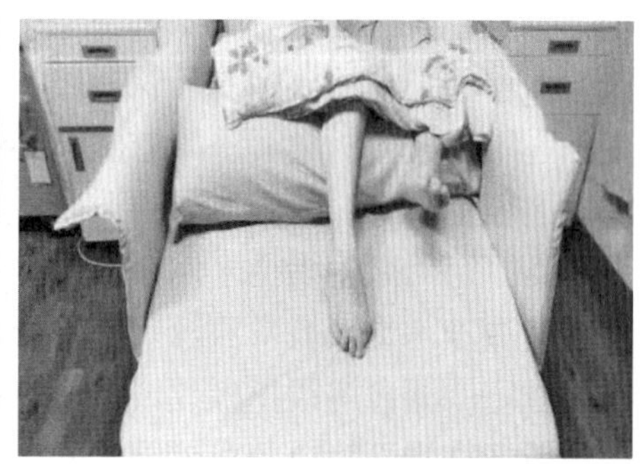

圖 6-2　創意保護套而免約束

三、長照機構內創新措施推動及相關競賽介紹

最早住宿式長照機構的評鑑基準即訂有「創新改革」，衛福部曾提出很多「創新改革」基準項目，有的是配合政策或參加試辦相關計畫，例如，取得行政院環保署室內空氣品質自主管理標章、收住愛滋感染個案、完成設置自動灑水及 119 火災通報裝置，參加實務培訓課程、訂定預防或延緩失能之相關品質監測指標、訂定人才培育計畫獲留任措施、其他能提升品質的創新產品或創意措施等等。住宿式長照機構因此從服務模式、服務策略、專業資源策略或連結方式等，舉證創新措施有哪些？再由評鑑委員在評鑑當天共同討論機構所提的創新是否符合基準要求。

近年來國內有很多照顧創意的競賽，其目的是希望帶動品質，一方面希望住宿式機構間能產生標榜學習，另一方面是希望發展出照顧創新產業，而目前與長照機構相關的主要創新措施推動及相關競賽如下：

(一) 民間團體如各公會、協會所辦理的照顧創意比賽

有些民間團體如各公會、協會有辦理相關的照顧創新創意競賽，例如，中華民國護理師護士公會全國聯合會的護理創新競賽，臺灣護理之家協會學術研討暨照護競賽、還有其他協會及各地公會所辦理的照顧創意競賽等等。評分方式通常會依據取材便利性、經濟效益、安全性、解決問題的成效與未來的推廣性等等參酌給分，這一部分帶給長照機構不僅是取得獎項，還得到讓業界標榜學習的成就感。

(二) 全國大專院校健康科技創新創意競賽

目前有多間學校辦理過健康科技創新競賽，例如，國立臺北護理健康健康大學、國立臺中科技大學等等。全國大專院校，加入人工智慧科技的照顧創意競賽，甚至不用有實體產品，繪出圖片說明其材質、功能，有其達到的可行性就可參賽，目的是希望學生發揮跳躍創新思維，有機會與跨領域業界合作，最後有機會學生將競賽得獎作品商業包裝，或與市場廠商結合取得自己未來創業成就。

(三) 創意照顧美術、攝影、微電影等創作競賽

衛福部與民間團體經常辦理相關長照的美術、攝影或微電影比賽，比賽前訂定出當年度主題以及競賽規則，這類競賽較以寫實風格的視覺、聽覺敘事結構爲主，作品展現出長照服務的特色與重要性，長期照護各個領域都有令人感動的服務故事，住宿式長照機構裡也有很多的故事，有些機構甚至協助長者將照片、影片加上文字集結成冊，送給家人作爲紀念。

(四) 其他相關的照顧創意競賽

照顧展近幾年也開始每年定期舉辦，佞可傳媒股份有限公司在「第三屆台北國際照顧科技應用展」時，舉辦首屆「THE CARES Award 2022」照顧產業產品創新應用評選活動，分爲「科技」、「健康運動、醫材與輔具、其他」兩大類，71 件入圍作品中 6 件產品脫穎而出，主辦單位希望照顧產業，尤其是「MIT」在國際上發光發熱，除了藉展覽引進國外更多好產品，臺灣研發臺灣製造的產品也能讓國際看見，以提升我國在長照的專業度與知名度。

第二節　長照機構創新照顧服務介紹

一、長照機構這幾年之創新服務內容介紹

以服務創新、產學多元創新、長照科技創新爲主，分述如下：

(一) 服務創新

從照顧服務面向來看，照顧上的創新大部分都是因爲第一線人員在照顧上產生問題，爲了解決照顧的問題而產生創意的想法，或創新的做法，例如圖 6-2 與圖 6-3 因爲交誼廳沒有洗手設施，到了用餐時間個案都要推回房間進行手部衛生，又考慮每台輪椅的高度不同，因此護理之家團隊創造出電動升降洗手台及腳踏式水龍頭，解決了個案在交誼廳洗手的問題。

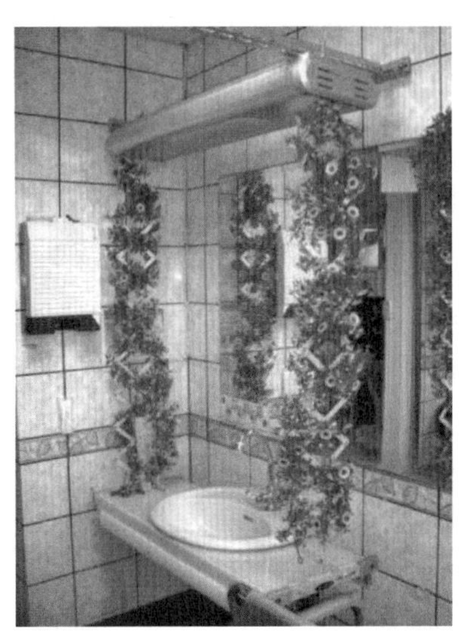

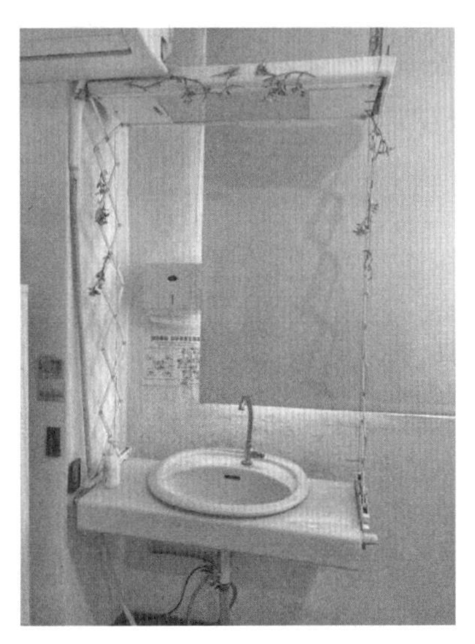

圖 6-2 與圖 6-3　於交誼廳以電動降晒衣架創新成升降洗手台——來自桃園市私立寬福護理之家，於民國 97 年創作

另外，民國 103 年臺中青松護理之家爲了解決個案坐輪椅時，腿部能有舒適靠墊，也爲了預防雙腳在地上磨擦而受傷，因此發明了「安心

腳」，「安心腳」因爲重視剪開後不割傷腿部的細節處理，也能堆疊收納起來，因此於 103 年臺灣護理之家協會照顧創意競賽獲得第二名殊榮，如圖 6-4 與圖 6-5。

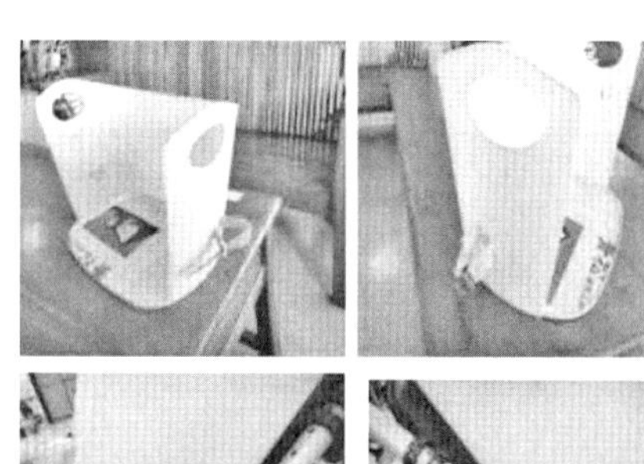
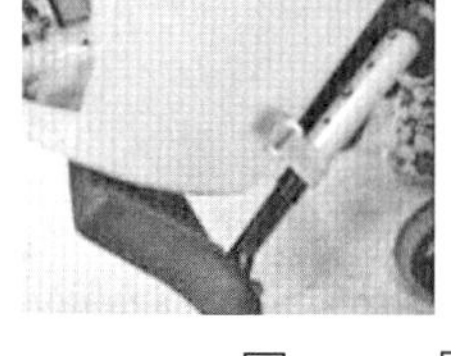
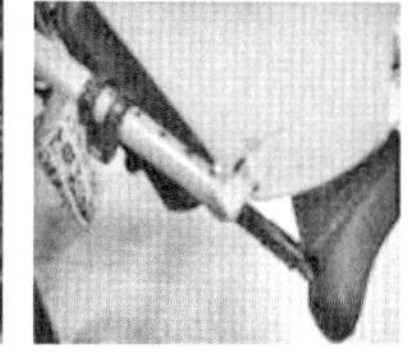

圖 6-4　「安心腳」

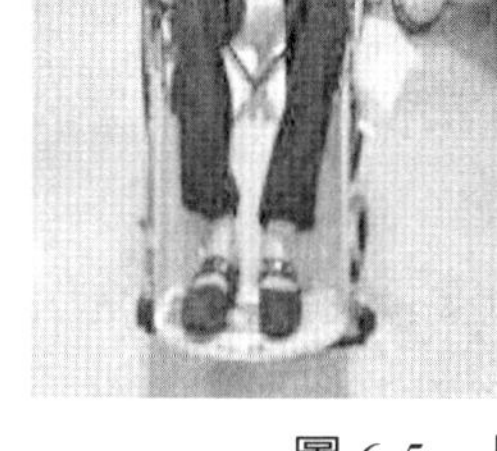
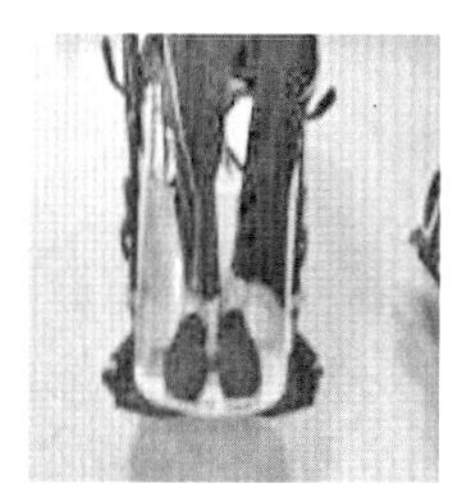

圖 6-5　「安心腳」

照顧創新容易帶動長照機構間的學習與成長，尤其現在評鑑走向爲合格與不合格，沒有「優等」，不容易有提升品質的動力，若是能在照顧上創新除了給長照人員新奇的感覺，利用競賽與成果發表反而可以帶給長照人員成就感，以及激發長照機構創新服務並學會以創新去解決照顧問題，進而達到品質提升。因此民間團體辦理照顧創新競賽是有正向的價值，政府應該獎勵辦理之。臺灣護理之家協會一開始辦理長照相關競賽即以照顧創意的概念出發，爲了更聚焦在個案照顧功能提升，民國 106 年度將競賽規則大幅修正，著重個案自立支援功能提升的創意競賽，從 104 年到 109 年得獎的作品如附表 6-3，競賽再納入活動設計與品質管理競賽項目，並在競賽結果後辦理成果發表、海報展以及頒獎，這些作品都是我國長期照顧服務下的精彩與成就。

(二) 產業多元創新

長照 2.0 計畫是以產業的方式開放市場競爭發展，政府不斷的滾動式修正相關規定，是爲了在市場競爭下訂有明確的遊戲規則，依此服務量擴大，因此希望品質也跟隨提升，所以長照機構應該多元發展，多項服務提供。以寬福護理之家爲例，早期從住宿式的護理機構開始經營，除了院內品質提升還主動承接很多市府、中央的補助試辦計畫，在業界有其獨特性與專業性，後來在長照 1.0 計畫中承接了居家服務，到長照 2.0 計畫時又發展了 A 單位個案管理、日間照顧中心、沐浴車服務以及家庭照顧關懷據點，名聲在當地打開，民眾一傳十十傳百，想到長照就想到寬福，因此有多位個案在申請長照服務時即要求指定寬福提供長照服務，對長照機構來說，開創產業創新服務也是穩定機構的營運方式之一。未來政府的政策可能朝向夜間長照服務提供，取代不足的住宿式長照機構床位，以及外籍監護工缺工，在現有產業裡多元提供服務才能永續經營。

長照 1.0 計畫開跑後不久，也開始促進很多周邊產業投入發展，例如系統研發、輔具研發、AI 智能科技、特殊營養保健、高齡住宅、保險等等，如何有品質的照顧高齡越來越被重視，不單僅僅是人力投入而已。

(三) 長照科技創新

爲了達到營運上的管理指標，管理者常常會接觸到創新的技術與方法，例如 AI（artificial intelligence），即所謂的人工智慧科技，透過電腦程式來呈現人類智慧的技術，這樣的技術可以非常多種類的應用，可能是資料輸入留存的評估系統，搭配身體量測的系統，或者解決照顧問題的 RFID（radion frequence identification）射頻識別的運用，甚至未來可以用來操控照顧的機器人。這些用於高齡者的人工智慧科技越發展越先進，國內工研院、學校等都在投入，從照顧科技展覽現場多屆辦理可以看見蓬勃發展中，未來更是科技化的照顧時代。

第三節　智慧科技照顧於長照機構之運用

長照服務之智慧科技分類可以依照照顧個案的食、衣、住、行、育、樂分類來看其在長照機構的運用情形。

一、食

高齡長者的營養對身體健康很重要，智慧科技有用於水質調整，達到一些保健的目的，例如，氫氣水是細化成小分子水，減少水垢、生物菌產生，可促進身體的新陳代謝。飲食的部分，高齡長者的飲食質地需做適時調整才能進行吞嚥，飲食內的營養成分細心調配才能達到營養均衡，這些可以依賴營養師的介入來達到目的。坊間適合咀嚼吞嚥困難患者的飲食產品非常多，有的來自國外引進，也有國內醫界人士與相關廠商共同開發的產品，經過精心設計的包裝後上市販售，大部分是單餐包裝，有的是果凍質地，有的是軟化肉質，柔軟好咬甚至入口即化。

二、衣

工研院將體溫感測器縫製於衣服上，個案體溫過高、過低時立即可以感知並回傳訊息或警示，因此，衣服上可以提供量測應該不只是體溫，甚至量測呼吸等穿戴設備。亦有將定位裝置縫至於衣服上，可以追蹤失智症長者，以免走失。衣服上也可以製作紅外線裝置，以提供保暖或促進血液循環的功效。

三、住

住宅走向智慧科技化已有多年，舉凡建築物內的科技導入，例如，電器電燈電動中控設施設備，自動化設備，感應設備、免治馬桶等等，而規劃給高齡長者的住宅智慧科技化設備這幾年也一直不斷的在發展，因爲「在地老化」與「在宅安養」一直是我國長照政策的走向，過去我們做很多無障礙空間設計的努力，現在更是在住宅內導入照顧高齡長者的科技設備，例如，安全防災、空氣品質偵測與淨化、生理監測、防跌、走失偵測、輔具復能設施等等，甚至有智慧科技機器人來協助照顧。

未來，臺灣的老屋重建、不動產管理、租賃、房屋維護也都是跟高齡長者息息相關，銀行因此對高齡長者規劃信託業務，甚至推出以屋養老，以及長照政策推出居住的無障礙設施改善，讓高齡長者的房屋不動產得到保障又可以在宅老化。

四、行

行最重要的就是走路與移位的問題，當高齡長者開始行動緩慢、行動不便甚至下肢癱瘓無力，就會產生走路與移位的問題，市面上有很多肌力訓練套組的設施設備，除了增加肌力、增加伸展、維持平衡、還提供有氧，能延緩退化也能因此復健復能，這樣的設施設備也有導入科技，從儀器上傳回數據來分析肢體、心血管狀況等等。

移動的設備有輪椅、助行器、移位機、機器腳、穿戴鞋等等，很多是臺灣研發臺灣製造，將移動設備套入智慧科技，解決個案的走路與移動的問題，但是這些移動設備價錢昂貴，廠商提供租賃方式提供給個案使用，以減輕個案的負擔。

五、育

2019 年全球新冠病毒疫情以來，讓人與人的互動有大大的改變，這些互動，例如，工作會議、教育訓練、溝通與協調等等，配合疫情人們越來越依賴線上或網路平台來解決需要互動的問題，即便疫情解封，所有生活上的事情漸漸回復正常，但住宿式長照機構一直有人力短缺的問題，配合《長期照顧服務法》之後所有長照人員都必須繼續教育才能換照，住宿式機構的長照人員更依賴線上與網路課程；而長照機構內的住民在疫情期間更是利用視訊與網路平台來維持家人間的互動與感情聯繫，這些科技軟體的應用，例如，臉書、LINE、Instagram 等等；而長照機構內有些針對長者的輔療也套入了科技，例如，芳香療法、音樂治療、學習療法等等。

六、樂

高齡長者生活上的活動安排很重要，不管是個別活動、團體活動、社區活動、節慶活動等等，所謂寓教於樂，有很多開發廠商利用科技想讓長者不僅是治療也得到娛樂的效果，這幾年更是開發很多高齡長者玩的遊戲軟體、桌遊，甚至套入手機可供隨時娛樂。

結語

未來長期照顧會發展出更高的智慧科技，在第一線實際從事照顧服務員、醫、護理人員、督導、社工、機構管理者、學者專家、廠商及政府持續共同精進下，不斷研發與繪製創作來參加競賽，無限想像的腦力激盪發揮，結合製造商市場化，我國長期照顧在國際市場的未來潛力是無限發展。長期照顧機構為了提升品質，為了解決照顧問題，為了豐富高齡者的老年生活，機構本身也不斷去檢討改善與創新服務，未來我國的長照政策推動也是如此。在 2023 年 1-2 月 Anke Care 雜誌中專訪行政院政務委員林萬億，他提到未來要在 4 年內布建 100 個高齡長者的「共生社區」，透過智慧物聯網布建遠距科技照顧，例如，防跌、輪椅、拐杖的數據透過手機傳輸到雲端，以遠端方式來監控，再透過機器人來協助，大大減輕照顧負擔，不再只仰賴照顧者，將照顧的事情交由社區的人共同來參與，令人非常期待未來人民與產官學合作共創的長期照顧。

表 6-1　臺灣護理之家協會 104-109 年品質管理競賽得獎主題

年度	得名	機構名稱	作品名稱
109	1	衛生福利部臺中醫院附設護理之家	提升護理之家單位內護理交班完整率
109	1	烏日青松護理之家	提升工作人員洗手遵從率≧ 80%
109	2	天主教中華聖母修女會醫療財團法人附設天主教聖馬爾定護理之家	運用 RCA 模式改善某護理之家住民就醫接送安全
109	2	青松護理之家（草屯）	提升機構照護人員的洗手遵從率
109	3	國軍臺中總醫院附設民眾診療服務處附設護理之家	提升護理之家同仁對骨質疏鬆住民照護之正確率
109	3	青松護理之家（大里）	降低機構住民泌尿道感染發生密度
109	3	高雄榮民總醫院臺南分院附設護理之家	提升護理之家住民鼻胃管移除率
108	1	國軍臺中總醫院附設民眾診療服務處附設護理之家	提升護理之家訪客洗手遵從率
108	2	財團法人傑瑞社會福利基金會傑瑞老人安養中心	推動洗手風氣及理念
108	3	臺中榮民總醫院嘉義分院附設護理之家	提升護理之家住民鼻胃管移除率

年度	得名	機構名稱	作品名稱
107	1	國軍臺中總醫院附設民眾診療服務處附設護理之家	提升護理之家住民鼻胃管移除率
107	2	陽明醫院附設護理之家	全面啓動：結核病高風險對象的早期發現
107	3	潤康護理之家	應用 FMEA 提升護理之家災害預防及應變能力
106	1	財團法人天主教中華道明修女會附設私立福安老人療養所	仁者樂山 智者樂水
106	1	寶建醫療社團法人附設春風護理之家	降低住民因肺炎急性住院率品質管理組
106	2	臺中市青松護理之家	運用跨專業團隊於自立支援品質之提升
106	2	寬福護理之家	提升住民餐食滿意度專案
106	3	博正護理之家	縮短護理之家護理師備藥時間
106	3	陽明醫院附設護理之家	運用課題達成型預防性 QC Story 手法進行機構潛伏結核感染調查
105	1	天主教中華聖母修女會醫療財團法人附設天主教聖馬爾定護理之家	提升護理之家住民活動參與率
105	1	陽明醫院附設護理之家	降低住民疥瘡發生率
105	2	青松護理之家	降低住民跌倒發生率
105	2	寬福護理之家	降低住民衣物錯穿次數
105	3	育仁醫院附設護理之家	降低機構住民紅疹盛行個數≦ 6 人次月
105	3	永康廣善護理之家	降低肺炎住院率
104	1	高雄榮民總醫院臺南分院附設護理之家	提升護理之家住民門診開立藥物有效使用率
104	2	衛生福利部臺中醫院附設護理之家	提升護理之家交班完整率
104	2	寬福護理之家	提升臥床住民約束移除率專案
104	2	文雄護理之家	降低住民衣物錯放率

年度	得名	機構名稱	作品名稱
104	3	群策大愛護理之家	降低泌尿道感染≦ 0.6%
104	3	陽明醫院附設護理之家	降低住民之肺炎住院率
104	3	永康廣善護理之家	降低跌倒率

表 6-2　臺灣護理之家協會 104-108 年活動競賽得獎作品介紹

104年度	
名次／得獎單位／主題	【活動辦理方式】與【活動照片】
第一名 基隆市私立安泰護理之家 【安泰之音～廣播電台】	透過機構內的廣播系統進行多元活動設計，規劃廣播節目，例如廣播廣邀長者們為壽星慶生同歡樂，另有生活節慶、地方新知、每日一句等廣播節目提供，增加長者住民間之互動機會，讓機構內臥床的個案透過聽覺也有感官上的刺激。 根據懷舊治療理論：可利用過去事件與記憶、感覺及想法去促進老人感到愉悅、生活品質或目前環境的適應增強（Mills, 2003）。 【活動節目設計】如下： 一、人文教育（機構宗旨、核心價值文化、每日一句）。 二、好事傳千里（當日壽星、同仁獲獎、優良事蹟表揚等）。 三、生活一點通（天氣預告、機構活動公告、一般宣導事項）。 四、點播時間（老歌欣賞、輕音樂）。 五、教學時間（語言教學）。 豐富多元節目安排，使之感受懷舊氛圍，提升長者休閒娛樂參與度及身心愉悅度。 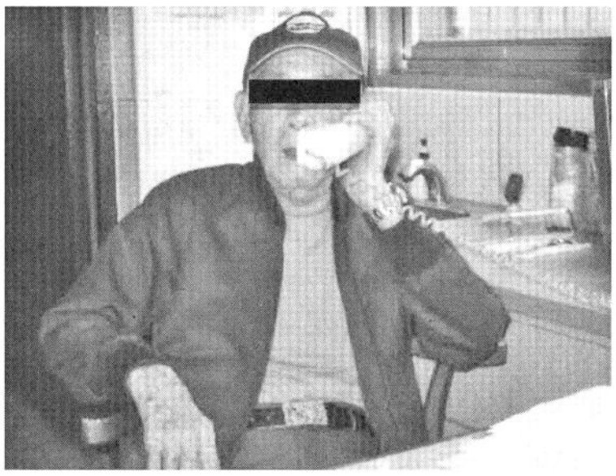

<table>
<tr>
<td>第一名
佛教慈濟醫療財團法人附設臺中慈濟護理之家
【行動遊戲──叭噗車】</td>
<td>設計可以移動的遊戲車，車子推出使用時，沿路以叭噗來吸引住民及家屬注意，住民及家屬出來互相寒暄，並藉此評估個案近期生理心理社會狀態。
依住民的認知功能、活動力及喜好選擇合適的遊戲，並陪同住民一起使用車上的遊戲器材。
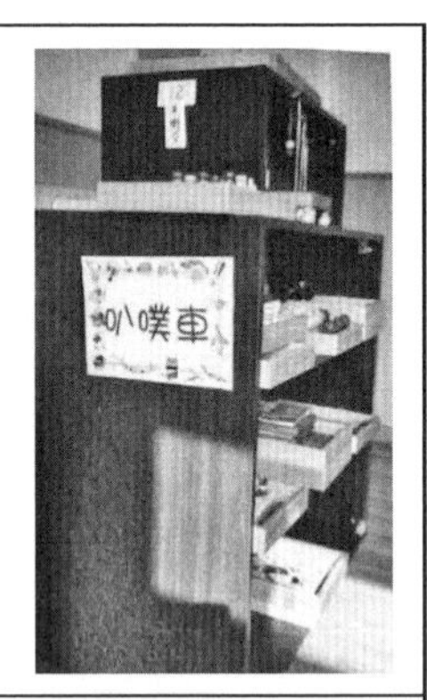
</td>
</tr>
<tr>
<td>第二名
高雄市文雄醫院附設護理之家
【感受世界你和我】</td>
<td>設計感官刺激活動，藉此舒緩住民緊張情緒，誘導住民對周圍環境的注意及警覺，並提升感官靈敏度和感受度。讓參與者處於充滿感官刺激的室內，利用輕柔的音樂、燈光、香味、觸覺等刺激，加入主題式的視覺動態投影效果，緩和個案的焦慮來放鬆心情、增進社交行為，並於活動其中化解對疾病治療的排斥感。
【活動道具】
<table>
<tr><th>項次</th><th>活動道具名稱</th><th>數量</th><th>用途說明</th></tr>
<tr><td>1</td><td>黑色垃圾袋</td><td>10 件</td><td>阻絕燈源</td></tr>
<tr><td>2</td><td>各色玻璃紙</td><td>4 張</td><td>讓燈光呈現多樣化的色彩，吸引目光</td></tr>
<tr><td>3</td><td>聖誕樹掛燈</td><td>2 串</td><td>利用閃爍的燈光吸引專注力</td></tr>
<tr><td>4</td><td>聞香燈</td><td>1 個</td><td>藉由聞香達到身體與情緒的放鬆</td></tr>
<tr><td>5</td><td>音響、CD</td><td>1 組</td><td>利用輕柔優美的音樂節奏給予聽覺刺激</td></tr>
<tr><td>6</td><td>手電筒</td><td>6 個</td><td>視覺刺激</td></tr>
<tr><td>7</td><td>投影機</td><td>1 個</td><td>視覺刺激</td></tr>
<tr><td>8</td><td>電腦</td><td>1 部</td><td>播放程式</td></tr>
<tr><td>9</td><td>彩色霓虹燈</td><td>1 個</td><td>視覺刺激</td></tr>
<tr><td>10</td><td>臉盆</td><td>6 個</td><td>泡腳</td></tr>
<tr><td>11</td><td>毛巾</td><td>6 條</td><td>準備個人使用毛巾，擦乾身體</td></tr>
<tr><td>12</td><td>溼紙巾</td><td>1 包</td><td>臉部清潔</td></tr>
<tr><td>13</td><td>面膜</td><td>6 片</td><td>敷臉</td></tr>
<tr><td>14</td><td>乳液</td><td>2 瓶</td><td>滋潤肌膚</td></tr>
</table></td>
</tr>
</table>

	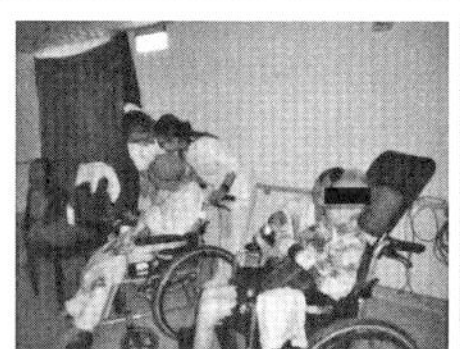 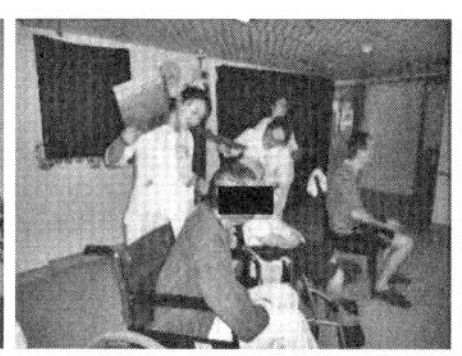 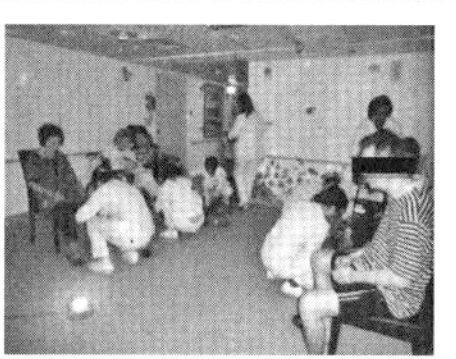
第二名 桃園市私立寬福護理之家 【海洋巡禮】	設計感官刺激室與感官功能車，先將住房或會議室布置成感官刺激室，四周加裝黑布幕，利用黑色垃圾袋及膠帶貼至玻璃隔絕外界光源，使燈光效果更為明顯，利用投影機與音箱，將動態海邊景象投影至前方大布幕上，並播放海浪與海鷗聲音。 【活動道具】 1. 水族氣泡燈：利用底部裝有多種顏色 LED 燈的圓柱型水柱氣泡燈。機構創意將其改成可由住民自行操作的無線控制盒，並可選擇顏色產生不同視覺效果，提供視覺刺激，顏色認知訓練，鼓勵住民自行操作，可誘發手部的精細動作。 2. 靜電球：抽真空的玻璃球，接上電源後發出數條不斷扭動的光線，當手慢慢接近，光線也會向手靠近，呈現魔幻的視覺。 3. 烏龜投影燈：烏龜外形娃娃可抱、可撫摸、提供觸覺刺激，可控制四種不同燈光效果，並可撥放內建的輕音樂。 4. 星空投影燈：可變換燈光，投射星空銀河在物品、牆壁或布幕上。 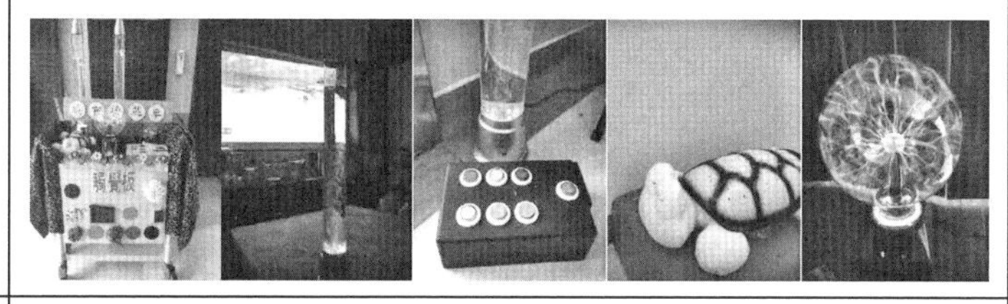
第二名 臺中市私立潤康護理之家 【定量體感太極拳對於認知功能退化高危險群老年人之護智效果】	透過一台體感偵測（Kinect）設備，擷取受試者影像於投射螢幕上，應用體感太極拳的運動內容，跟著螢幕上的虛擬教練一起做動作。動作內容包含腹式呼吸、手臂伸展、重心轉移、蹲馬步等。當動作完全一致時，螢幕上的「自己」會全身發光，給與正向回饋。每次參加人數約 8-10 人。可以協助認知功能衰退的住民。根據低參與組與高參與組兩組評估結果發現：身體動作功能以平衡最有改善。認知功能方面，兩組皆退步，但低參與組退步明顯，高參與組退步緩慢，且兩組有達顯著差異。整體而言，體感運動促使長輩們提升運動動機，專注力。此運動模式可以提供其他機構參考，讓運動有另一種選擇。

<table>
<tr><td></td><td>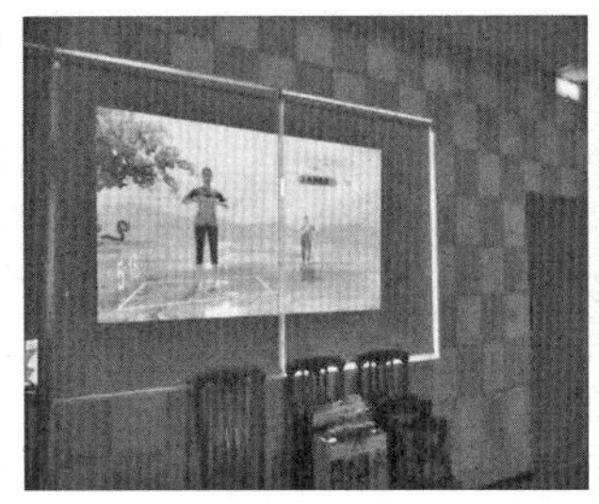 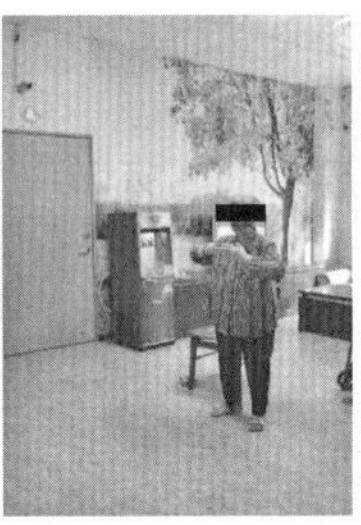 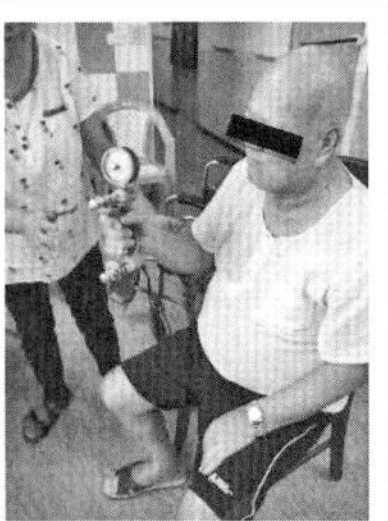
圖為于女士運動情形，螢幕上顯示動作標準達 100% 而發光。</td></tr>
<tr><td colspan="2">105年度</td></tr>
<tr><td>名次／得獎單位／主題</td><td>【活動辦理方式】與【活動照片】</td></tr>
<tr><td>第一名
臺中市私立潤康護理之家
【推波助人──聲頻按摩──減緩住民入住機構壓力及情緒表徵】</td><td>利用音缽（頌缽、水晶缽和銅鑼）透過敲擊或摩擦的方式，將聲音振動傳遞到人體深處，讓不安的情緒分子逐漸沉靜穩定，失眠無法入睡的騷動得以釋放紓解，沉重與不舒適感也得到昇華。
【選擇服務對象】
1. 於機構中篩選有入住機構壓力及情緒表徵的住民共 16 位。
2. 活動對象條件：(1) 符合 MPBC 記憶及行為問題量表描述之住民。(2) 家屬可以陪同。(3) 最近沒有急性、內外科疾病、受傷開刀者。
【活動道具】
安排舒適環境，感官刺激如薰香、健康地墊（榻榻米靜心教室），使用的聲音按摩音頻器具為缽與銅鑼。
執行過程：先帶領呼吸吐納調節，由老師執行磨缽將音頻散發，可利用走缽方式給予住民觸缽或將缽置於住民輪脈及身體附近，將缽與銅鑼強大的振動聲波穿透身體深處，觸動深層的放鬆，疏通經脈，促進生命能量流通，清理人體的負面能量，平衡人體能量場，緩減壓力，提升注意力，並且隨著頌缽與銅鑼的音頻振動，讓失眠狀態得以緩減，情緒得到安撫。
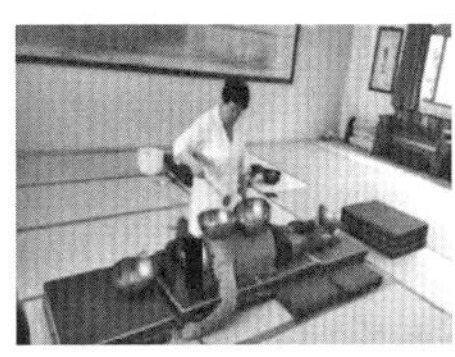 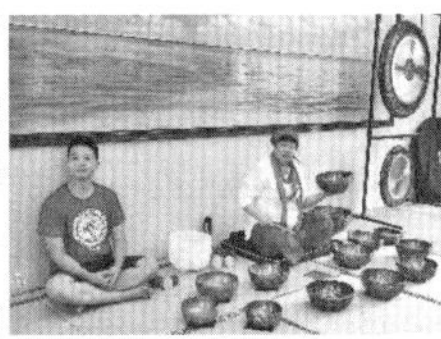 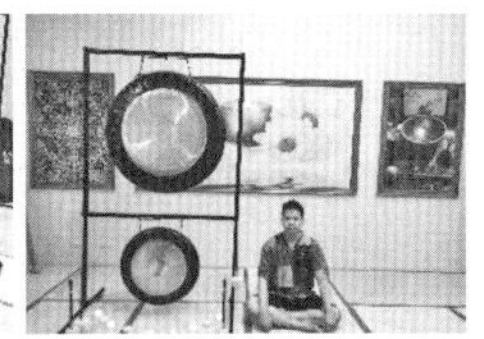</td></tr>
</table>

	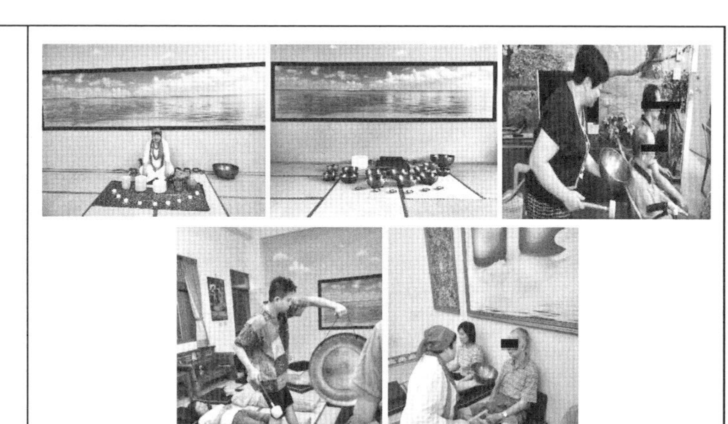
第二名 臺南市私立如新護理之家 【挑戰成為最高齡的「現實版」寶可夢訓練師——提升護理之家住民活化身心健康暨認知方案】	社工師藉由每天和長輩聊天的過程裡發現，原來除了 Pokemon Go 之外，住民們對於寶可夢的認識還有卡通及週邊商品。例如，有一位阿嬤一聽到寶可夢，以一百分的姿勢示範丟寶貝球的模樣，還有一位阿公十分熱情的表示，他可以教大家許多寶可夢的「日文」的講法，展開了「培育最高齡的『現實版』寶可夢訓練師活動企劃」。活動設計上需要配合長者的實際狀況，而護理之家內住民的活動功能較差，因此活動設計上會同護理師、社工師和治療師的討論後，決議將原先的寶貝球的球體換成飛盤，讓長者們較好拿取，又能同時維持原先丟球抓寶的樂趣。而主角寶可夢的部分，則是由院民票選出最有名最認識的三隻寶可夢後，並由工作人員手繪而成。為了模擬當年寶可夢於掌上型遊樂器（GameBoy）的效果，每個圖案都再經過特別後製，最後為長者製作了活動紀錄影片（http://pics.ee/v-209056）。 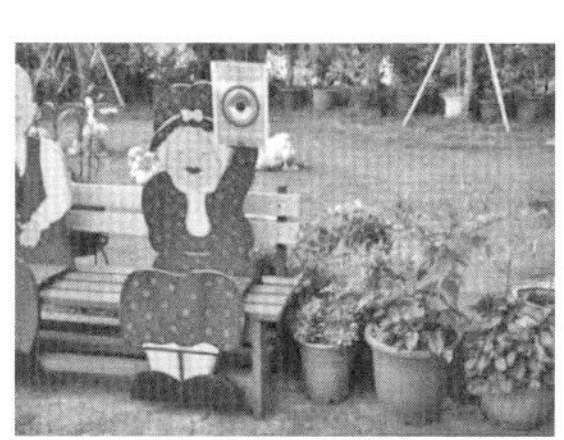 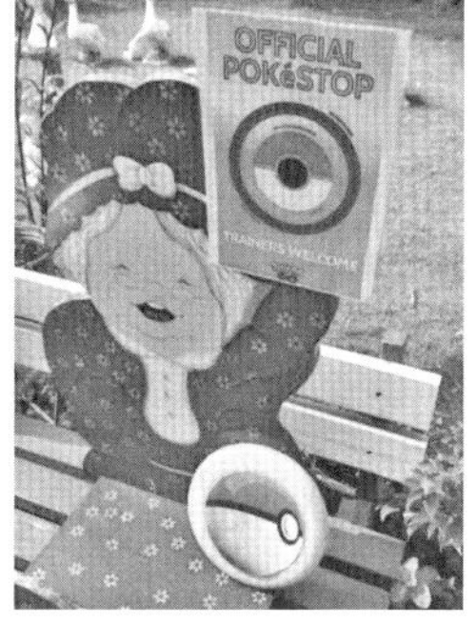

	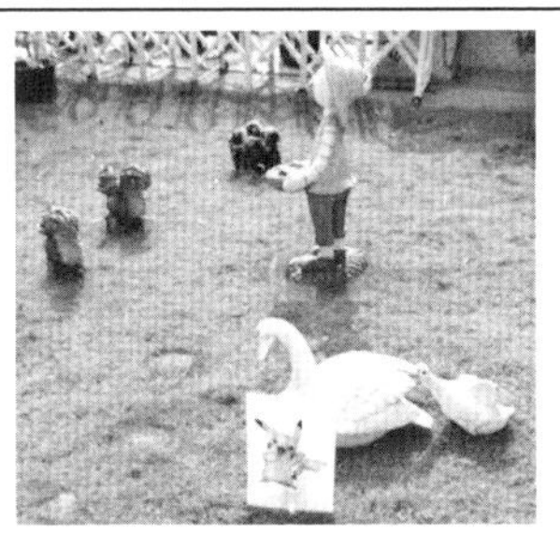 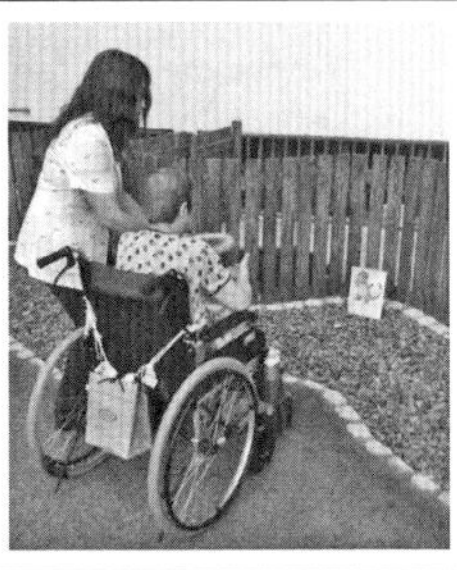
第二名 高雄博永護理之家 【「藝」起活動：以藝術為媒介達到增進肢體功能之目的】	「藝」起活動，不僅提供住民適當肢體活動，從而改善生活品質，提供更多多元化活動回饋於住民身上，此創意及創新之做法在護理之家住民十分適用、實用且具效益。 活動藉由發表會形式展出，讓參與的住民將其手工或手繪作品說明而帶出成就感，並達到以下的經濟效益： 1. 父親節活動結合傳承藝術團體作品發表會，展現子女孝悌雙親、長輩之感念，達到同樂的效果，並啓發倫理道德及行為的表現。 2. 期藉餐會、作品展覽等慶祝活動，凝聚家屬與住民的關係及展現機構多元化的活動成果。 3. 藉由活動的辦理，達到宣傳機構及推廣傳承藝術的目的。 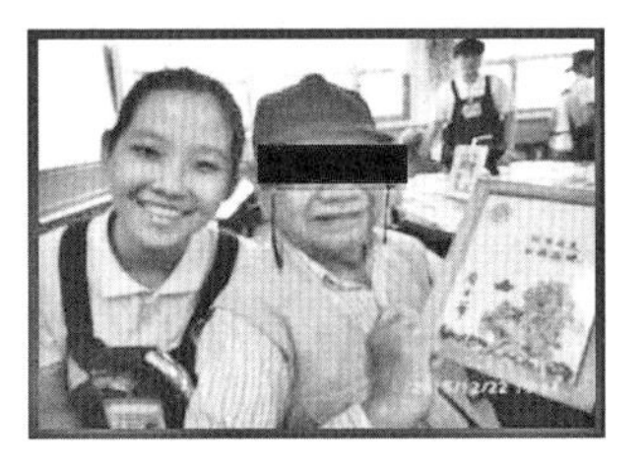 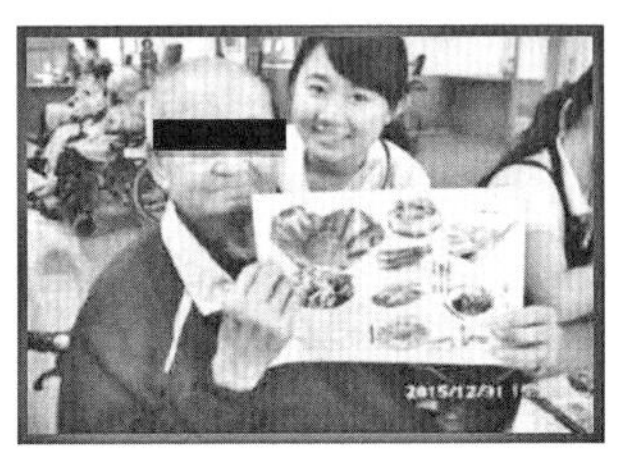
第三名 天主教中華聖母修女會醫療財團法人附設天主教聖馬爾定護理之家 【購物快狠準】	讓長輩圍桌發下購物盤和活動教材，說明今天上課流程：認識圖卡→購物快狠準。 1. 進行「認識圖卡」：讓長輩對於購物盤上的圖卡有初步的了解。 2. 進行「購物快狠準」：長輩依照治療師念出來的指令做動作，舉例來說：治療師念指令：1 號阿嬤買西瓜，則長輩們將西瓜放到一號菜籃裡；之後再視長輩們的情況調整指令的難易程度。 利用簡單常見的生活物品圖卡，讓長輩可以在購物的狀態下加強其聽理解能力和完整性，並鼓勵長輩「聽重點」，將一長串指令簡化成關鍵字。長輩的行動反應會隨著指令速度越來越快，注意力越來越好；另外也能向其他長輩分享菜籃內容，主動地社交互動和良好的口語表達也可讓他們的生活更多采多姿。

	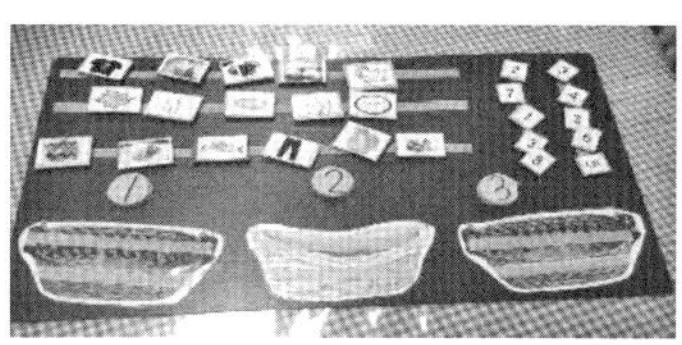 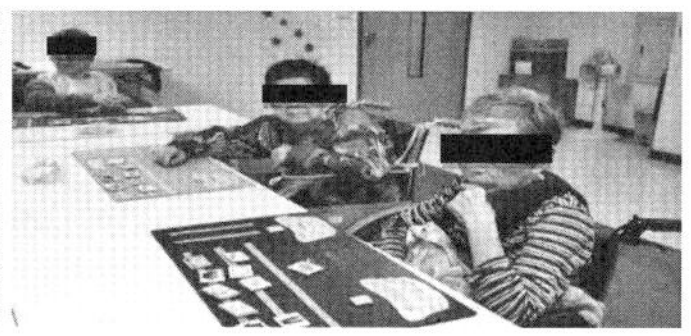
第三名 高雄博正護理之家 【「阮若打開心內的窗」——應用諮商於團體活動設計】	活動全程由生命線志工帶領，志工均受過心理諮商訓練，能正向引導住民情緒，以現有的住民篩選能參加活動的住民，『「阮若打開心內的窗」- 應用諮商於團體活動設計』，前後測使用高雄市政府衛生局提供簡式健康量表（BSRS-5）進行測量，結合高雄市生命線協會的人力、物力，專業資源，是良好的資源連結應用。辦理的活動相當成功，參與培訓之社工及工作人員可將活動延續下去，持續辦理及應用。 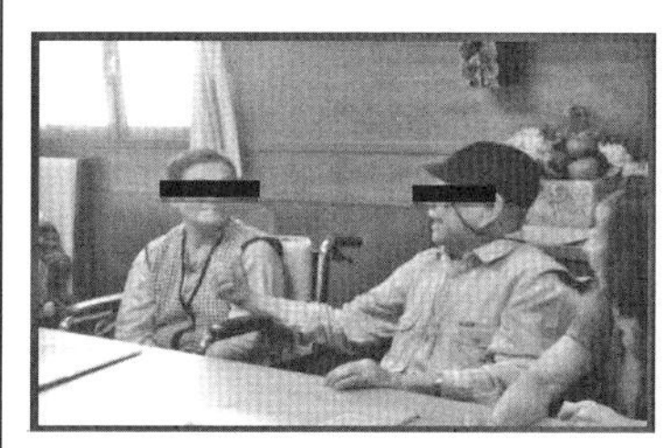 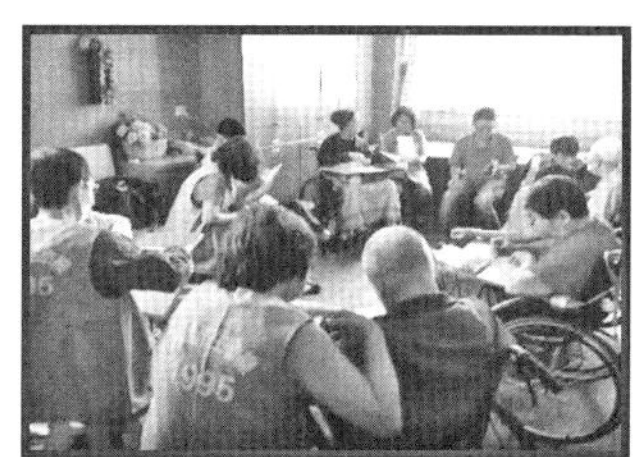
106年度	
名次／得獎單位／主題	【活動辦理方式】與【活動照片】
第一名 彰化慈心護理之家 【重度失能長者健康促進計畫——健康 GO GO GO】	針對重度失能個案設計肌力強化、生活功能重建及社會參與，屬於開放團體活動。參加人數：14 人。 【活動道具】 1. 回收舊物利用：舊報紙自製球、紙箱自製籃筐、自製球場盒、乒乓球、吸管。 2. 抗力球、音響、放映設備。 3. 簡易樂器：手搖鈴。 五行健康操　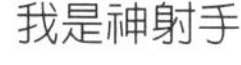我是神射手 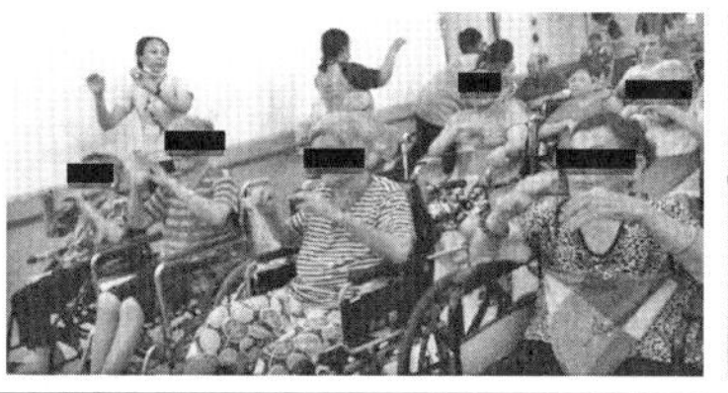 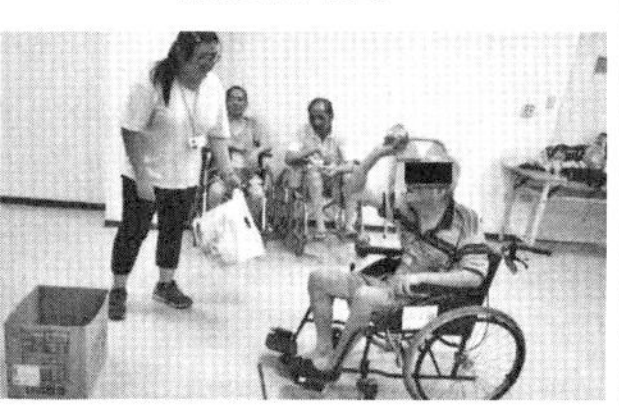

足下功夫

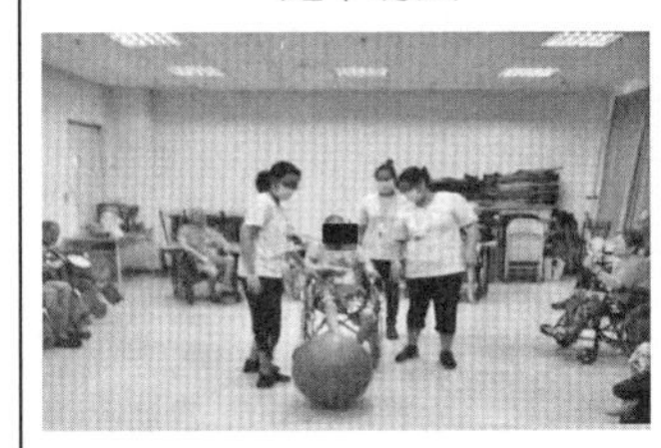

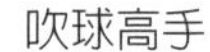
吹球高手

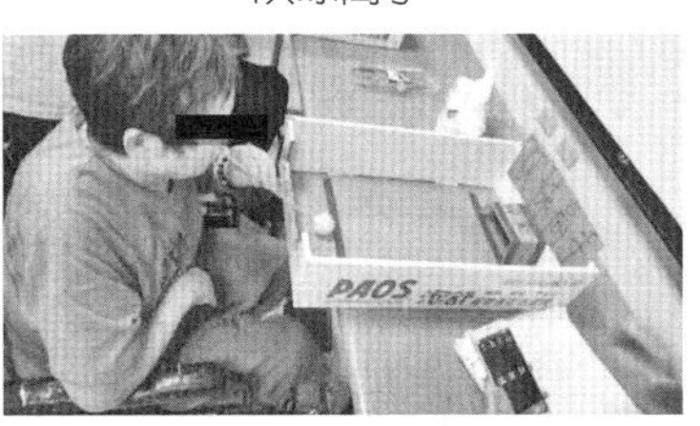

第一名
臺南如新護理之家
【感覺統合訓練暨園藝紓壓方案「驚喜箱與綠豆的邂逅」】

由本院社工針對住民感覺統合失常設計一份適當活動，將觸覺、聽覺結合於活動內，並增強住民間人際關係，強化個案以下功能：

1. 強化感官統合訓練─觸覺和聽覺。
2. 強化人際互動及團隊精神。
3. 強化時間概念（驚喜箱裝飾採用各種人物，例前後任總統、豬哥亮、謝金燕、三國演義等）。

活動項目	活動時間	簡介
相見歡	14:00～14:10	促進人際關係，讓住民彼此熟悉
本次活動說明	14:10～14:20	建立專業關係，說明活動進行方式
清洗布丁盒	14:20～14:30	為活動做事前準備
驚喜箱時間	14:30～15:00	水→綠豆→棉花→塑膠玩具
種綠豆	15:00～15:40	放棉花→放綠豆→澆水
意見回饋	15:40～16:00	詢問住民本次活動滿意度及心得

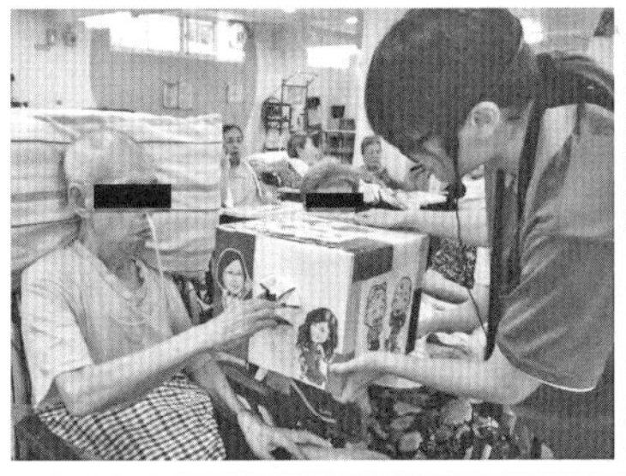

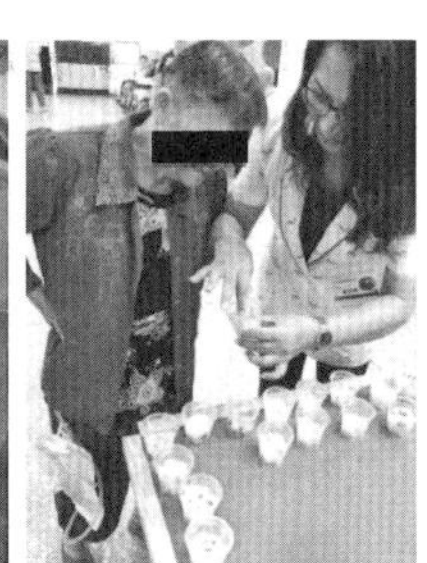

第二名
高雄博正護理之家
【轟動武林「桌」上賓】

【選擇服務對象】

1. 對活動有意願且具學習熱忱者。
2. 上肢功能能達到肌力 3 分以上者。（由物理治療師／生評估）
3. 能久坐至少 1 小時以上，且無躁動情況者。
4. 無中、重度失智症情形者。（由護理師評估）

	【預期目標】 1. 考慮住民需求來設計創意道具，以提供住民簡單的動動腦及手眼協調運動，紓解手部肌肉僵硬，改善肌肉無力及萎縮問題。 2. 藉由活動執行，讓住民從遊戲中與他人互動建立人際關係，培養專注力、認知與辨識能力。 3. 依住民之認知功能加以設計活動內容，使活動符合住民的能力範圍，藉以觀察並鍛鍊其認知功能，在一次次互動中逐漸強化其反應力及理解力。 4. 增進活動帶領多樣化，提供綜合的感官刺激。 5. 訓練住民的注意力及計算力。 「歡樂四連棋」——動腦思考棋路 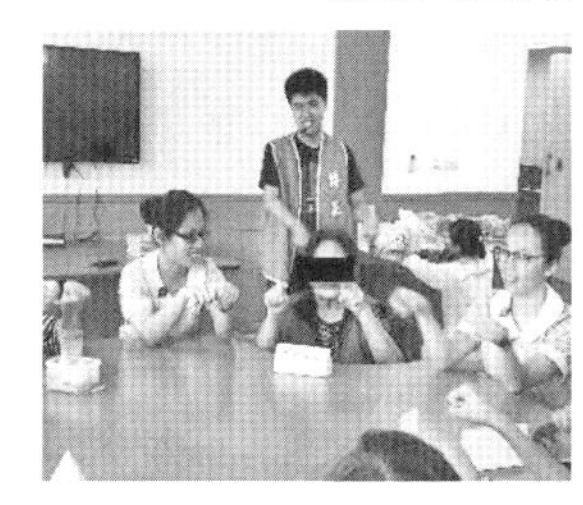 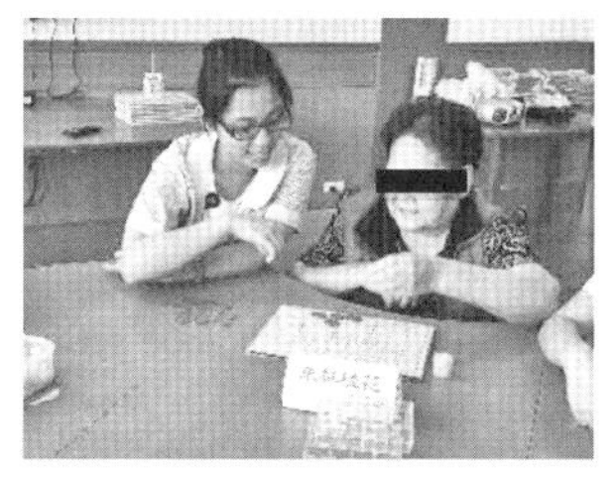
第三名 孝心護理之家 【「想當初」懷舊音樂團體活動】	**對長輩進行生活經驗調查，發現長輩年輕時多以務農為主，對於《農村曲》相當熟悉**。因此，本活動開始先搭配長輩耳熟能詳的歌曲——《農村曲》，其次回憶及分享此首歌曲的意境，再以圖片及現場布置引導進行懷舊思考，引發美好回憶。並於歌曲中，融合睡覺、起床、洗臉、洗毛巾等日常生活動作，及以羽毛當成小稻穗插秧在保麗龍做成的模擬泥土上，讓長輩體驗插秧的樂趣。 **『想當初』懷舊音樂活動——《農村曲》** (一) **透早著出門　天色漸漸光　受苦無人問　行到田中央** **行到田中央　為著顧三丈　顧三丈　不驚田水冷霜霜** **起床伸展→洗臉（右三圈→左三圈→全臉→脖子）** (二) **炎天赤日頭　悽慘日中逗　有時踏水車　有時著搔草** **希望好日後　每日巡田頭　巡田頭　不驚嘴乾汗那流** **洗毛巾（拍打→搓揉→擰乾→甩）** (三) **透早著出門　天色漸漸光　受苦無人問　行到田中央** **行到田中央　為著顧三丈　顧三丈　不驚田水冷霜霜** **上肢活動（披毛巾→手掌轉圈往內、往外→灑水灑肥料動作）**

<table>
<tr><td></td><td>(四) 日頭那落山　工作才有散　有時歸身汗　忍著寒甲熱
希望好年冬　稻仔快快大快快大　阮的生活著快活
（插綠色羽毛→插白色羽毛→再插上稻穗）。最後，完成動作後，帶領大家大喊三聲「哈！哈！哈！」
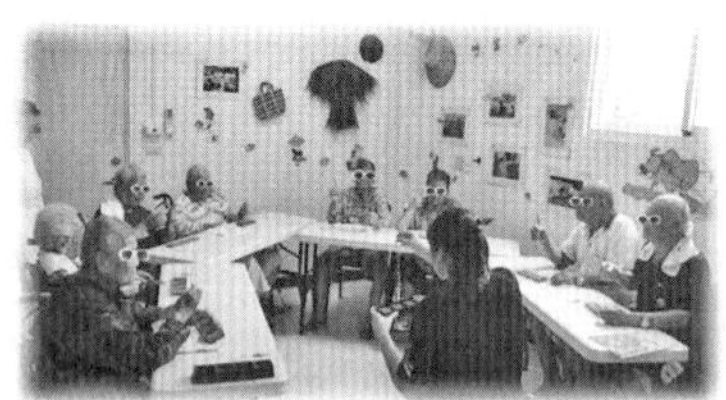 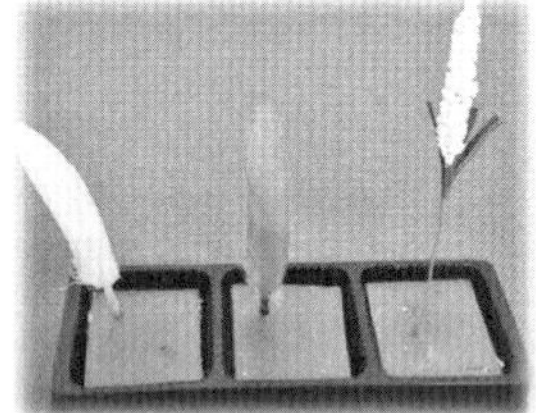</td></tr>
<tr><td colspan="2">107年度</td></tr>
<tr><td>名次／得獎單位／主題</td><td>【活動辦理方式】與【活動照片】</td></tr>
<tr><td>第一名
雲林育仁醫院附設護理之家
【穿梭童年——懷舊時光寶盒】</td><td>本活動計畫以「懷舊」為主軸，結合民國三十至七十年代相關的流行事物，運用懷舊照片、懷舊古物及古早味零食讓成員去體驗、探索過去的生活片段。首先讓參與活動的住民回顧自己過去的經歷，尋找生命價值。再藉由活動分享回憶的過程當中，讓記憶退化的住民能回想及分享從前的事物和經驗，進而得到一些支持、增進認知功能。
1. 視覺：利用早期圖片、器具帶領長輩穿梭，進入最早的城市文明。
2. 味覺：連結遠古、今日的時代，穿梭在地文化風情藉由懷念以前的口感及趣味。
3. 觸覺：復古彈珠台、竹蜻蜓、戳戳樂等各式傳統童玩，吸引數位長輩一同玩樂。
4. 聽覺：藉由撥打旋轉電話、聆聽黑膠唱盤的伴奏樂來刺激成員的聽覺靈敏度。
5. 嗅覺：透過油蔥香的氣味，刺激成員對於此懷舊活動的好奇心</td></tr>
<tr><td>第一名
高雄松和護理之家
【兔兔探險記——勇闖「月球夢」】</td><td>跳脫以往辦理節慶的方式，特地設計一場戲劇「兔兔探險記——勇闖『月球』夢」，讓不同 ADL 程度的住民都能參與活動，設計兩種不同類型的遊戲，使不同能力程度之住民能依據其能力參與合適之遊戲。
依據住民手部靈活程度來安排不同遊戲，將手部功能較靈活之長輩，安排參與神射兔遊戲；手部功能較弱之住民安排參加兔搗泥遊戲或欣賞戲劇演出；藉由多方考量之活動設計，讓不同 ADL 程度之住民都能參與適應活動，且因參與活動而獲得滿足感和自信心。</td></tr>
</table>

	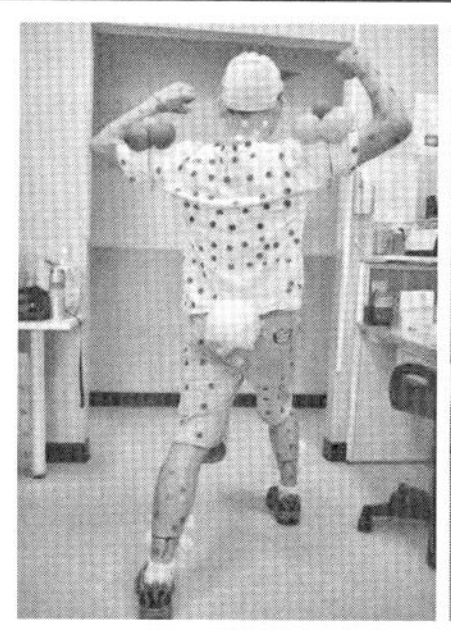 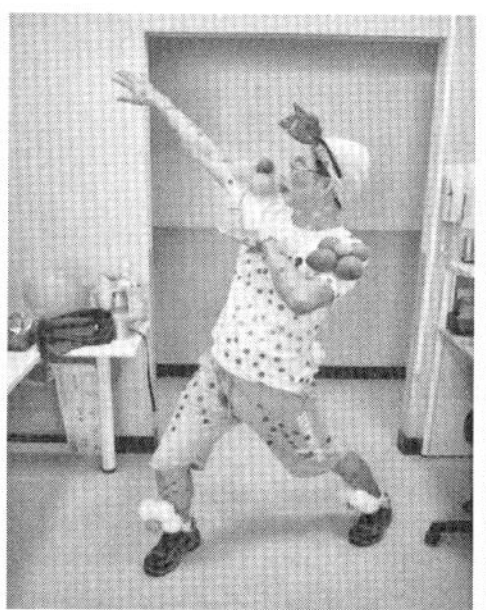 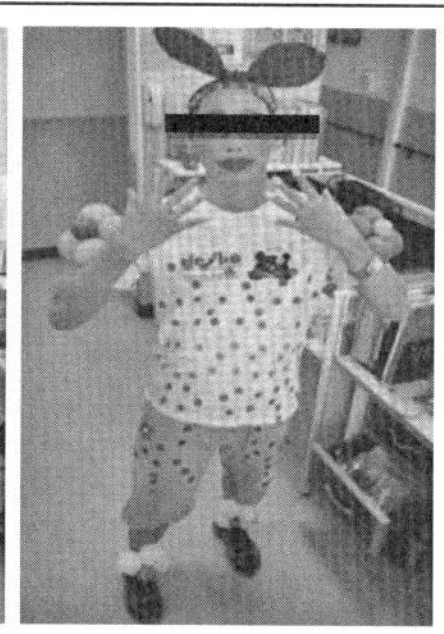 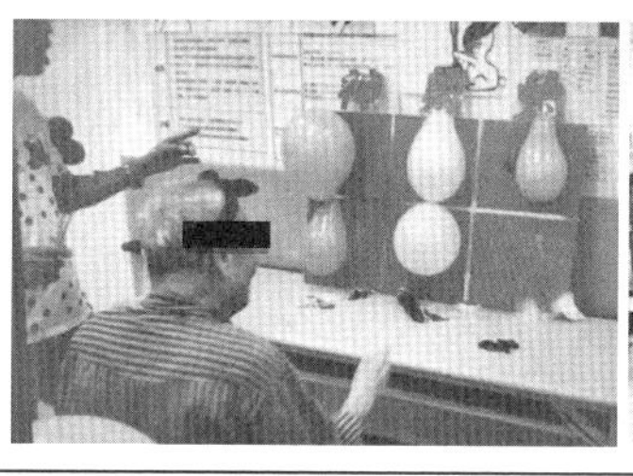 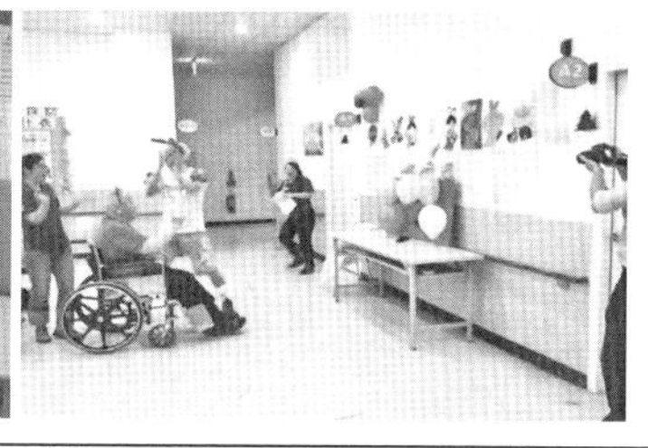
第二名 寬福護理之家 【懷舊童玩自己作】	由職能治療師設計一系列懷舊主題活動，再經由活動由長者自己製作童玩及遊戲來重溫兒時回憶。 【活動目標】 1. 每位參與者在中度協助或獨立下完成童玩作品。 2. 每場次活動的滿意度可達至少 4 分以上（滿分 5 分） 【活動名稱】 場次一：魚兒魚兒水中游　場次二：旋轉世界真美妙 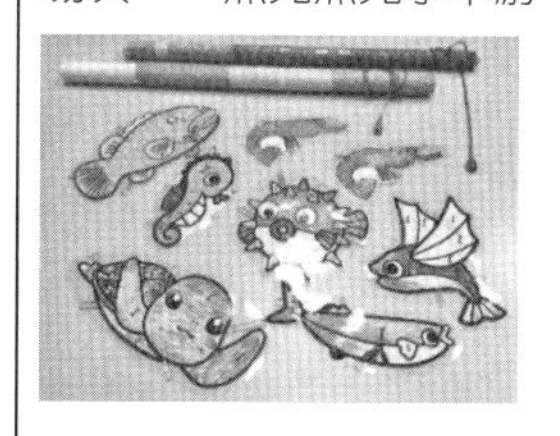 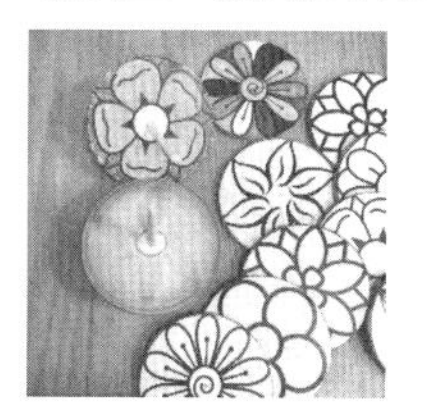 場次三：王牌投手就是我　場次四：來逛夜市套圈圈 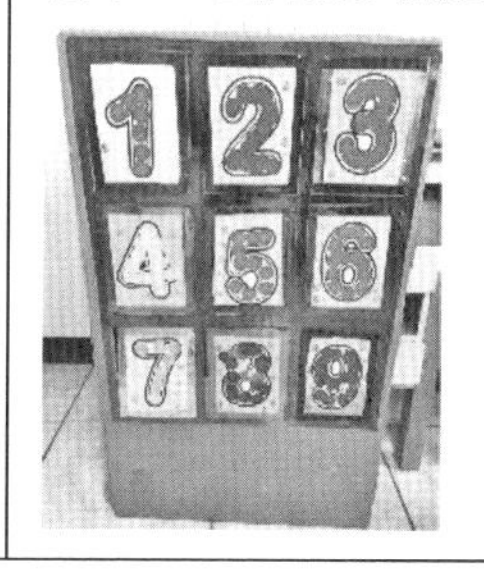 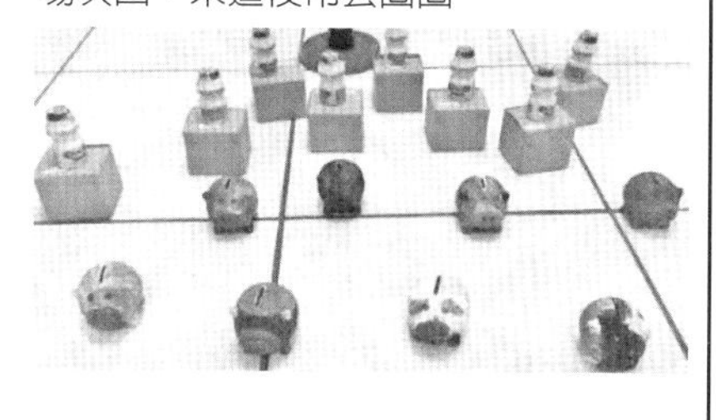

<table>
<tr><td></td><td>場次五：懷舊彈珠臺
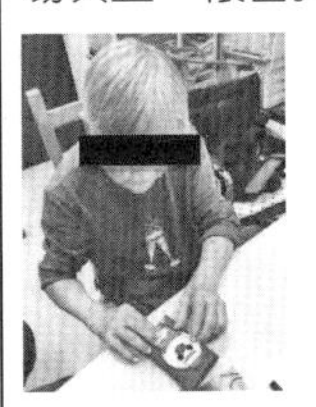
場次六：憶起丟沙包
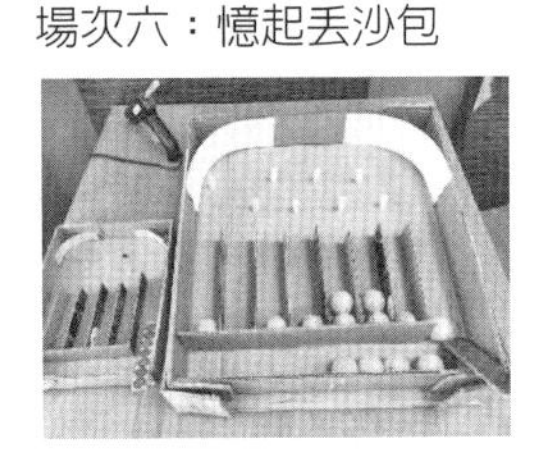
場次七：無敵神射手
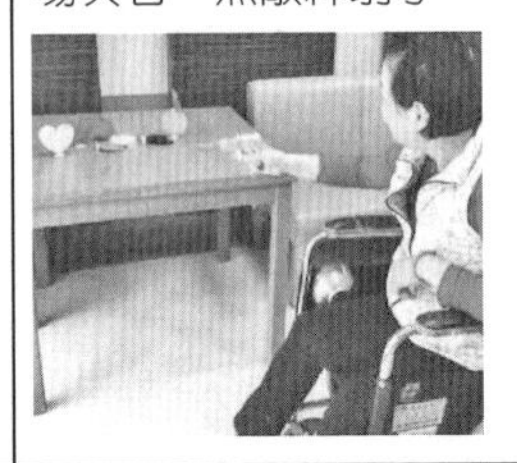
場次八：百變風車
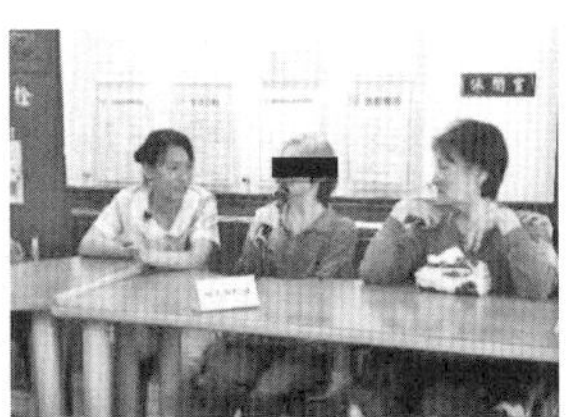</td></tr>
<tr><td>第二名
高雄博永護理之家
【阿公、阿嬤ㄟ手路菜】</td><td>與長輩討論後自行決定要烹飪的菜單，再與長輩討論烹飪之方法。針對長輩不同的失能程度配合烹飪方式，如降低桌面高度、烹飪用具採用如粗柄湯匙，邀請家屬及志工協助、簡化烹飪過程。
活動中利用過去的事件，引導說出其感覺及對以往生活之回顧，重新體驗過去生活片段，過程可達到情感的交流，與自尊的增進，給予長輩充分的時間來回想及整理其過去記憶，主動傾聽，對於長輩所分享的內容給予正向的回饋，促進其成就感與自我肯定。
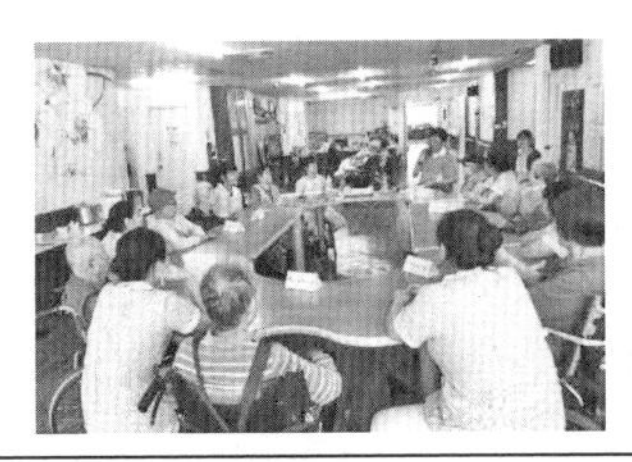</td></tr>
<tr><td>第三名
桃園信安護理之家
【十二生肖我最大】</td><td>住民因認知功能退化，喪失社交意願，因此利用玩遊戲的方式，鼓勵住民參與活動。在活動的過程中先自我介紹、辨認顏色、數字相加、舉手發言並認知自己的生肖，透過遊戲的設計，讓住民增進認知、邏輯反應力、手眼協調力。
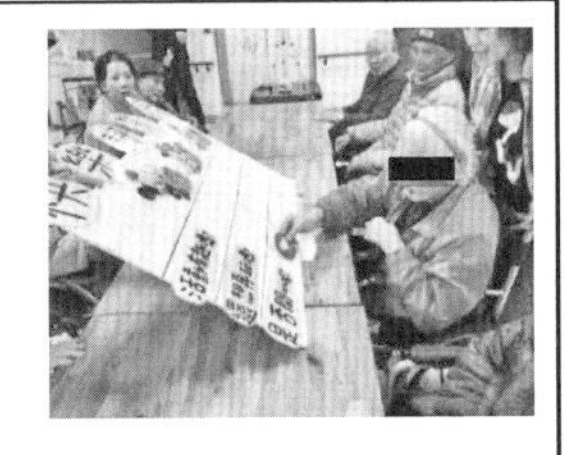
1. 為增進活動趣味性，桌遊卡上有數字可以相加後互相比大小：既有賭博的趣味性也可以讓長輩有數字的邏輯認知。</td></tr>
</table>

	2. 藉由洗牌的過程達成手眼協調訓練。 3. 活動後由長輩在評值板上黏貼活動的評值分數。
第三名 嘉義福茂庭園護理之家 【鼓動生命樂章——藝起來打不老鼓】	透過太鼓打擊漸進式的練習活動，提高住民參與動機，以生活化兼具趣味性的活動帶領方式，使用鈴鼓及太鼓操作，學習肢體律動及節拍敲擊，從中快樂學習，滿足自我認同。秉持提升機構服務品質之宗旨，受邀到各處表演，響應成功老化理念，將健康促進的觀念推展至社區，住民表演結束後仍意猶未盡，以滾雪球方式帶動更多住民一同進入「鼓聲」世界。 第一階段（基礎練習 5-6 月） - 基礎練習 A：歌謠帶動唱 - 基礎練習 B：節奏拍打 第二階段（進階練習 7-9 月） - 進階練習 A：暖身活動 - 進階練習 B：太鼓結合 第三階段（成果發表至少 1 場） - 受邀至社區表演 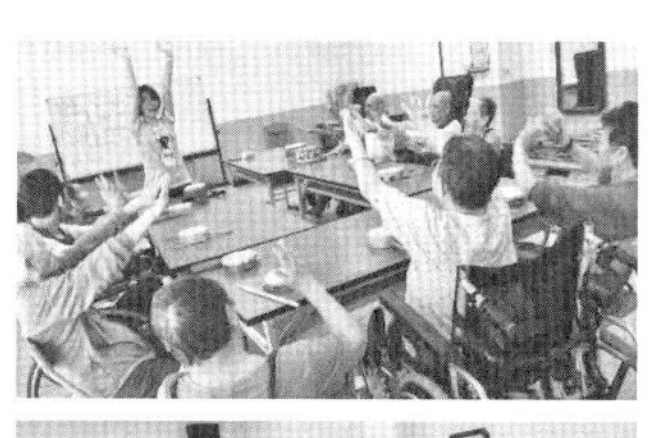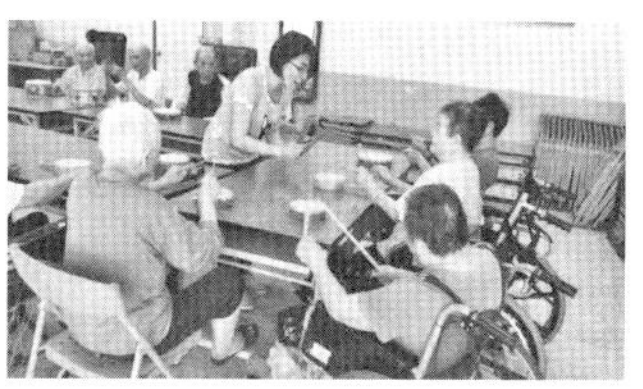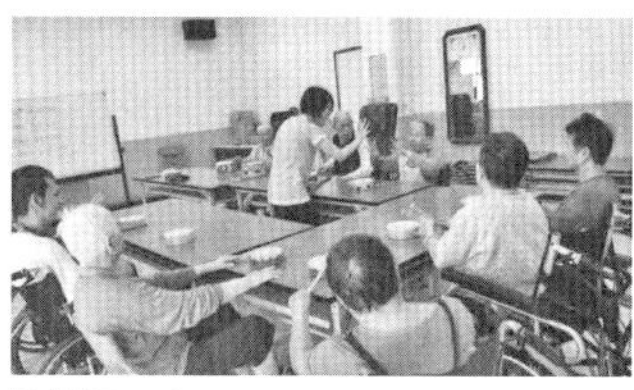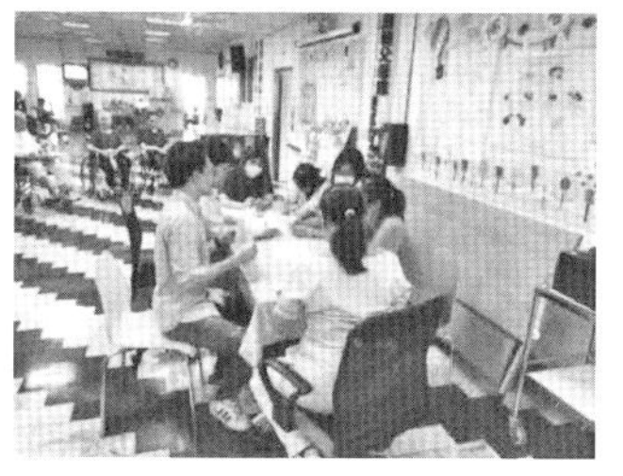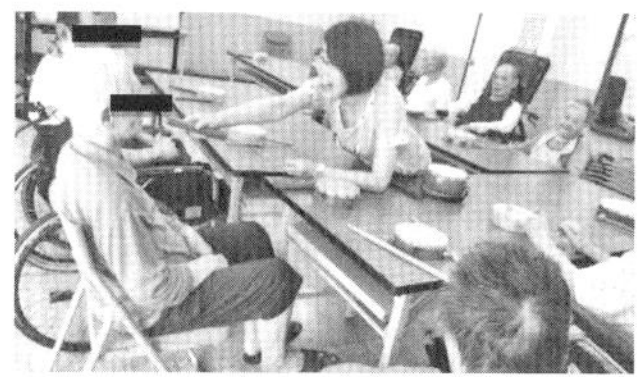

108年	
名次／得獎單位／主題	【活動辦理方式】與【活動照片】
第一名 開元寺慈愛醫院附設護理之家 【『輪』到自己『椅』靠自己─自立支援闖關賽】	透過個案自立支援概念，先以服務對象常用的輔具「輪椅」為出發點，再藉由日常生活習慣設計成闖關關卡，可提升自立自主的功能訓練外，也可增加服務對象之自尊與自信。 活動結束後，與住民們分享本次活動的主要精神為自己能做的事自己來，並合影發放證書貼在床旁給予榮譽感。 【活動關卡】 「天氣冷穿外套、天氣熱脫外套」 「自己的垃圾自己丟」 「口渴了，倒杯水喝吧」 「不用幫忙，我可以自己嚕輪椅」 【選擇服務對象】 1. ADL 評估：65 分以上，中輕度依賴。 2. IADL 評估：19-21 分，輕度失能。 3. SPMSQ 評估：6-7 分，輕度心智功能障礙。 【活動道具】 1. 闖關物品：床頭櫃、紙箱、分類垃圾、立牌、飲水機。 2. 手作道具：關卡說明、任務卡、點數貼紙、集點卡。 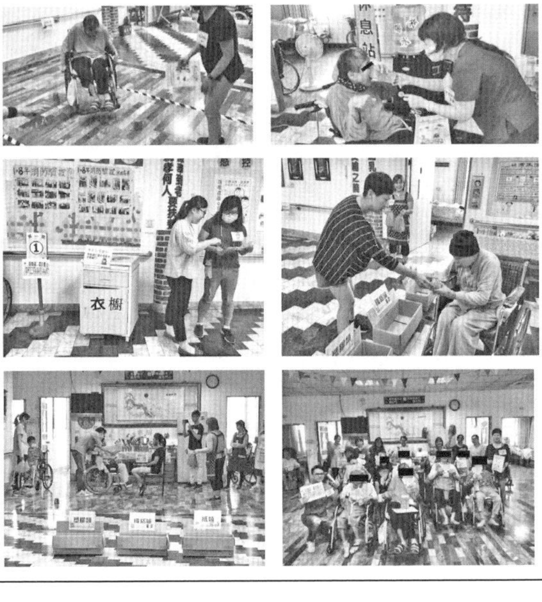

第二名 美佑護理之家東區日間照顧中心 【阿公阿嬤做伙來夯肉～】	多數長輩因為年齡增長後導致牙口不佳，無法享用烤肉美食，因而錯失中秋節與家族團聚的美好氛圍，藉由應景活動——烤肉的樂趣設計了增加長輩認知功能的活動，指尖精細動作和上肢肌肉的訓練，也藉著中秋烤肉的情境增加失智長輩的現實感，並透過遊戲活動過程中引導語言的表達，進而增加人際關係的互動，感受過節的氛圍。目前市面有許多烤肉食材的變化和總類的增多，如何選擇適當的食材？也可以藉著遊戲進行引發長輩討論，並衛教長輩如何選擇適合的食材，讓長輩在中秋團聚時刻，可以吃得健康美味仍保有與家族團聚的美好時光，達到身心靈的全人照護健康。 1. 長輩 5 人一組圍著一圈，中間架設模擬的火爐和烤肉網、烤肉食材道具。 2. 發給每位長輩一雙筷子和免洗盤一個，請長輩使用筷子夾道具烤肉食材，一邊說出食材名稱和形容詞（例如烤蝦子、香噴噴的蝦子），利用筷子夾起食材，然後傳遞給下一位長輩，依序將食材傳遞到模擬的烤肉網上。 3. 活動主持人可以下達指定要烤什麼食材，請長輩辨認並夾起指定食材，然後可以延伸討論這個時才要怎麼準備？怎麼烤？怎麼辨別是否烤熟了？鼓勵長輩言語表達和邏輯認知訓練。 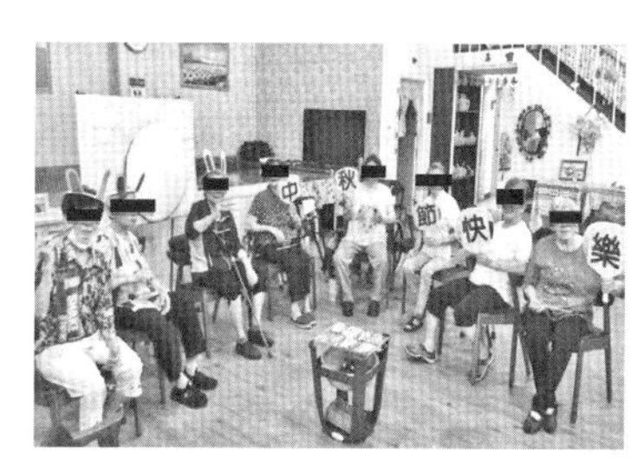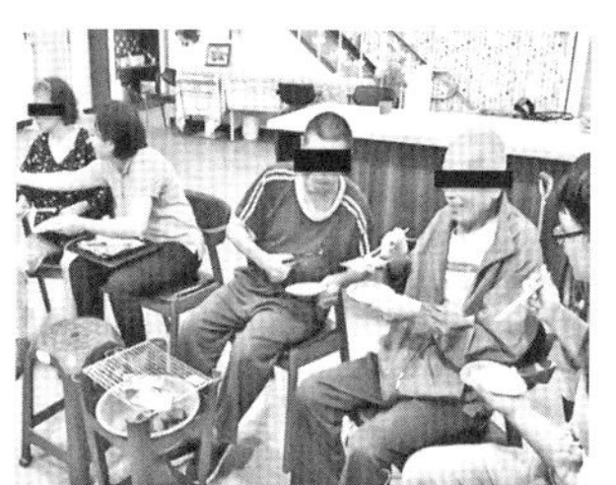 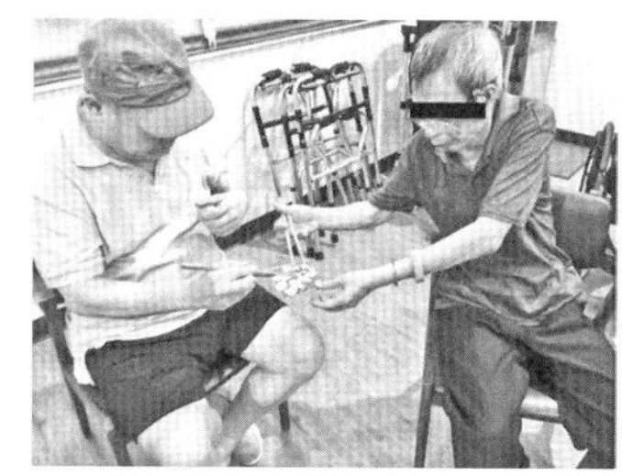

<table>
<tr>
<td>第三名
佛教慈濟醫療財團法人附設臺中慈濟護理之家
【關東冰菓室】</td>
<td>住民阿嘉跟阿秀是對恩愛的夫妻，多年前因一場車禍，導致阿嘉從此臥床不起，阿秀不離不棄的陪伴在身邊，藉由護理長關懷中聊到以前和阿嘉曾有過冰菓室的夢想，於是團隊們一起策劃了這場圓夢計畫，除了幫助這對夫妻，也藉由活動增加了機構與社區間的聯結。結合懷舊，營造回到過去的農村社會，並一起坐在冰果室聊天，是一段逗趣的溫馨活動時光。活動中利用剉冰機，片片雪花飄落，淋上仙草、香蕉水等那種甜蜜蜜又香噴噴的滋味，大家一起坐在戲棚下，拿著香甜爆米花配著冰涼的冬瓜檸檬，沁人心脾的感覺，使住民懷舊回味縈繞在心頭，久久不能忘懷。
【活動道具】
懷舊招牌、打卡版、爆米花機、彈珠檯、投票藍框、綠豆湯、冬瓜檸檬。
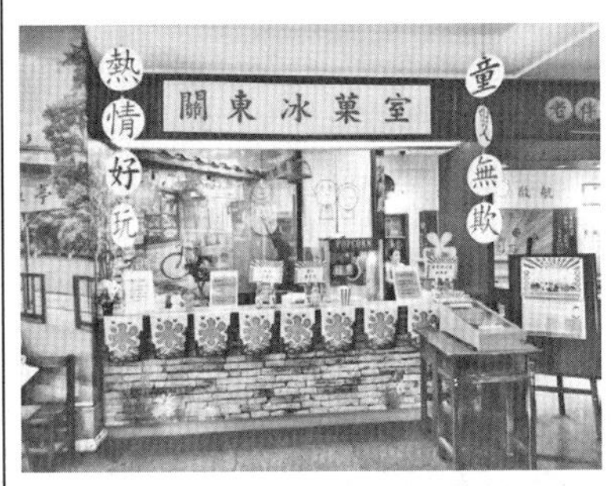

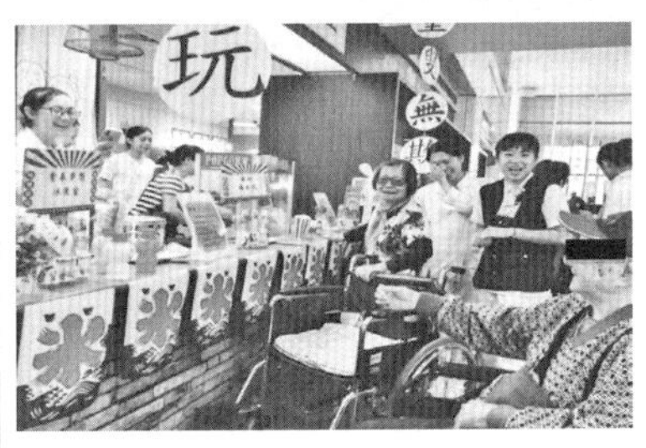

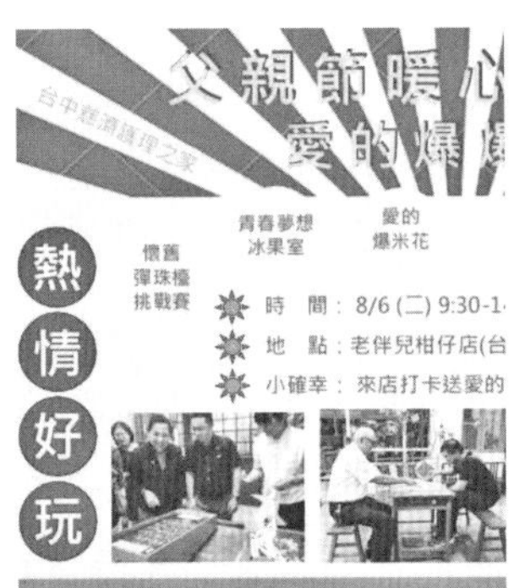

</td>
</tr>
</table>

表 6-3　臺灣護理之家協會 104-108 年度照顧創意競賽得獎作品介紹

104 年度	
名次／得獎單位／作品名稱	【創意動機與目標】與【照片】
第一名 新竹縣私立長泰護理之家 【獨一無二】	為了協助一位更換雙腿人工膝關節術後引起發炎導致紅腫、發燒多次住院的個案，術後雙腳無法彎曲及用力，為防止肌肉萎縮、僵硬，在無經費購買骨科專用特殊輪椅下，引發改造一般輪椅構思動機，解決了下床的問題。 因此改造並設計適合住民下床使用的輪椅，讓輪椅固定墊往內推，坐穩後固定墊往外拉，雙腳可平放，操作簡單，採用易取得的材料省時省力又省錢，除了注意安全，還能抬高達到舒適性讓組織灌流及關節活動機會。 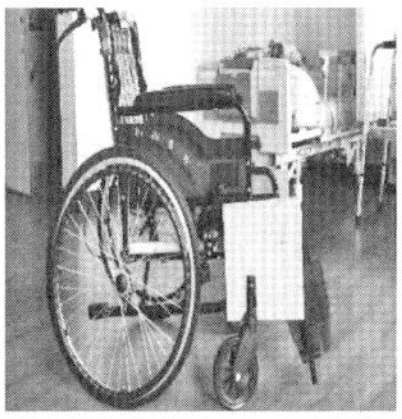 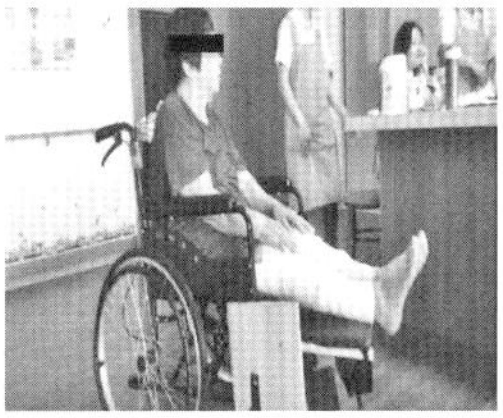 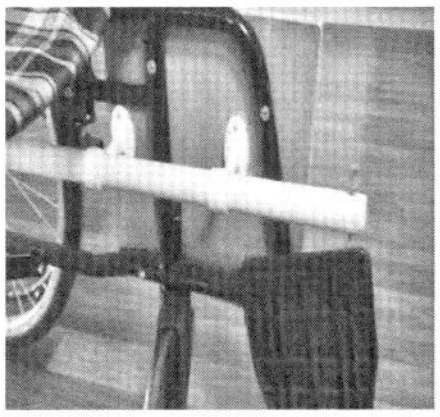
第二名 臺南市營新醫院附設護理之家 【氣切照護小幫手—拋棄式防漏集痰盒】	氣切個案經常有咳嗽合併痰液過多的問題，痰液流至胸前或頸後，導致衣服及床單溼黏而造成不適，痰液咳至氣切外圍造成 Y 紗浸潤氣切口，易導致氣切口周圍皮膚浸潤發炎，增加更換 Y 紗之次數，造成人力照護及成本增加。因此利用現成廢棄的藥袋來設計出一個防漏的痰液集中盒。 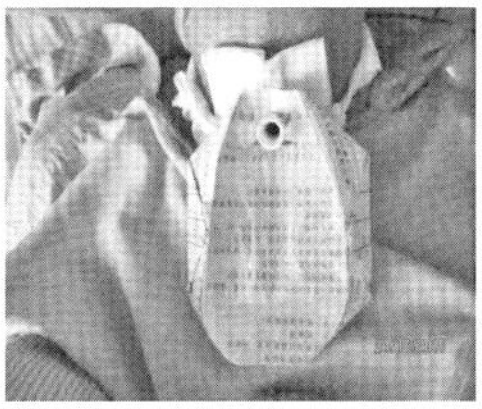
第二名 新竹市私立佑安護理之家 【踏踏樂】	回收水果網套並結合嬰兒可愛浴帽，設計出輪椅踏板的保護套，減少長者輪椅踏板尖銳面所造成皮膚破損，並增加長者童年的樂趣。 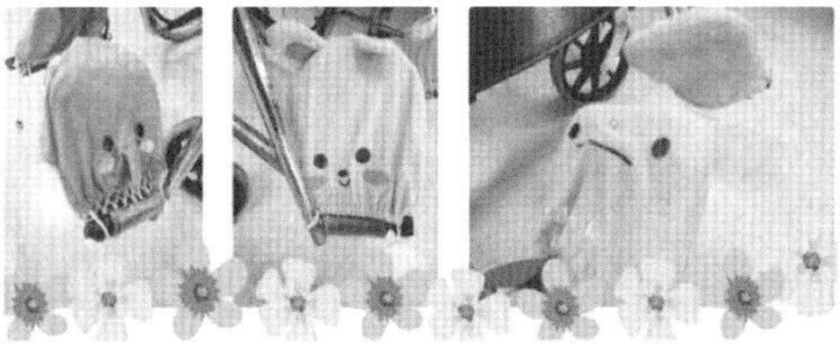

<table>
<tr><td></td><td>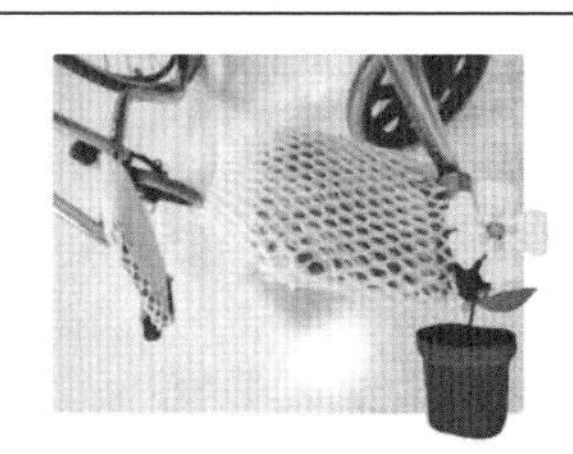 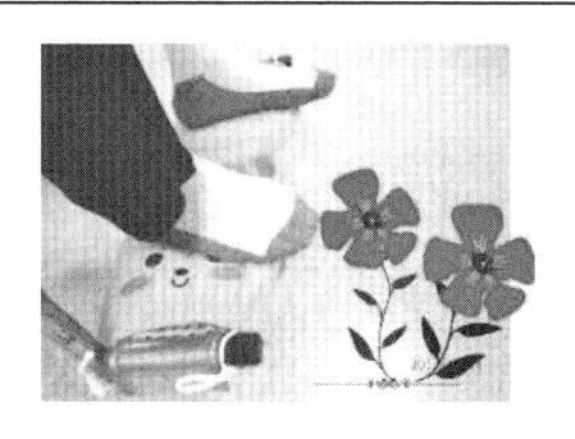</td></tr>
<tr><td>第三名
臺南市私立孝心護理之家
【愛的小手】</td><td>為了有效延緩住民手指攣縮及變形，能針對臥床住民的指縫進行調整，以隔開住民的手指頭，也防止住民因手指緊握失去功能，長久下來可能造成皮膚悶熱、潰爛、黴菌孳生等皮膚問題，創意出以最低成本安全之照護產品，並以「Give Me Five」為創作理念，運用護理之家既有的布縫製手套，內放從破舊枕頭中所取出的軟質且不易變形的聚酯棉，做成如手掌形狀的輔助工具，並與住民討論想要的花色，製作專屬自己的小手。附加發現增進了住民的安全感及新鮮感，也解決了手指的照顧問題。
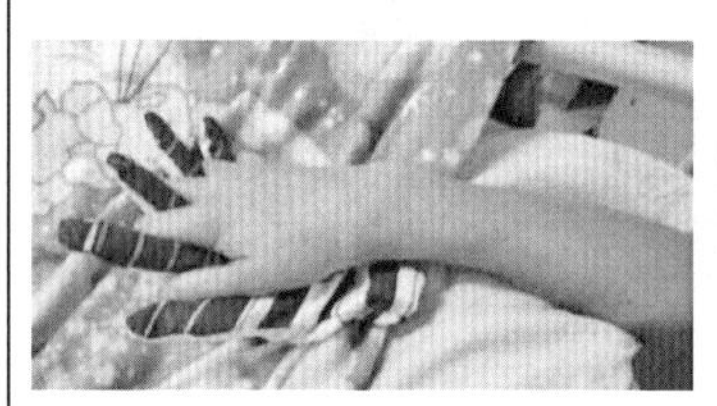 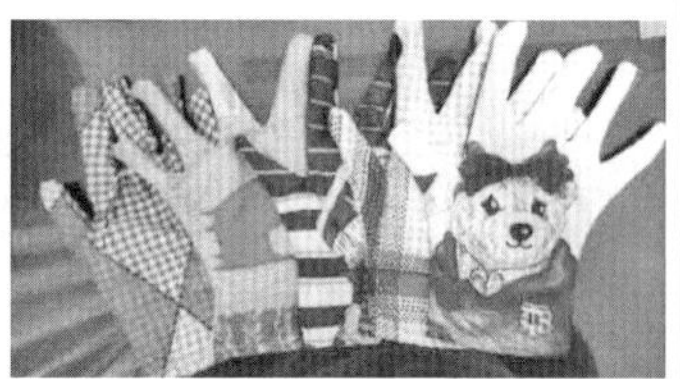</td></tr>
<tr><td>第三名
臺中市私立青松護理之家
【變形金剛——多功能活動車】</td><td>多功能工作車設計可以放置用餐板、飲水杯等等各項照顧設備，這些物品隨意擺放在各式的工作車上未定位，會占用許多空間，且易阻礙住民活動空間及影響住民活動安全，解決工作人員常為了取用某物來回奔走、找尋，故開始發想設計是否能整合多功能、全方位使用之概念車，也有讓照顧人員可隨時記錄住民使用情形的工作檯，藉此可將空間、環境、設備及活動安全之考量做最大運用。
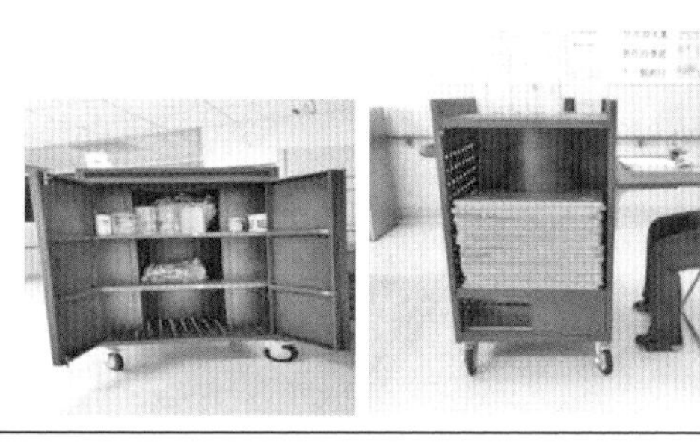</td></tr>
</table>

105年度	
名次／得獎單位／作品名稱	【創意動機與目標】與【照片】
第一名 臺南市私立天慈護理之家 【動感娃娃的感官世界——五感協調訓練】	為了增加重度臥床住民參與活動及維持適當足夠的感覺刺激，特別設計一款不織布縫出來的娃娃，並置入能透過聽、視、觸、嗅、味覺五種感官的物品，帶領臥床住民參與感官訓練活動，藉此提升活動參與機會及促進獨立感和控制感。 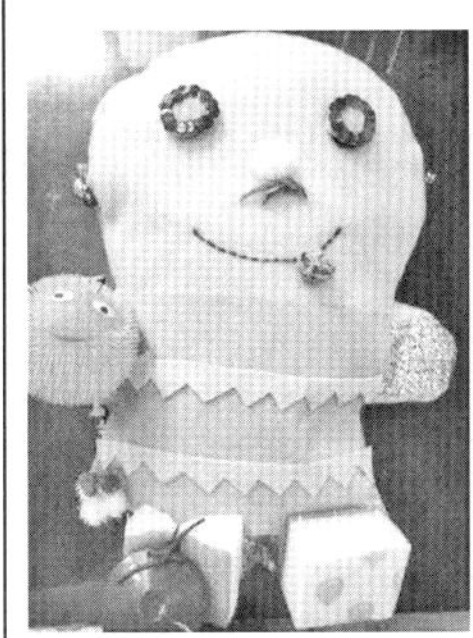 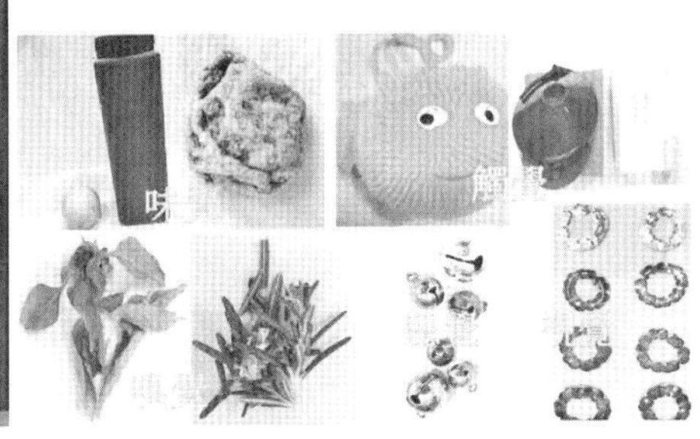
第二名 臺中市私立長安護理之家 【灌食器具晾乾架（簡稱：晾乾火箭筒）】	灌食器具用完後個別放於住民床旁桌，易孳生細菌，且不衛生不方便也不美觀，因為材質的關係無法使用烘乾機，有一天看到家中的置杯架，因而延伸出來的創意想法，與團隊討論後設計出灌食器具晾乾架。 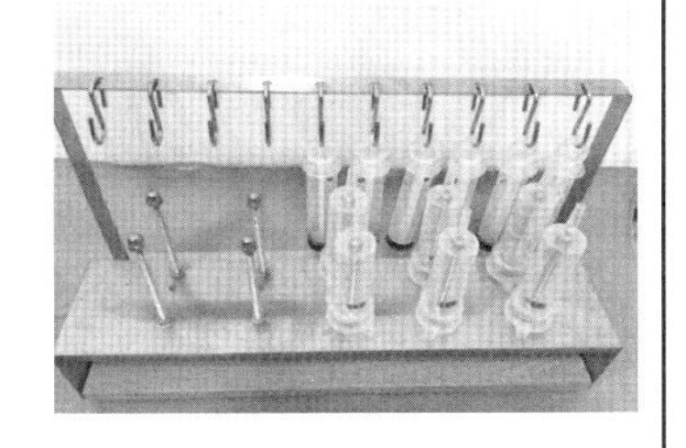
第三名 高雄榮民總醫院臺南分院附設護理之家 【「藥您健康、藥您安全：隨身藥卡」～永保安康】	長照機構專業人員為了住民的用藥安全，認為讓高齡者對於其藥物或疾病狀態的有所了解和對專業人員產生信任度，其治療的配合度會是一個很重要的關鍵因素，個人化的用藥安全可克服老化造成身心機能衰退的無奈感，並將相對的提升其維持獨立生活之功能與生活品質的幸福感。 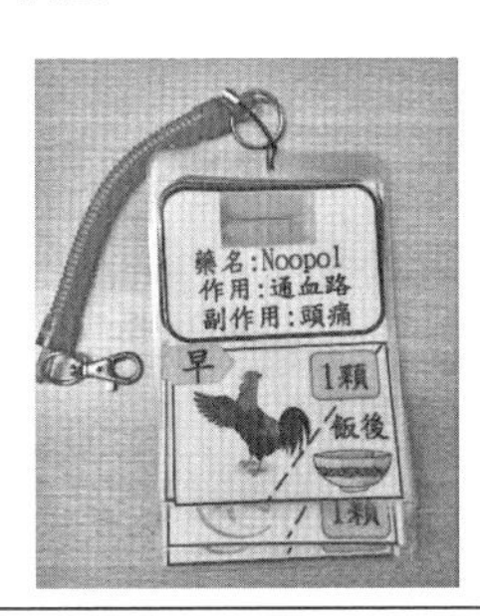 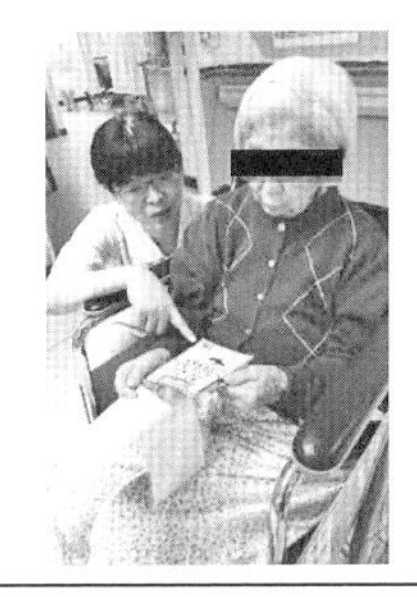

<table>
<tr><td>第三名
高雄市臨海醫院附設護理之家
【無限圓伸】</td><td>因應長期臥床的住民，如在照服員、復健師、護理師面臨人力不足的情況下，住民的下肢有水腫或回縮發生交叉或攣縮之情況，無法即時將住民的下肢擺位解剖位置，長期下來會導致其萎縮變形、肌肉僵硬，一但關節萎縮的太厲害會造成其生活不便及照顧者的不便，因此自行製作一款特殊擺位枕頭，並命名「無限圓伸」。
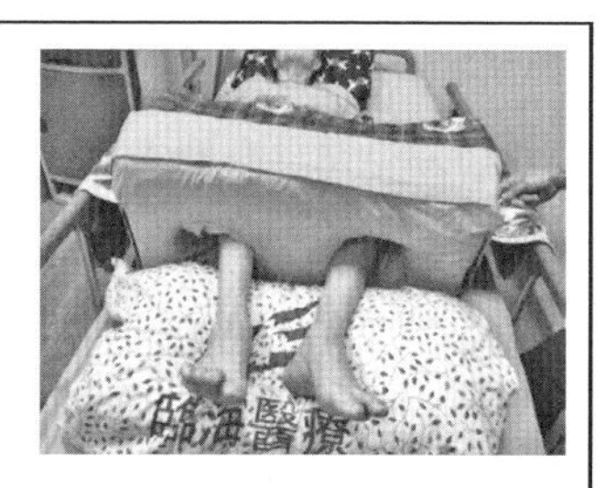</td></tr>
<tr><td colspan="2">106年度，採用自立支援功能提升創意競賽</td></tr>
<tr><td>名次／得獎單位／作品名稱</td><td>【創意動機與目標】與【照片】</td></tr>
<tr><td>第一名
彰化縣長欣護理之家
【水杯袋、水杯架水杯山、腳踏箱、鈴鐺】</td><td>協助一位 89 歲失智症阿嬤移除約束、移除管路、站立、步行、如廁，為了達成上述目標而引發出照顧創意的策略及作品。
【創意作品】
1. 水杯袋：個案想喝水時卻找不到水杯在那兒，因此設計出水杯袋、水杯架，讓住民水杯不離身。
2. 水杯山：杯上畫出水杯山，以水量做記號。往往個案不清楚自己喝了多少水，故也無法讓水量增加，故以有趣的爬山方式，讓住民知道自己爬到了哪座山。
3. 腳踏箱：個案坐於椅子時，會有下滑之情形，故藉由腳抬高置於箱子上以避免個案下滑。以奶粉罐放在紙箱中，上面用軟墊包裝成腳踏箱。
4. 鈴鐺：藉由鈴鐺聲音，了解住民動向。要做到零約束又要顧慮到個案的安全，又無法隨時待在個案身邊，所以藉由鈴鐺的聲音，讓工作人員可以很清楚地聽到聲音，了解住民的動向。
5. 提供個案服務鈴，當個案要上廁所或水杯沒水時，不好意思呼叫工作人員協助，故在住民座位上放一個壓鈴，有需求時壓上，工作人員即送上服務。
6. 步行運動加油卡，鼓勵下肢運動，先設立起步點腳ㄚ，設計沿途圖卡，讓個案明確的知道要走到哪兒。
7. 利用想回家的動力，與個案及家屬溝通協調，此引發個案努力練習站立及步行，在回家路上個案自行上下車、步行，甚至點香拜拜，達到身心靈滿足。</td></tr>
</table>

<table>
<tr><td></td><td>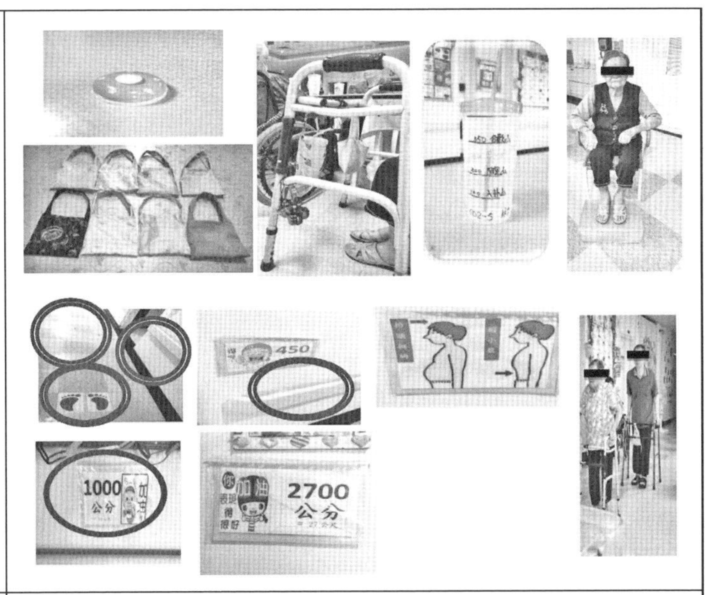
</td></tr>
<tr><td>第一名
臺中市九德大愛護理之家
【魔力沙】</td><td>協助一位 65 歲長期血液透析、腦中風女性個案移除導尿管、進行如廁訓練、站立及步行訓練、自行進食訓練，訓練期間創意利用魔力沙，魔力沙是一安全且便利性佳又符合經濟效益創意作品，機構團隊經討論設計小遊戲讓所有住民可以一同參與，除了可以訓練手部精細動作外，也讓住民間的互動增加，提升生活樂趣。
將自立支援概念導入日常生活中，利用輔具及設計小遊戲讓長輩提高興趣增加四肢活動力、學習自理生活事務，即便是如此微小的進步對長輩來說也是一種成就，這一點點的改變除了鼓舞工作人員外亦成為我們繼續推動自立支援照顧的動力。
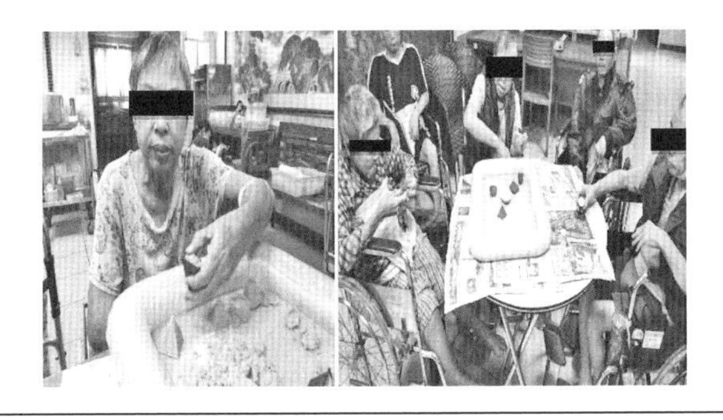</td></tr>
</table>

<table>
<tr>
<td>第二名
雲林育仁醫院附設護理之家
【利用彈力袋增強肌力成效】</td>
<td>協助一位 66 歲男性個案，診斷：第四期慢性腎臟疾病（重度）、糖尿病、本態性（原發性）高血壓、缺鐵性貧血。
【照顧問題】
臥床下肢無力、水腫、不愛麻煩別人、不參與社交活動、全天使用尿布、個人衛生需他人協助。
訓練期間創意使用彈力帶來增強下肢肌力與功能，來預防及延緩失能，擬訂照顧策略，安排訓練於日常生活一系列課程來達到強化肌力的運動模組，例如，墊上運動、節段翻身及抬臀運動、由床邊坐起坐姿、大肌肉群丟球運動、髖關節抬高行走向前和向後跨步、站姿動態運動。
【全身肌群訓練】【下肢肌群訓練】【上肢肌群訓練】【下肢肌群訓練】
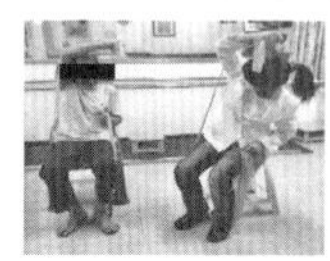 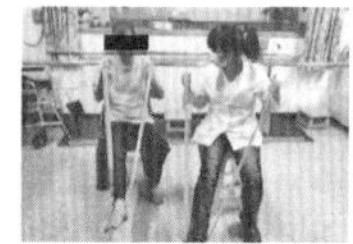 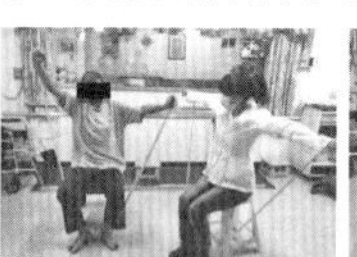 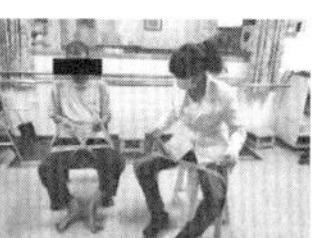
【墊上運動】【平衡桿訓練】【站姿動態訓練】【轉位訓練（需他人協助）】
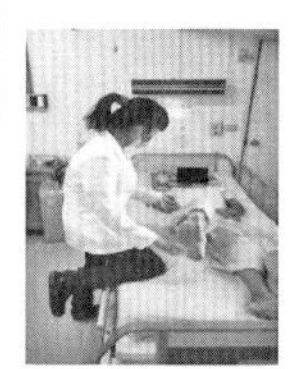 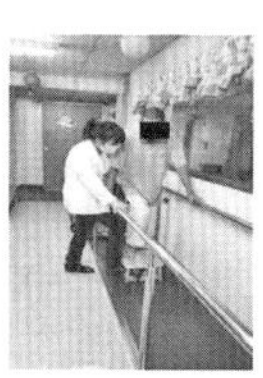 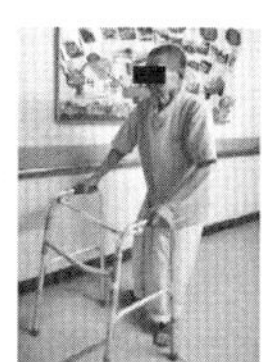 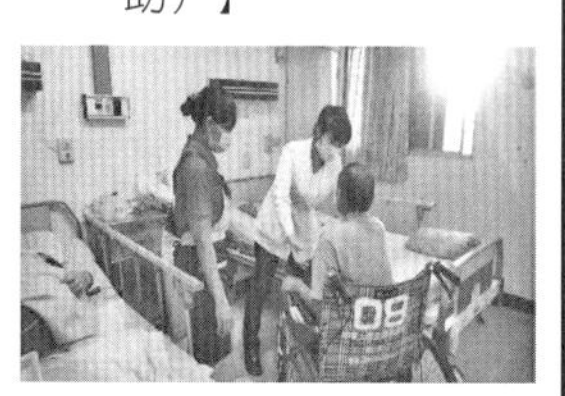</td>
</tr>
<tr>
<td>第二名
臺南市麻豆新樓護理之家
【改良式取食不敗好滋味餐盤】</td>
<td>協助一位女性長者個案，診斷：左側中大腦動脈梗塞合併右側偏癱、動作型失語症，經評估分析後，確立個案有吞嚥障礙與神經肌肉控制失調的護理問題。預計移除個案鼻胃管及增進由口進食無嗆咳之問題。
【照顧目標】
• 目標一：個案於 7/21 前由吞嚥治療師及工作人員協助下，配合吞嚥步驟，並能進食攪碎餐食。
• 目標二：8/19 個案可以自行拿湯匙進食軟質餐食，並選擇自己喜歡的三種菜色。
• 目標三：個案於 9/19 前可使用吸管喝有加快凝寶的水，無嗆咳情形，且喝足 500cc／天。
• 目標四：個案能於 9/19 內移除鼻胃管，且能進食攪碎飲食及喝水。
• 目標五：9/30 個案可使用吸管喝水，且不嗆到及咳嗽情形，且喝足 1,500cc／天。</td>
</tr>
</table>

	【創意作品】 為了達到個案在移除鼻胃管後可自行進食，本機構創意將白鐵製品的餐盤進行改善，白鐵製品的餐盤容易取得，也可以用於烘碗機消毒與保溫箱內，不易摔壞，且有一定的厚度，所以不必擔心使用者會被割傷。本機構將白鐵製品的餐盤創意成輔具餐盤，不僅方便清洗，而且不限於好手是左手的使用者使用，可以將自製創意輔助餐盤轉個方向，好手是右手的使用者也可以使用。 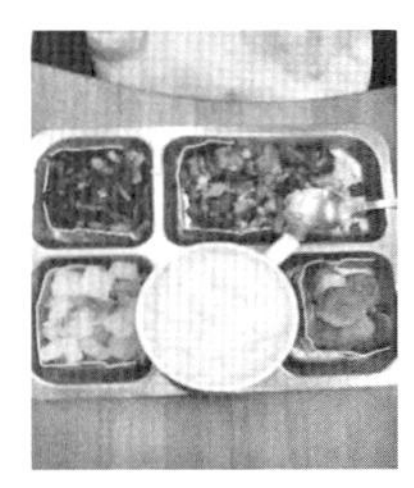 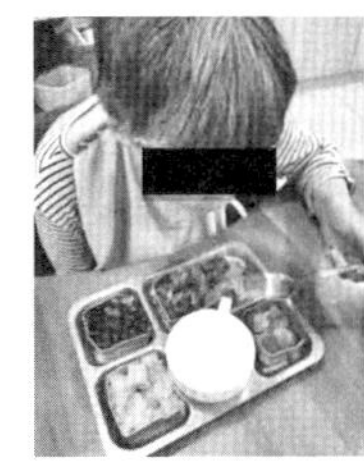 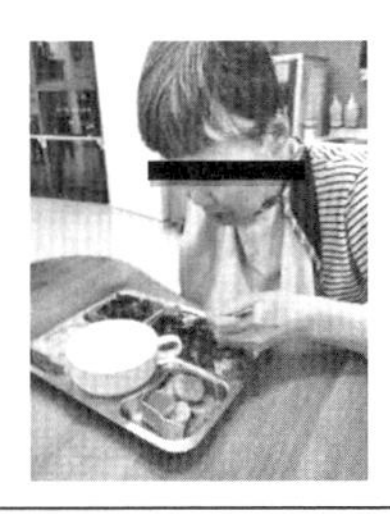
第三名 桃園寬福護理之家 【自製肌力訓練用沙包（袋）】	協助一位 89 歲女性長者，診斷：失智症、DM、H/T、old CVA。 **【照顧問題】** 生理：飲水量不足、無法站立、輪椅使用、跌倒高危險群、日常生活完全依賴。 心理：情緒易躁動，大哭大叫、對機構無歸屬感，想回家。 社會：有脫序行為，其他住民不願親近、專注在自己想說的話，與他人對話無交集、參予團體活動意願低。 【照顧計畫擬定執行】 ➢ 水分攝取 1. 計算每日基本水量；2. 建立容易喝水的環境（輪椅放杯架、上床後杯子放固定位置、杯子易拿取）；3. 依據住民喜好，提供高水分水果或果汁飲用；4. 建立計算水量方式：橡皮筋綁水杯；5. 三餐提供更多的湯，增加點心牛奶飲用。 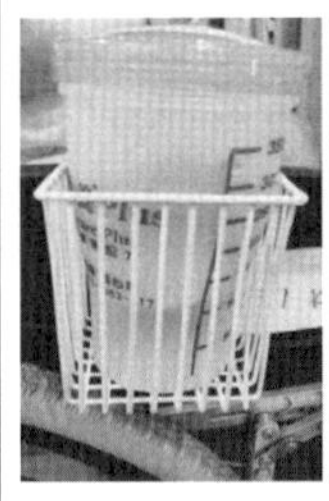 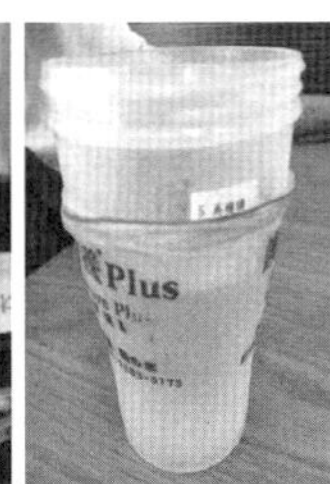 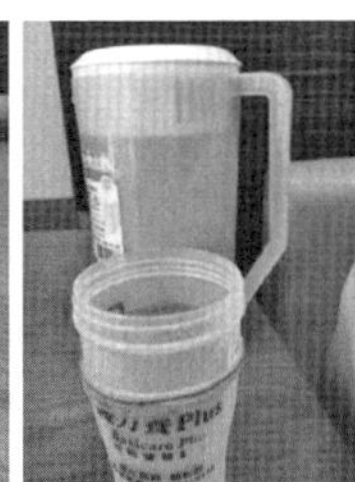 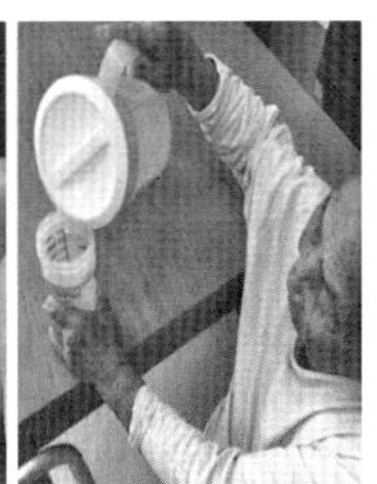

	➢ 下肢肌力訓練 1. 日常生活照顧中增加：抬臀訓練、踢球活動、拉長轉移位時間。 2. 每日安排復健活動：坐一站訓練、踏步訓練、步行訓練。 ➢ 如廁訓練 1. 白天 08:00-20:00，每兩小時協助如廁。 2. 馬桶前放置助行器，幫助排空，並方便起身。 3. 維持個案如廁的隱私空間，每次如廁前指導呼叫鈴使用。 4. 改變尿布使用方式： 黏貼式尿布→復健褲 + 小尿片→活力褲 + 小尿片→活力褲 ➢ 社交互動 1. 與認知功能正常住民溝通，請其協助幫忙多關心個案，與其互動聊天。 2. 給予嬰兒娃娃、寵物小狗轉移注意力，穩定情緒。 3. 每天帶個案至宗教室拜拜，藉由宗教信仰穩定情緒。 4. 找出個案過去生活常做且現在能力可及的事給個案執行。 5. 請社工協助多安排團體 / 戶外活動並帶個案參加。 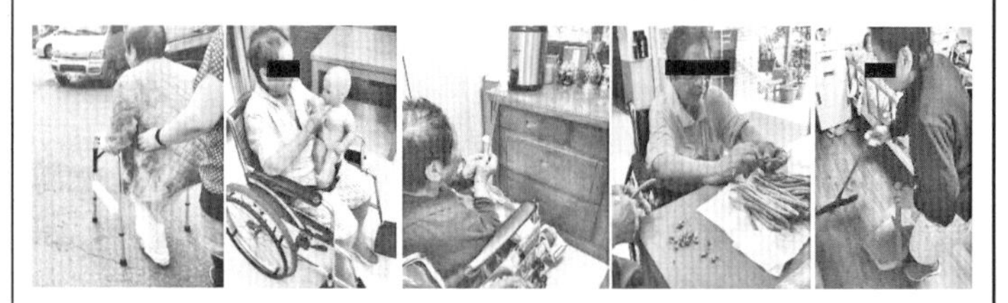 【創意作品】 因市面上之沙袋重量較固定，對肌力尚未開始訓練的長者來說較為吃力，且也無法依長者個別狀況調整沙包重量，因此自製可以由長者狀況隨時調整重量之肌力訓練用沙包。 使用布料，內容物為米粒、豆類，故無割劃傷住民之危險，且製作時使用鬆緊帶，可製作各類尺寸，依長者四肢粗細做選擇，不用害怕使用過程掉落造成跌倒或是太緊造成血循受阻。市面上沙袋價格約 150 元起跳，且依重量越價格越高，此作品一組（以 100+50g 沙袋計算），總金額約 60 元，一隻襪子可製作兩種重量的沙袋，可製作多種重量的襪子沙袋，依照長者不同身體狀況黏上鬆緊帶替換，具有經濟效益，不需購買多種高價格且重量調整變動性小之沙袋。 【創意作品材料】魔鬼氈、鬆緊帶、襪子、針線，都是日常生活用品及 24 小時五金百貨行可買到的材料，製作過程約 10-15 分鐘。

	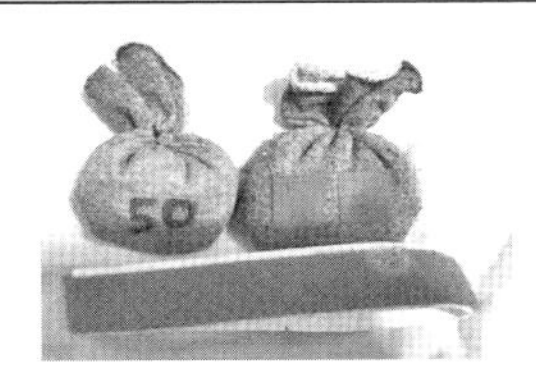 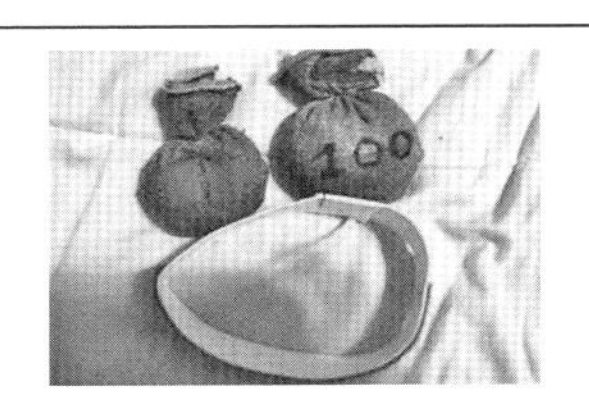
第三名 臺南市營新醫院附設護理之家 【自製便利杯架】	協助一位男性長者個案，診斷：高血壓、糖尿病、巴金森氏症、退化性關節炎。 【照顧問題及策略】 (一) 鼻胃管移除／增進機能 1. 向個案及家屬說明鼻胃管移除的目的、重要性及照護計畫，並取得家屬同意書。 2. 會診復健科醫師，評估吞嚥能力是否適合進行吞嚥訓練。 3. 會診營養師，提供營養設計，三餐進食量各為 360g 及每日水分攝取達 1600ml。 4. 鼓勵個案多喝水，每日至少飲用 1600ml，以避免水分攝取不足。 5. 提供「便利水杯架」讓水杯可放置於輪椅及床邊，以利個案方便拿取飲用。 6. 執行吞嚥訓練共 7 天。 7. 移除鼻胃管。 8. 鼻胃管移除後持續追蹤 5 天進食情形及進食量是否達營養設計。 (二) 身體活動功能障礙／雙膝退化性關節導致下肢無力 1. 向個案及家屬解釋復健運動的目的、重要性及復健計畫。 2. 會診復健科醫師，安排復健活動以增加肢體活動度及增強肌力。 3. 開始每星期二、四、六執行復健療程，每次 1 小時。 4. 教導照服員協助執行肢體被動關節活動，每日至少 2 次，每次 10 分鐘。 5. 協助住民離床坐起，每日至少 2 次，每次 2 小時。下肢肌力能由 3 分提高為 4 分。 6. 教導個案足踝運動及股四頭肌運動，鼓勵主動運動，一天 4 次，每次 10 分鐘。 7. 對於個案復健運動的表現予以回饋；當有進步時予鼓勵，當有困難時協助解決。 8. 陪伴個案使用助行器行走，每天 1 次，每次 3 公尺；再漸漸增加為每日 2 次，每次 5 公尺。

<table>
<tr><td></td><td>【創意作品】
此作品是希望住民或工作人員隨手可拿得到水杯飲水的概念，故在輪椅上架設水杯架，除了拿來放置水杯外，也可放置住民的小點心或當臨時垃圾桶等廣泛用途。改造輪椅的配備可以讓住民提升自我功能、延緩失能，例如，住民自己拿水杯以提升肢體活動度、不需靠工作人員幫忙，也創造了住民自我的價值。
利用要丟棄的塑膠瓶予以裁剪，並注意勿刮傷，花費成本 3 元。
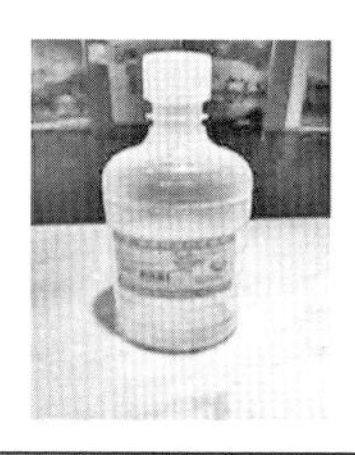 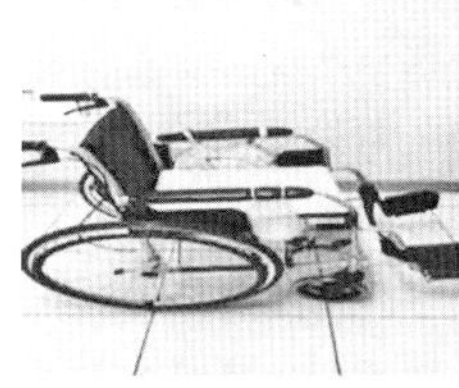 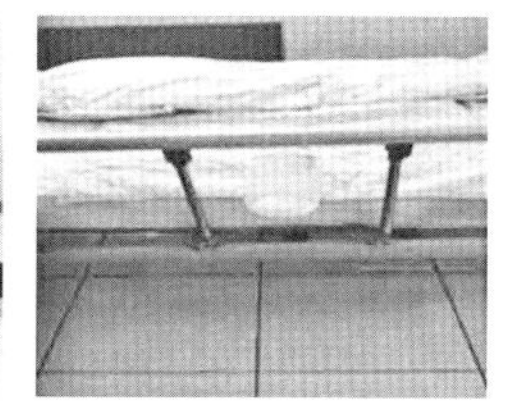</td></tr>
<tr><td colspan="2">107年度，自立支援功能提升創意競賽</td></tr>
<tr><td>名次／得獎單位／作品名稱</td><td>【創意動機與目標】與【照片】</td></tr>
<tr><td>第一名
財團法人屏東縣私立永安老人養護中心
【利用坐至站運動（STS Training）達到功能提升】</td><td>協助一位腦中風黃金期 67 歲的女性個案，期照顧方向及目標如下：
<table>
<tr><th>方向</th><th>短期目標（1 week）</th><th>中期目標（1～3month）</th><th>長期目標（3↑ month）</th></tr>
<tr><td>提升基礎照顧</td><td>協助下飲水量達 1500c.c／天。</td><td>提醒下飲水量達 1500c.c／天。</td><td>自己主動飲水達 1500c.c／天。</td></tr>
<tr><td>不臥床</td><td>1. 照服員監督保護下自行從床上由平躺至坐立於床邊。
2. 使用止滑墊改善乘坐輪椅下滑的問題。
3. 站立時能維持 30 秒以上的平衡穩定度。</td><td>1. 在不需撐扶下，能維持站姿穩定。
2. 不需協助下獨立安全的轉位能力。
3. 輕度協助下使用四腳枴行走 30 公尺。</td><td>1. 轉變坐姿活動型態，脫離輪椅的使用，使用單枴以行走方式來去自如。
2. 獨立安全上下階梯的能力。</td></tr>
</table></td></tr>
</table>

不尿布	1. 觀察排泄習慣及失禁發生的時間點。 2. 養成至廁所的習慣，包尿布的情況下由照服員協助推輪椅到廁所內解決。	減少失禁的發生（每週發生率低於 3 次），白天穿復健型尿褲，在他人引導或提醒下到廁所解決排泄問題。	脫離尿布的使用，自行上廁所。
ADL 提升 其他	1. 輕度協助洗澡、穿脫衣物並鼓勵能願意自己動手進行。 2. 鼓勵下床參加活動，增加下床時數每日達 2.5 小時，活動時引導下住民認識更多朋友。	1. 監督保護下自主洗澡及穿脫衣物。 2. 願意參與機構舉辦的戶外活動。	獨立洗澡、穿脫衣物能力。

其中照顧創意如下：

為了改善住民因疾病的因素，導致坐至站的穩定性不佳與危險，常常在起身的過程尚未站好，即又馬上後倒坐於輪椅或床面上。

一開始在人員監督保護下前方擺放椅子或扶手讓住民支撐並活動，並採漸進式的訓練活動計畫：

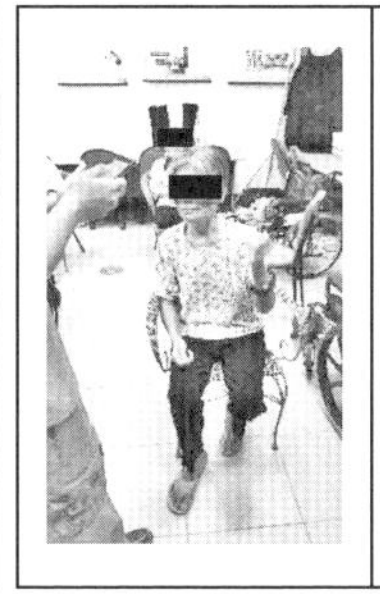	【照片敘述】 107.03.27 進行前測評估，30 秒肱二頭肌手臂彎舉測驗	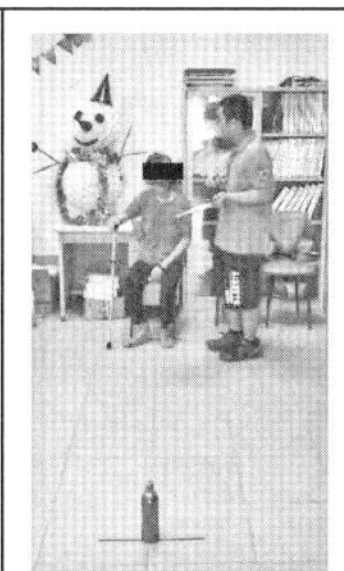	【照片敘述】 107.03.29 進行前測評估，2.44 公尺椅子坐起繞物測驗

<table>
<tr>
<td></td>
<td>
<table>
<tr>
<td>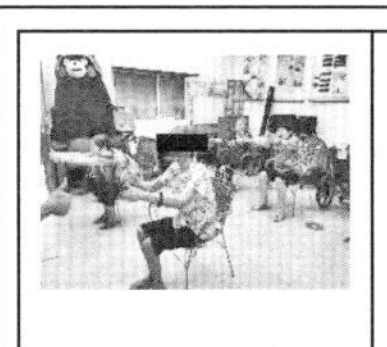</td>
<td>【照片敘述】
107.04.03 站立準備訓練，身體前彎比讚</td>
<td>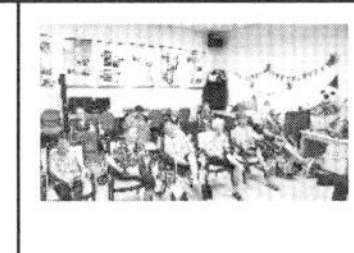</td>
<td>【照片敘述】
107.05.17 熟悉站姿時腳與地的感覺，用腳趾抓地</td>
</tr>
<tr>
<td>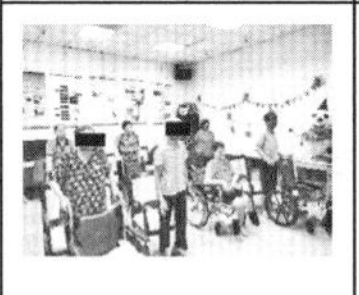</td>
<td>【照片敘述】
107.06.07 抬膝伸展運動，伸展下肢</td>
<td>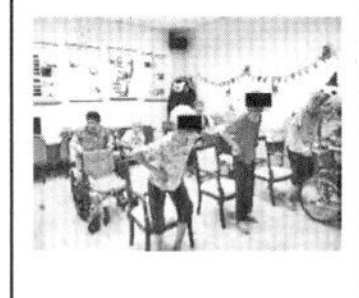</td>
<td>【照片敘述】
107.06.19 執行肌力訓練，身蹲運動</td>
</tr>
</table>
</td>
</tr>
<tr>
<td>第二名
嘉義市陽明醫院附設護理之家
【日期展示板】</td>
<td>
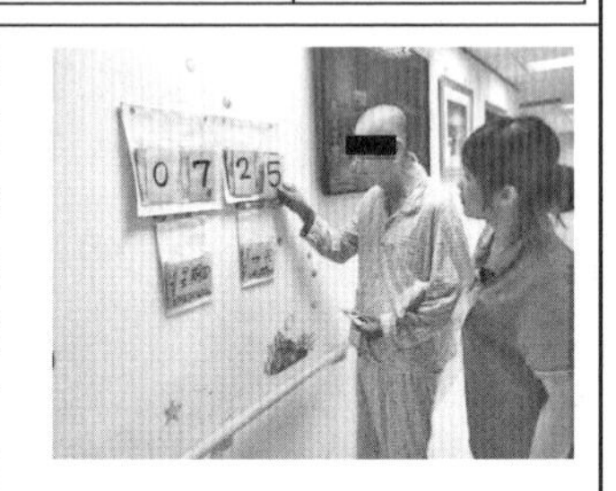

此照顧創意產生的動機是因個案現實感偶有混亂，常會搞錯星期幾而堅持要洗澡或復健之情形，引起情緒起伏。個案識字，經提醒能看日曆能回答正確日期，因為掛日曆處不明顯，需不斷提醒個案並指出才能讓個案看見，為加深個案對當日日期的記憶，並讓個案只要走至活動區就能清楚看見今日日期，因此設計可置換日期、天氣卡的道具，於每日起床時由照服員帶個案前往確認日期、天氣並進行更換。
【創意作品材料】
以紙類及布類製作成日期展示區，紙張四角護貝處以圓邊修剪成無鋒利狀、無染料等以免觸摸時受傷或弄髒，設於活動大廳，住民等待洗澡處，個案每日必會經過，版面醒目，易於提醒個案更換日期卡片，且字卡後附魔鬼沾，容易貼附在相對應的格子上。
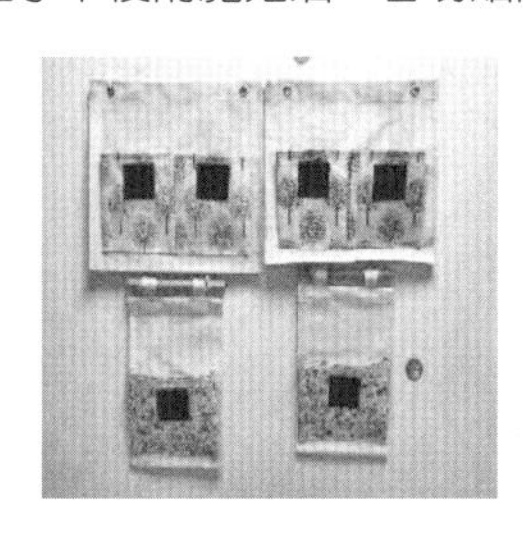
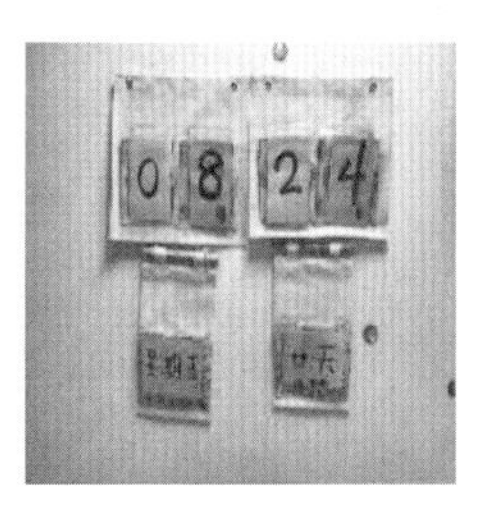

</td>
</tr>
</table>

<table>
<tr>
<td>第二名
南投群策大愛護理之家
【利用神奇黏土提升肌力與精細動作】</td>
<td>協助一位 48 歲意外跌落腦傷術後的黃金期男性個案，成功以輔具學習站立行走訓練、如廁訓練的過程。
<table>
<tr><th>項目</th><th>短期目標</th><th>中期目標</th><th>長期目標</th></tr>
<tr><td>飲食</td><td>協助下可吃完供應量。</td><td>自行進食半碗，其餘協助下可吃完供應量。</td><td>自行進食並吃完供應量。</td></tr>
<tr><td>飲水</td><td>協助下每日飲水達 2200c.c.。</td><td>提醒下每日飲水達 2200c.c.。</td><td>主動飲水每日達 2200c.c.。</td></tr>
<tr><td>如廁</td><td>減少失禁次數（每週不超過 2 次）、協助下推輪椅如廁。</td><td>不會失禁，且在他人協助下可步行如廁。</td><td>自行如廁。</td></tr>
<tr><td>移位</td><td>可自行從床上坐起，移位時仍需他人協助。</td><td>他人協助下可自行緩慢移位。</td><td>自行上下床。</td></tr>
<tr><td>步行</td><td>獨自操縱輪椅活動。</td><td>協助練習站立 10-15 分鐘。</td><td>使用輔具自行行走。</td></tr>
</table>
其中增加上肢肌力部分使用的創意是神奇黏土，神奇黏土在書店即可購買且價格親民，安全、便利性佳、具經濟效益之輔具。機構團隊經討論設計小遊戲讓所有住民可以一同參與，除了可以訓練手部精細動作外，也讓住民間的互動增加，提升生活樂趣。
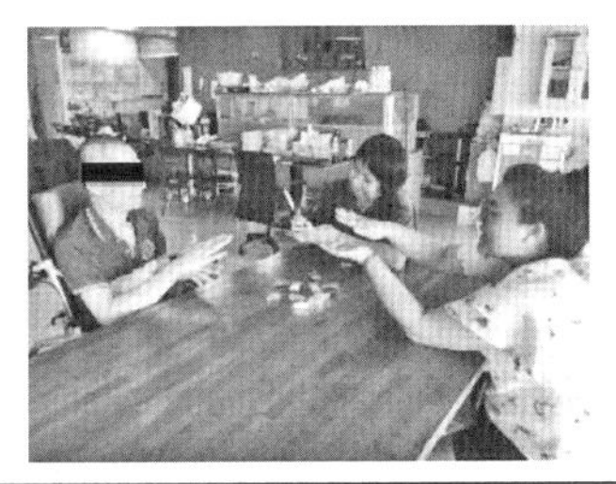
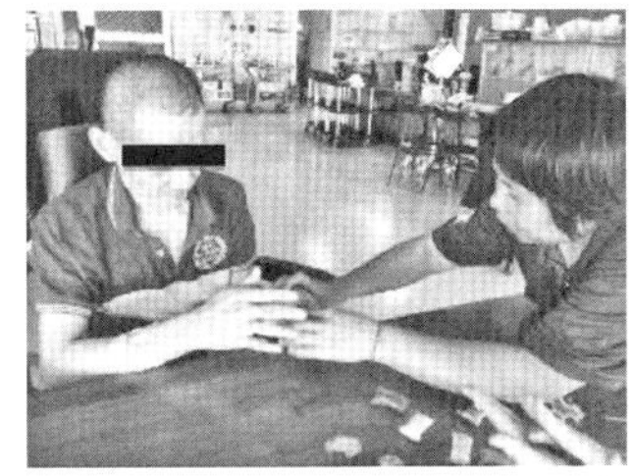
</td>
</tr>
<tr>
<td>第三名
臺中市九德大愛護理之家
【彈力球】</td>
<td>協助一位呼吸衰竭治療恢復後的黃金期女性個案，成功移除氣切、鼻胃管、自行進食飲水、站立行走訓練、如廁訓練的過程，照顧目標如下表：</td>
</tr>
</table>

<table>
<tr>
<td></td>
<td>
<table>
<tr><th>項目</th><th>短期目標</th><th>中期目標</th><th>長期目標</th></tr>
<tr><td>飲食</td><td>他人協助下可吃完供應量。</td><td>可自行進食 1/3～1/2 碗，其餘在照服員協助下可吃完供應量。</td><td>可自行進食並吃完供應量。</td></tr>
<tr><td>飲水</td><td>他人協助下每日飲水達 2000c.c.。</td><td>他人提醒下每日飲水達2000c.c.。</td><td>自行主動飲水每日達 2000c.c. 。</td></tr>
<tr><td>如廁</td><td>導尿管及尿布使用，減少便祕情形、他人協助下如廁坐馬桶。</td><td>在他人協助下可如廁坐馬桶。</td><td>可自行如廁坐馬桶。</td></tr>
<tr><td>移位</td><td>他人協助下可自行坐床緣，移位時仍需他人幫忙。</td><td>他人協助下可自行緩慢移位。</td><td>可自行上下床。</td></tr>
<tr><td>步行</td><td>可獨自操縱輪椅往返房間及大廳。</td><td>他人協助下站立。</td><td>他人協助下可緩慢行走10公尺。</td></tr>
</table>
其中增加下肢肌力部分，使用的創意是踢接彈力球，彈力球活動可以讓其他住民一同參加，除了可以訓練下肢肢體動作以外，也讓住民間的互動增加。
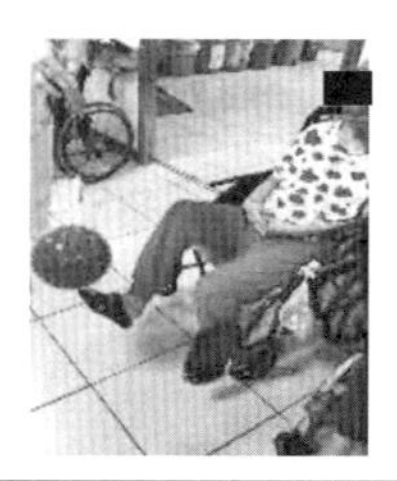
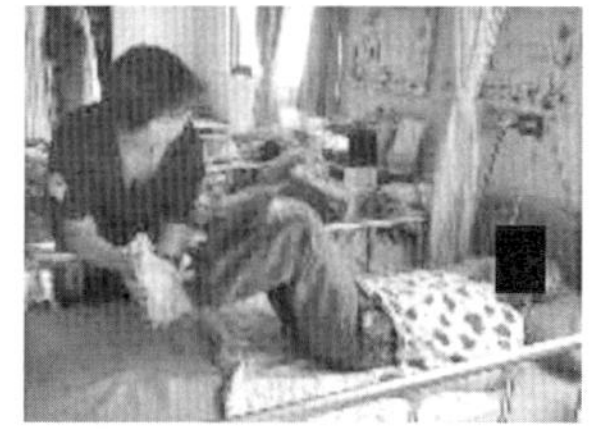
</td>
</tr>
<tr>
<td>第三名
臺中市大愛護理之家
【力球完美魔法梳妝台】</td>
<td>因個案手部無力，進食中拿取湯匙抓握困難，故創作一個輔具取名「力球完美」。目的是增加手部靈活度，其便利性高隨手可得，而且成本低。另外，因個案自我照顧能力缺失，經團隊構想研發成一台行動「魔法梳妝台」，可以鼓勵住民自己動手進食、刷牙、洗臉，以增進自我照顧能力。
「魔法梳妝台」是值得推廣，可作為訓練個案的輔具之一，但製作成本較高。</td>
</tr>
</table>

	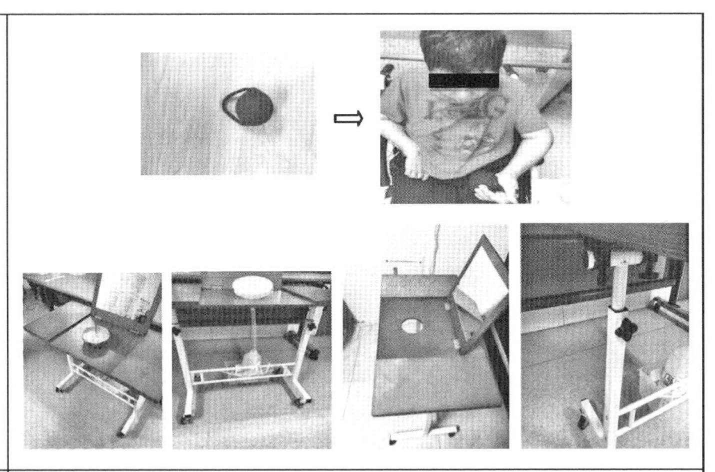
第三名 高雄榮民總醫院臺南分院附設護理之家 【自製訓練雙耳防滑水杯】	協助一位 69 歲腦中風出院後的黃金期男性個案，進行吞嚥訓練、肌力訓練，而吞嚥功能障礙與腦中風後肌肉控制、協調的能力下降有關。 護理目標 1. 3/20 住民吞嚥的時間降為 15 秒以內。 2. 3/30 住民由口進食濃稠流質食物，無嗆咳之情形。 3. 4/15 住民可於入住 5 週後，拔除鼻胃管。 評值 1. 03/20 住民以小湯匙由口餵食無嗆食，吞嚥時間約 12～14 秒。 2. 03/30 住民可每日由口進食 100～150 cc濃稠流質食物，無嗆咳之情形。 3. 04/15 拔除鼻胃管。 其中本機構在過程中的創意：自製訓練雙耳防滑杯 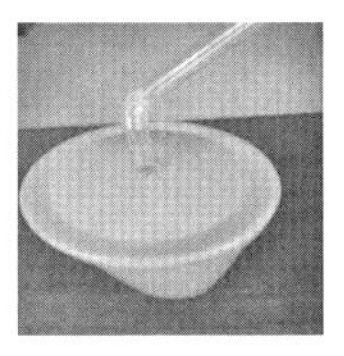 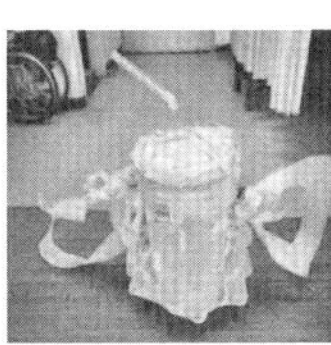 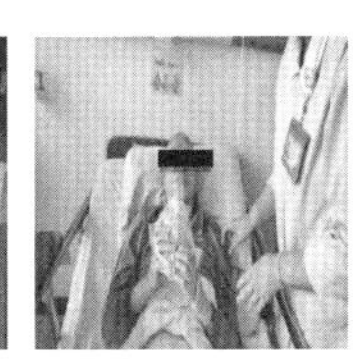 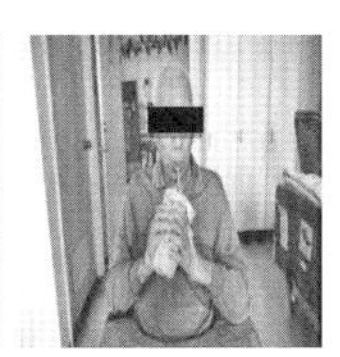

<table>
<tr><th colspan="2">108年度，自立支援功能提升創意競賽</th></tr>
<tr><th>名次／得獎單位／作品名稱</th><th>【創意動機與目標】與【照片】</th></tr>
<tr><td>第一名
南投群策大愛護理之家
【摺衣板】</td><td>協助一位男性黃金期個案，診斷：非創傷性腦出血術後、急性呼吸衰竭。
【照顧問題】
1. 提升自我照顧能力（進食—移除鼻胃管）2. 增進左側肢體肌力
【照顧目標】
<table>
<tr><th>項目</th><th>短期目標</th><th>中期目標</th><th>長期目標</th></tr>
<tr><td>飲食</td><td>他人協助下可吃完供應量。</td><td>可自行進食 1/3～1/2 碗，其餘在照服員協助下可吃完供應量。</td><td>成功移除鼻胃管，可自行進食並吃完供應量。</td></tr>
<tr><td>飲水</td><td>他人協助下每日飲水達 2200c.c.。</td><td>他人提醒下每日飲水達 2200c.c.。</td><td>自行主動飲水每日達 2200c.c.。</td></tr>
<tr><td>如廁</td><td>使用尿布，減少失禁次數（每週不超過 2 次）、他人協助下推輪椅如廁。</td><td>不會失禁，且在他人協助下可步行如廁。</td><td>可自行如廁。</td></tr>
<tr><td>移位</td><td>可自行從床上坐起，移位時仍需他人幫忙。</td><td>他人協助下可自行緩慢移位。</td><td>可自行上下床。</td></tr>
<tr><td>步行</td><td>可獨自操縱輪椅往返房間及大廳。</td><td>可使用輔具自行行走。</td><td>可自行獨立行走 5 公尺以上。</td></tr>
</table>
【創意作品】
個案因自立支援照顧計畫的推動，狀況越來越好，下午運動完剛好遇到工作人員處理衣物，個案主動前來找尋自己的衣服，也會摺自己的衣服並拿回衣櫃放，因右上肢肌力還未回復，摺一件衣服往往花了 10 幾分鐘，最後</td></tr>
</table>

<table>
<tr><td></td><td>衣服也是無法整齊地放回衣櫃。機構團隊成員經討論設計，不違背住民想要自己摺衣服的意願，因此創意了「摺衣板」，可以增加住民生活自理能力、訓練手部肌力及協調，也減輕工作人員的負擔。</td></tr>
<tr><td>第二名
臺中大愛護理之家
【拍拍樂及踢高高】</td><td>協助一位女性長者，診斷：腦中風、高血壓、糖尿病。
【照顧問題】
1. 鼻胃管留置 2. 上下肢肌力不足 3. 自我照顧能力差（進食、如廁、站立及移位）
【照顧目標】
<table>
<tr><th>項目</th><th>短期目標</th><th>中期目標</th><th>長期目標</th></tr>
<tr><td>飲食</td><td>他人協助下可吃完供應餐食。</td><td>可自行進食 1/3～1/2 碗，其餘在照顧服務員協助下吃完供應餐。</td><td>可自行進食並吃完供應餐。</td></tr>
<tr><td>飲水</td><td>他人協助下每日飲水達 2000c.c.。</td><td>他人提醒下每日飲水達 2000c.c.。</td><td>自行主動飲水每日達 2000c.c.。</td></tr>
<tr><td>如廁</td><td>導尿管及尿布使用，減少便祕，他人協助下坐馬桶。</td><td>他人協助下可如廁坐馬桶。</td><td>可自行如廁坐馬桶。</td></tr>
<tr><td>移位</td><td>他人協助下可自行坐床緣 2 分鐘。</td><td>他人協助下可自行坐於床緣，移位時仍需他人幫忙。</td><td>他人協助下可自行緩慢移位。</td></tr>
<tr><td>肌力</td><td>1. 拍拍樂每日 1 次，每次 2 分鐘。
2. 踢高高運動每日 1 次，每次 10 下。
3. 站坐訓練每日 1 次，每次 5 下。</td><td>1. 拍拍樂每日 1 次，每次 5 分鐘。
2. 踢高高運動每日一次，每次 15 下。
3. 站坐訓練每日一次，每次 10 下。</td><td>1. 拍拍樂每日 2 次，每次 10 分鐘。
2. 踢高高運動每日 2 次，每次 20 下。
3. 站坐訓練每日 2 次，每次 10 下。</td></tr>
</table></td></tr>
</table>

【創意作品】

將自立支援活動帶入日常生活中，利用一些生活常見隨手可得拍球、踢氣球活動，是非常普通且安全的運動訓練。遊戲和道具準備會讓住民提高活動的興致、增加四肢活動力、願意學習自我照顧的能力等，看見住民一天一天進步，這些改變除了讓工作人員很有成就感外，亦成為我們繼續推動自立支援照顧的動力。

拍拍樂活動可以讓其他住民一同參加，除了可以訓練上下肢肢體動作以外，也利用氣球顏色來促進視覺樂趣提高認知功能。

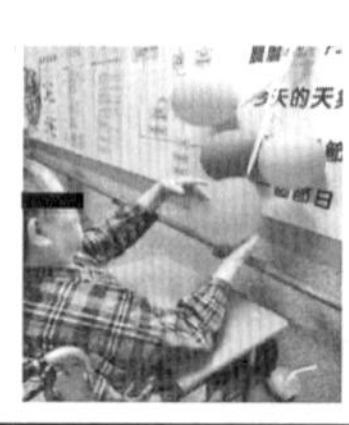
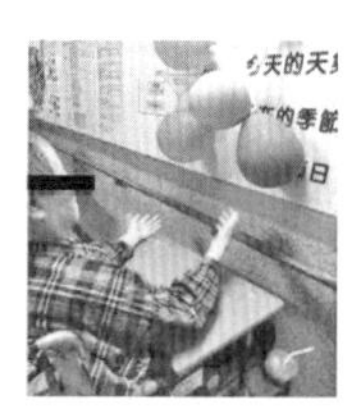
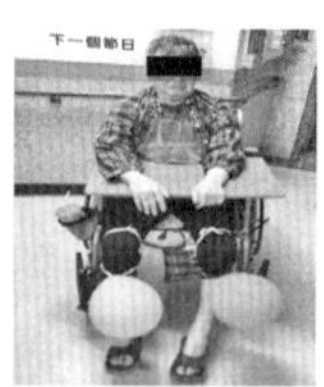
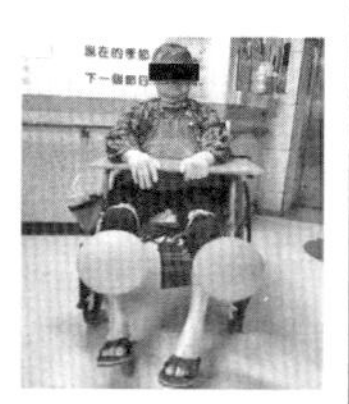

第三名

臺中市烏日青松護理之家

【改良式湯匙】

協助一位黃金期年輕男性個案，診斷：1. 呼吸衰竭；2. 躁症；3.A 型鏈球菌所致之敗血症；4. 左脛骨與腓骨其他慢性骨髓炎及左膝上截肢；5. 橫紋肌溶解症。

【照顧問題】

1. 移除鼻胃管；2. 提升自立能力（自行進食及飲水、如廁、移位及步行、穿脫衣物）；3. 簡單語言表達。

【照顧目標】

項目	短期目標	中期目標	長期目標
飲食	拔除鼻胃管，他人協助下進食菜泥並吃完供應餐。	自行使用湯匙進食剁碎飲食並吃完供應餐。	可使用湯匙進食一般飲食並吃完供應餐。
飲水	拔除鼻胃管並在他人協助下每日飲水達 1200c.c.。	他人提醒下每日飲水達 1500c.c.。	自行主動飲水每日達 2300c.c.。
如廁	移除尿布，協助使用便盆椅如廁。	部分協助使用便盆椅如廁。	部分協助下，輪椅轉位至馬桶如廁。
穿脫衣服	部份協助穿脫簡單衣物（如外套）。	可自行穿簡單衣物（如外套）。	可自行穿脫衣物。
移位	訓練自行轉位。		

【創意作品】

改良式湯匙，以可塑形的湯匙來調整至適合個案的使用大小，本機構創意的動機來自某天若插上鼻胃管、身體部分機能退化時，手的動作又變得不再像以前一樣靈活時，由嘴進食變成奢侈的一件事，口腔的作用可以吃飯、呼吸、說話、唱歌，並使臉部表情更加豐富。由口進食對於你我來說是一件很平常的事，為了能讓個案順利快樂的用餐，同時攝取足夠營養，也為了幫個案實現一個自己吃飯的小小願望，對於腦和手勢是一種良性的刺激，也能恢復身體機能，經過專業團隊討論需要輔具來協助，因此創意利用一種黏土製作經過加粗加長的握柄彎曲湯匙，調整以適合個案的湯匙輔具，幫助個案順利進食，增加個案自理能力，除了可以訓練手部精細動作外，還可以在大廳與其他個案一起吃飯同樂，增加人際關係，提升生活品質。

具有經濟效益。價格親民，且因為是使用熱水融化之後塑型，可隨時調整適合的大小是安全且便利性佳之輔具。

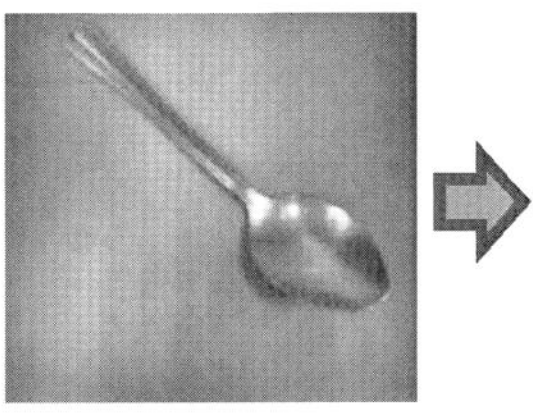

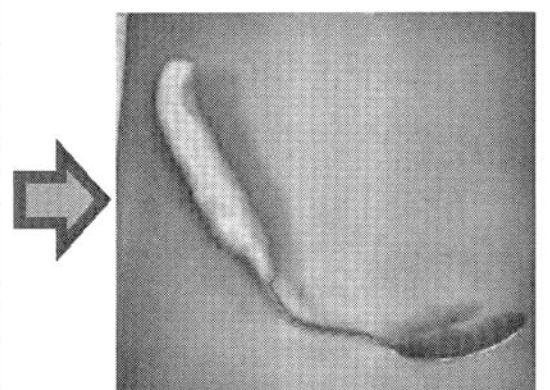

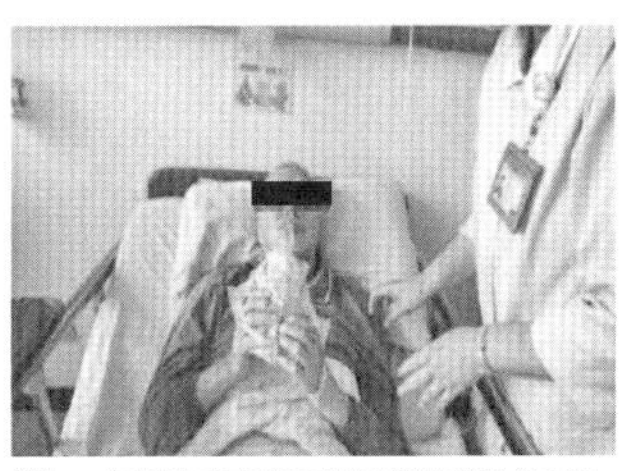

第一次使用自製訓練雙耳防滑杯

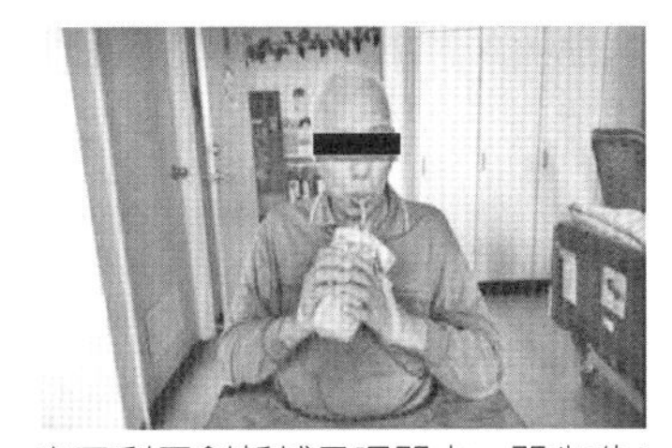

自己利用創新輔具喝開水，開心呦！

參考文獻

1. Kaplan, R. S., & Norton, D. P. (1996). *The balanced scorecard: Translating strategy into action*. Harvard Business Press.
2. Mills, J. (2003). A phenomenology of becoming: Reflections on authenticity. In R. Frie (Ed.), Understanding experience: Psychotherapy and postmodernism, pp.116-136. East Sussex: Routledge.
3. AnkeCare創新照顧（2022年9月22日）。首屆「THE CARES Award 2022」照顧產業產品創新應用評選出爐 六家廠商獲殊榮。https://www.ankecare.com/article/2189-2022-09-26-09-29-10
4. 彭依萍、蕭瑋鈴、趙枋蕿、吳孟嬪（2020）。因應COVID-19社區護理的轉型及創新。北市醫學雜誌，*18*(3)，1-12。
5. 王昭榮（2014）。長期照護機構經營關鍵成功因素分析：以南投縣長期照護機構爲例〔未出版之碩士論文〕。國立暨南國際大學管理學院經營管理碩士學位學程在職專班學系。
6. 王美雯、張妏瑜（2020）。從醫療實務者角度說明社區整體照護模式A單位執行之整合困境與整合經驗。長期照護雜誌，*24*(2)，83-91。
7. 岑淑筱、郭家毓（2011）。組織策略、智慧資本、組織創新與組織營運績效之研究：以連鎖咖啡餐飲業之台商爲例。東海管理評論，*13*(1)，225-253。
8. �可傳媒股份有限公司（2023年1月）。智慧照顧到元宇宙。AnkeCare創新照顧第23期，臺北市，臺灣。
9. 林玉娟（2022）。友善衛教易懂執行。台中護理雜誌，*21*(3)，16-27。
10. 社團法人臺灣護理之家協會（2015年12月11日）。第一屆學術研討競賽，第五屆第一次會員大會，臺中市，臺灣。
11. 社團法人臺灣護理之家協會（2016年12月20日）。第二屆學術研討競賽，第五屆第二次會員大會，桃園市，臺灣。
12. 社團法人臺灣護理之家協會（2017年12月13日）。第三屆學術研討競賽，第五屆第三次會員大會，高雄市，臺灣。

13. 社團法人臺灣護理之家協會（2018年12月20日）。第四屆學術研討競賽，第六屆第一次會員大會，臺中市，臺灣。
14. 社團法人臺灣護理之家協會（2019年12月17日）。第五屆學術研討競賽，第六屆第二次會員大會，臺北市，臺灣。
15. 社團法人臺灣護理之家協會（2020年12月23日）。第六屆學術研討競賽，第六屆第三次會員大會，臺南市，臺灣。
16. 邱上容（2018）。長照機構導入服務創新對服務滿意度之研究〔未出版之碩士論文〕。國立嘉義大學管理學院碩士在職專班。
17. 侯以嶷（2015）。創新、陪伴、團隊爲中心的核心理念：台北市文山老人養護中心。台灣老人保健學刊，*11*(1)，6-12。
18. 侯勝宗、楊鎵民（2021）。移動服務社會：和平區梨山的長照交通創新與政策倡議。都市交通，155-174。
19. 徐業良（2020）。智慧科技在長者照護應用的發展與創新。國土及公共治理季刊，*8*(1)，44-55。
20. 陳幼梅、蔡淳娟（2020）。從全人健康照護觀點談護理診療思辨教育之智慧創新。護理診療思辨教育之智慧創新，*7*(1)，30-44。
21. 陳正益（2019）。社區整體照顧服務體系之運作與展望：以南投縣爲例。社會政策與社會工作學刊，*23*(2)，137-177。
22. 陳宜蓁、謝睿峰（2021）。長期照護社會企業商業模式之研究：以雙連安養中心爲例。萬能學報，*43*，156-171。
23. 陳國屛（2020）。長期照護個案管理師工作壓力與因應策略之研究：以桃園市長照A級單位爲例〔未出版之碩士論文〕。玄奘大學社會工作學系碩士班。
24. 馮福財、洪儒瑤（2022）。長照創新經營管理之研究：以雙連安養中心與柏林老人養護中心爲例〔未出版之博士論文〕。企業管理系經營管理碩士班。
25. 黃衍文、邱淑芬、潘美連、吳驊洹、江佳蓉、呂奕德（2017）。整合新一代資通訊科技發展智慧型長照服務系統。護理雜誌，*64*(4)，10-18。
26. 黃靖媛、翁瑞宏、羅筠舒（2014）。探討醫院創新護理人員的工作表現：以區域醫院護理人員、主管與顧客之多元觀點爲例。台灣衛誌，*33*(5)，497-512。

27. 楊建昌、廖又生、李怡慶、林虹伶（2013）。醫院智慧資本與組織創新之實證研究。澄清醫護管理雜誌，*9*(1)，45-52。
28. 董鈺琪、鍾國彪、張睿詒（2000）。綜合教學醫院推行品質管理與營運績效之關係研究。中華公共衛生雜誌，*19*(3)，221-230。
29. 鄒富美、徐子光（2022）。長照機構經營決策之關鍵因素分析。中華大學企業管理學系。
30. 趙莉芬、黃湘萍、倪麗芬、蔡佳蘭、黃翠媛（2017）。護理創新教學科技的建置與應用。護理雜誌，*64*(6)，26-33。
31. 劉淑娟（2019）。永續優質長期照護機構的營運。長庚科技學刊，*31*，9-16。
32. 蔡芳文（2018）。多層級連續性長照服務與科技創新運用。社區發展季刊，*161*，117-130。
33. 衛生福利部（2023年1月30日）。長照十年計畫2.0。https://1966.gov.tw/LTC/cp-6572-69919-207.html
34. 衛萬里、蔡淑芬、蔡雅芬（2015）。長期照護用餐需求之創新服務設計模式建構與驗證。工業設計，*133*，48-53。
35. 賴明妙、蘇湘怡、張語珊（2019）。長照服務智慧化科技應用之分享。電腦與通訊，*178*，6-8。
36. 簡慧娟（2017）。長照2.0新作爲前瞻、創新、整合：老人社區照顧政策。國土及公共治理季刊，*5*(3)，114-121。

附錄　評鑑標準

各項評鑑標準請掃描下方 QR Code，至各主管機關相關網站查詢。

112 年度住宿式長期照顧服務機構評鑑基準

110 年度老人福利機構評鑑指標

長期照顧服務機構設立標準

國家圖書館出版品預行編目資料

長照機構營運與品質管理／朱凡欣，李莉，李梅英，周矢綾，林昱宏，紀夙芬，徐國強，梁亞文，陳維萍，陳瑩琪，潘國雄著. ——初版. ——臺北市：五南圖書出版股份有限公司，2023.09
面；　公分
ISBN 978-626-366-550-7（平裝）

1.CST：長期照護　2.CST：機構式照護服務
3.CST：企業經營

419.712　　112014215

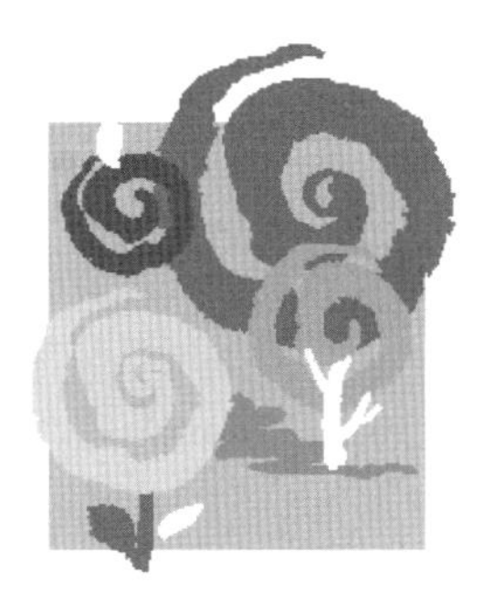

5J0Q

長照機構營運與品質管理

總校閱 — 李　莉、梁亞文
主　編 — 李　莉
作　者 — 朱凡欣、李　莉、李梅英、周矢綾、林昱宏、紀夙芬、徐國強、梁亞文、陳維萍、陳瑩琪、潘國雄（照姓名筆畫排序）
發行人 — 楊榮川
總經理 — 楊士清
總編輯 — 楊秀麗
副總編輯 — 王俐文
責任編輯 — 金明芬
封面設計 — 徐碧霞
出版者 — 五南圖書出版股份有限公司
地　址：106臺北市大安區和平東路二段339號4樓
電　話：(02)2705-5066　　傳　真：(02)2706-6100
網　址：https://www.wunan.com.tw
電子郵件：wunan@wunan.com.tw
劃撥帳號：01068953
戶　名：五南圖書出版股份有限公司

法律顧問　林勝安律師

出版日期　2023年9月初版一刷
　　　　　2024年3月初版二刷
定　價　新臺幣500元